高职高专药品经营与管理专业"十三五"规划系列教材

药物化学

主　编　仲继燕　刘连委

副主编　鲁群岷　林　丽　冉隆富

重庆大学出版社

内容提要

本书由两部分组成:第一部分是药物化学理论部分,共13章,包括绪论、合成抗感染药、抗生素、中枢神经系统药物、镇痛药和镇咳祛痰药、解热镇痛药及非甾体抗炎药、心血管系统药物、影响胆碱能神经系统药物、影响肾上腺素能神经系统药物、作用于组胺受体药物及抗消化道溃疡药、激素类药物、抗肿瘤药物和维生素。第二部分是药物化学实验实训部分,共5个实训项目,包括药物的定性鉴别、稳定性实验、合成等内容。

本书可作为高职高专化学制药技术类、药品经营与管理类、药学类、药物制剂技术、医药营销、化工类、生物类等专业的教材使用,也可作为药学类毕业生应聘考试、职称考试及执业药师资格考试等参考用书,还可作为医药从业人员培训和自学用书。

图书在版编目(CIP)数据

药物化学/仲继燕,刘连委主编. -- 重庆:重庆
大学出版社,2018.6
高职高专药品经营与管理专业"十三五"规划系列教材
ISBN 978-7-5689-0550-3

Ⅰ.①药… Ⅱ.①仲… ②刘… Ⅲ.①药物化学—
高等职业教育—教材 Ⅳ.①R914

中国版本图书馆 CIP 数据核字(2017)第 121159 号

高职高专药品经营与管理专业"十三五"规划系列教材

药物化学

主 编 仲继燕 刘连委
副主编 鲁群岷 林 丽 冉隆富
策划编辑:陈一柳

责任编辑:文 鹏 张红梅 版式设计:梁 涛
责任校对:王 倩 责任印制:张 策

*

重庆大学出版社出版发行
出版人:易树平
社址:重庆市沙坪坝区大学城西路21号
邮编:401331
电话:(023)88617190 88617185(中小学)
传真:(023)88617186 88617166
网址:http://www.cqup.com.cn
邮箱:fxk@ cqup.com.cn(营销中心)
全国新华书店经销
重庆俊蒲印务有限公司印刷

*

开本:787mm×1092mm 1/16 印张:16.5 字数:412 千
2018 年 6 月第 1 版 2018 年 6 月第 1 次印刷
ISBN 978-7-5689-0550-3 定价:39.00 元

前　言

药物化学是一门药学相关专业必修的核心专业课程。本书根据教育部制定的高职高专培养目标，坚持"三基(基本知识、基本理论、基本技能)""五性(思想性、科学性、先进性、启发性、适用性)"的基本原则，贯彻"以服务为理念，以岗位需求为标准，以培养高素质技术技能型人才为根本"的宗旨，融传授知识、培养能力、提高素质为一体，以"必需、够用、实用"为度，密切联系生产实际，结合国内现行的执业药师资格考试，将传统教学内容进行相应的调整，注重药物结构、理化性质和临床应用的介绍。本书还加入了药物化学基础性实验实训内容，通过药物化学性质的实验实训、药品的鉴定及合成等，培养学生的实际操作技能和思维能力，提高学生在实际工作中分析问题和解决问题的能力。

本书由两部分组成：第一部分是药物化学理论部分，共分13章，包括绪论、合成抗感染药、抗生素、中枢神经系统药物、镇痛药和镇咳祛痰药、解热镇痛药及非甾体抗炎药、心血管系统药物、影响胆碱能神经系统药物、影响肾上腺素能神经系统药物、作用于组胺受体药物及抗消化道溃疡药、激素类药物、抗肿瘤药物及维生素。第二部分是药物化学实验实训部分，共5个实训项目，包括药物的定性鉴别、稳定性实验、合成等内容。全书的内容选择以药物发展为主线，以化学结构为中心，介绍典型药物的命名、理化性质、鉴别方法、化学稳定性、构效关系、体内代谢及临床应用等，将药物化学的基本理论、基本知识和基本技能相结合，为临床合理指导用药服务。除了主体内容之外，本书还设立了学习目标、知识链接、课堂思考和习题。

参加本书编写的有(按章节顺序)：仲继燕(第1—7章)，刘连委(第8—10章、第12章)，鲁群岷(第11章)，林丽(第13章、实验实训部分)。在教材编写中，西南药业总工程师冉隆富提出了宝贵的指导意见并对全书进行了修改。全书由仲继燕统稿完成。

鉴于编者实践经验和教学能力有限，本书难免存在缺点、不足甚至疏漏之处，恳请广大读者予以批评指正。

编　者
2017 年 5 月

目 录 CONTENTS

第1章 绪 论

【学习目标】
1. 掌握药物、药物化学的概念以及药物化学的研究内容。
2. 熟悉药物化学的主要任务、化学药物的名称、本课程的学习方法。
3. 明确学习药物化学的目的,树立"药品质量第一"的观念和药品安全意识。
4. 了解药物化学的发展概况、新药的研究及进展。

1.1 药物化学的研究内容和任务

药物是预防、治疗、缓解和诊断疾病,有目的地调节机体生理功能,并规定有适应症或功能主治、用法和用量的物质,具有预防(各种疫苗)、治疗(对因,对症)、诊断(如血管造影剂)和调节机体生理功能(如调节腺体的分泌、干扰神经传导)等作用。

按照药物功能的不同,药物可分为诊断药、治疗药、预防药等;按照药理作用的不同,药物可分为镇痛药、抗菌药、抗肿瘤药等;按照来源和性质不同,药物还可分为天然药物、化学药物和生物药物。

天然药物是经现代医药体系证明的具有一定药理活性的天然药用物质及其制剂,主要包括植物药、动物药及矿物药等。化学药物是从天然矿物、动物、植物中提取的有效成分或单体,以及经过化学合成制得的药物。生物药物则是利用生物体、生物组织等成分,综合运用生物学、生物化学、免疫学和药学等原理和方法制得的药物,主要包括基因类药物、生化类药物、疫苗等。

其中,化学药物是一类既具有药物功效,又有确切化学结构的物质,是目前临床上使用的主要药物,也是药物化学研究的对象。

早期的药物化学以化学学科为主导,随着科技发展和药物研究进程的加快,现代药物化学(Medicinal Chemistry)已成为连接化学学科与生命科学并使它们融合为一体的综合性学科,涉及生物学、药理学、医学等多个领域。药物化学作为一门发现与发明新药、合成化学药物、阐明药物化学性质、研究药物分子与机体细胞(生物大分子)之间相互作用规律的综合性学科,已成为药学领域中重要的带头学科。

1）药物化学的研究内容

药物化学的研究内容包括以下3点：

①研究化学药物的化学结构、理化性质（构性关系）、制备原理及合成路线。

②研究化学药物与生物体相互作用的方式（作用机制），药物结构与生物活性（药理活性）之间的关系（构效关系）；药物在生物体内吸收、分布和代谢的规律及代谢产物（构代关系）等；化学结构与活性化合物毒性之间的关系（构毒关系）等。

③基于生命科学揭示的潜在的药物靶点，参考其内源性配体或已知活性物质的结构特征，设计新的活性化合物，寻找和发现新药。

2）药物化学的研究任务

药物化学的研究任务主要有以下3项：

①为合理、安全、有效地使用化学药物提供理论基础。通过研究化学药物的化学结构以及与此相关联的理化性质、稳定性状况，了解药物进入体内的生物效应、毒副作用及药物进入体内后的生物转化等化学-生物学内容，为药物的贮存与保管、剂型的选择与制备以及临床合理用药和配伍使用奠定必要的理论基础。

②为生产化学药物提供经济、合理的方法和工艺。研究化学药物的制备原理和合成路线，选择和设计适合我国国情的产业化合成工艺，提高合成设计水平；改进合成路线和工艺，提高药物质量和产量，降低生产成本，获得更大经济效益。

③发现及发明新药。通过多种途径和方法来寻找、发现具有研发前景的先导化合物（Lead Compound），进行结构改造和优化，不断探索寻求新药的途径和方法，以获得效果更好、毒副作用更小的新药，促进医药工业发展、保障人体健康。

知识链接

先导化合物：通过各种途径或方法获得的具有一定生物活性的化合物，可以作为结构修饰和结构改造的模型，对其进一步优化可获得预期药理作用的药物。

1.2 药物化学的发展

药物是人类为了繁衍生息而在对自然界进行改造的过程中发现和发展起来的，其发展与化学、生物学、医学的研究及发展密切相关。在几千年前，人类就开始使用药物，人类最早使用的药物是天然药物，主要是植物的草、叶、根、茎、皮等，也有动物的甲壳、脏器和分泌物等。人们品尝存在于生活环境中的植物，并将能令人产生舒适感的植物或有明确治疗效果的植物用作药物。我国中草药在药物发展史上对中华民族的繁衍生息与健康长寿作出了重要的贡献。在中国从奴隶社会转入封建社会的时期，生产普遍获得了发展，其中酿造、制陶、采矿、冶金等工业都迅速发展起来。由于生产的发展，统治阶级不仅希望提高物质生活质量，而且希望长生不老,从此人类开始了长期的从天然产物中寻找新药并试图改造其结构的药物化学研究。

1) 发现阶段:19世纪初—20世纪30年代

19世纪初期,人们已能从动植物、矿物中提取、分离出有效成分,如从野生植物古柯叶中分离得到具有麻醉作用的可卡因,从金鸡纳树皮中分离出具有抗疟作用的奎宁。这些活性成分的确立证实了天然药物中所含的化学成分是其产生药效的物质基础,从而为化学药物替代天然药物奠定了基础。然而,在这个阶段只局限于寻找和发现已有物质的可能的药用价值,是一种孤立的研究方式,未能在天然物质或合成物质的化学结构和生物活性的关系上作深入的研究。

19世纪中期以后,由于煤化工和染料化工的发展,人们已知道用简单的化工原料合成化学药物,并进行了大规模的生产,如1898年德国化学家霍夫曼以水杨酸为原料合成解热镇痛药阿司匹林;19世纪末,德国科学家保罗·埃尔利希(P. Ehrlich)发现了治疗梅毒的有效药"六〇六",提出了化学治疗的概念,即制造能选择性杀死病原微生物,而不伤害人体的药物。化学治疗概念的建立为20世纪初化学药物的合成和发展奠定了基础,与此同时,药物化学逐渐成为一门独立的学科。

这一时期人们从动植物体内分离、鉴定出有效成分,合成其结构类似物,并通过药理筛选寻找活性更高、毒性更小的药物用于临床。药物化学早期的英文 Pharmaceutical Chemistry(制药化学),反映了19世纪药物化学家寻找和使用药物的特点。

2) 发展阶段:20世纪30—60年代

这一阶段合成药物大量涌现,药物研究的重心转向了在许多具有相同药理活性的化合物中寻找产生效应的共同基本结构。之后人们应用药物化学的一些基本原理改变药物基本结构上的基团,从而获得更多的有效药物。

20世纪30年代,德国生物化学家 Domagk 等在研究含有磺酰胺基的偶氮染料——百浪多息(Prontosil)时发现其对感染了链球菌的小白鼠有治疗作用。随后百浪多息被用于临床治疗细菌感染。在此基础上一系列的磺胺药物问世,现代化学治疗的新纪元开启了。磺胺的发现不仅对治疗细菌感染性疾病提供了很好的药物,而且给了人们一个重要的启示:某些药物在体内代谢时会产生新的化学物质而发挥活性,因此可以从药物在体内的代谢产物中寻找新药。1940年,Wood 和 Fildes 在研究磺胺类药物作用机制的过程中发现,磺胺类药物和细菌生长所需的对氨基苯甲酸结构相似,可竞争性抑制细菌生长过程中的重要的酶(二氢叶酸合成酶),使细菌不能生长繁殖,从而建立了"代谢拮抗"学说。这一学说不仅能够阐明某些药物的作用机制,而且为寻找新药开拓了新的途径和方法,设计和发现了一些抗肿瘤药、抗病毒药、抗疟药、利尿药、抗菌防腐剂等。

20世纪40年代,青霉素的疗效得到肯定,成为了第一个用于临床的抗生素类药物,在细菌感染性疾病的治疗中发挥了重要作用,挽救了无数人的生命。青霉素的发现开创了抗生素研究的新纪元,促使人们开始从真菌或其他微生物中分离和寻找新抗生素,开始了一个在接下来的几十年里抗菌药物飞速发展的新时代。化学治疗的范围日益扩大,目前抗生素和半合成抗生素已成为临床应用的主要抗感染药物。

早期甾体激素类药物主要从脏器中提取,到20世纪50年代发展到化学合成并结合微生物的方法大量生产,甾体激素类成为一类重要的药物。如肾上腺皮质激素和性激素的广泛研究和应用,对调节内分泌失调起重要作用。20世纪50年代以后,随着生物学和医学的发展,人们对药物在体内的代谢过程、身体的调节系统、疾病的病理有了更多的认识和了解。基于此,科学家开启了联系生理、生化效应和针对病因寻找新药的征程,改变了过去单纯从药物的显效基团或基本结构出发寻找新药的做法。例如,利用药物潜效化和前药原理设计能降低毒副作用并提高药物生物利用度的新药。

> **知识链接**
>
> 前药:在体外无活性或活性较小,在体内经过作用,释放出活性物质而产生药理作用的化合物,常通过连接活性药物与某种无毒性化合物而形成。对药物结构进行修饰时,常需研究药物代谢的规律,如代谢部位、催化反应的酶、代谢产物等,作为结构修饰的设计依据。

随着新药研究和发现的加快、新化合物数量的增加,人们更加注重对构效关系的总结和研究,并希望从中找出某些规律性,以便设计新药和改进现有药物。20世纪60年代,对构效关系的研究开始由简单的定性研究转向定量研究,在此基础上发展起来的定量构效关系(QSAR)是将化合物的结构信息、理化参数与生物活性进行分析计算,建立合理的数学模型,研究构、效之间的量变规律,为药物设计、先导化合物的结构优化以及结构改造提供理论依据和指导。

3)设计阶段

从20世纪60年代至今,恶性肿瘤、心脑血管疾病和免疫性疾病等的药物研究与开发遇到了困难,而且按以前的方法与途径,成效并不令人满意。因此,客观上要求改进研究方法,并将药物的研究和开发过程建立在科学合理的基础上。同时结合精密的分析测试技术,如色谱法、放射免疫测定、质谱、核磁共振等,以及电子计算机的广泛应用,为研究药物与生物大分子作用的三维结构、药效构象以及两者的作用模式,探索构效关系提供了理论依据和先进手段,并在此基础上发展起了三维定量构效关系(3D-QSAR),促进了计算机辅助药物设计发展,药物设计也更加趋于合理化。

20世纪70年代以来,根据药物定量构效关系的研究成果,在合成抗菌药物的研究中,结合2D-QSAR的方法,科学家发现了诺氟沙星(即氟哌酸),从而研究和开发出一批含氟的喹诺酮类抗菌药物。

20世纪80年代以后,计算机科学、有机合成技术和生命科学的发展为研究和开发新药提供了新的技术和手段,有力地促进了药物化学的发展。利用组合化学结合高通量筛选技术,进行大范围、快速、高效的活性筛选,加快了新药设计和发现的速度。

这一时期,由于计算机技术、生物技术、合成及分离技术的广泛应用,以及细胞学、酶学、分子生物学的发展与药物化学进一步相互渗透,现代药物化学以分子生物学及计算机科学为支撑,表现出以下特点:寻找新的药物作用靶点,建立新的药物筛选模型,尽可能准确地发现新药;应用计算机辅助新药设计和组合化学,合理地进行新药设计,加快先导化合物的寻找、优化和候选药物的确定。

1.3 我国药物化学的发展

中华人民共和国成立以来,我国药物化学有了长足发展,在医药生产工业和新药研究两个方面都有了很大的突破,建立了比较完整的生产和研发体系。1949 年,我国生产原料药 40种。20 世纪 50 年代主要发展了抗生素类、磺胺类、解热镇痛类、抗结核类、维生素类等药物;60 年代主要发展了计划生育药、甾体激素药;70—80 年代在半合成青霉素和头孢菌素类抗生素、抗肿瘤药、心血管药、消化系统药和喹诺酮类抗菌药方面有了很大发展;80 年代以后,我国制药工业开始从单纯原料药向原料药—制剂一体化生产发展,目前已成为我国国民经济的重要组成部分。

我国有较先进的有机合成和生物合成技术,是世界药品生产大国。随着国民经济的发展,新药研发的投入也逐年加大,自 1993 年开始实施药品专利保护以来,药品生产从仿制转向创新,新药研究和开发受到很大重视,制造出了一些重要类型的化学药物,如抗肿瘤药物氮甲、平阳霉素、三尖杉酯类生物碱等;从青藏高原唐古特山莨菪中分离出山莨菪碱和樟柳碱两种新生物碱,分别用于治疗中毒性休克、改善血管性头痛和微循环障碍等;从植物千层塔中分离出石杉碱甲,用于治疗老年性痴呆症。在新药分子的设计中,我国科学家从中药黄花蒿中分离得到青蒿素,并确定其结构,将其用于治疗恶性疟,且在此基础上改造得到了双氢青蒿素、蒿甲醚和青蒿琥酯,增强了活性,降低了毒性;在对五味子的有效成分五味子丙素结构进行改造的过程中,通过结构简化得到治疗肝炎的药物联苯双酯,等等。

21 世纪是生命科学发展的重要时期,生命科学的发展将揭示许多人类尚未认知的领域,而对生命的本质、人类的生殖、疾病的发生和发展机制及其生理、生化基础有更多的了解,将会为新药的研究、设计和开发提供新的理论基础和靶物质。其他学科,尤其是计算机科学的发展,将许多新的理论、技术和手段引入了药物化学研究中,这给药物化学的发展带来许多新的机遇和挑战。21 世纪药物化学的研究将会产生跳跃式的发展,新药研究的模式将有更大程度的变革。

1.4 药物的名称

每一种药物都有其特定名称,相互间不能混淆。药物的命名按照中国新药审批办法的规定包括通用名(汉语拼音)、化学名(中文及英文)和商品名。

1)通用名

我国卫生部药典委员会编写的《中国药品通用名称》(*Chinese Approved Drug Names*, CADN)是中国药品名称的依据。药品通用名也是药典中使用的名称,它是以世界卫生组织推荐使用的国际非专利药品名称(International Non-proprietary Names for Pharmaceutical Substance, INN)为依据,结合我国具体情况制定的。

国际非专利药品名称是新药开发者在新药申请时向政府主管部门提出的正式名称,不能取得任何专利及行政保护,任何该产品的生产者都可使用的名称,也是文献、教材及资料以及药品说明书中标明的有效成分的名称。在复方制剂中只能用它作为复方组分的使用名称。目前INN已被世界各国采用。

中国药品通用名有以下3条规则:

①中文名尽量与英文名对应,以音译为主,长音节可简缩,且顺口,如 Amitriptyline:阿米替林;Aspirin:阿司匹林。

②简单的有机化合物,如苯甲酸、乙醚可用化学名称。

③INN 不能和已有的名称(包括商品名)相同。INN 中对同一类药物常采用同一词干,CADN 对这种词干规定了相应的中文译名。这种命名法给医生或药学工作者记忆及使用同类药物带来了方便。例如,字头 cef-表示头孢,有 Cefalexin(头孢氨苄),Cefradine(头孢拉定),Ceftriaxone(头孢曲松)等;字尾-pril 表示普利,有 Captopril(卡托普利),Enalapril(依那普利),Lisinopril(赖诺普利)等。

2) 化学名

药物的化学名能准确地反映药物的化学结构,掌握重要药品的化学名非常重要。英文化学名是国际通用的名称,只有化学名命名才是最准确的命名,不会产生误解和混淆。但药物的化学名一般很长,英文化学名的命名原则现在多以美国《化学文摘》(Chemical Abstracts)为依据,认定药物的基本母核(常常是最简单的部分),其他部分均将其看作取代基。

药品的中文化学名则是根据中国化学会公布的《有机化学命名原则》命名,母体的选定与美国《化学文摘》一致,然后将其他取代基的位置和名称标出。中文化学名的命名原则可参考英汉化学化工词典,具体方法为:以药物母核名称为主体名,再加上取代基或官能团的名称,并按照规定顺序注明取代基或官能团的序号,若有立体结构的须注明。其中有关取代基排列先后次序问题常常不被注意,现作简单介绍,在母核前的基团次序按立体化学中的次序规则进行命名,中文化学名中,小的原子或基团在前,大的在后(见表1.1);英文化学名中,基团则按字母顺序排列。

表1.1　基团次序表

编　号	基团名	化学结构	编　号	基团名	化学结构
1	氢	—H	6	2-丙炔基	$-CH_2C\equiv CH$
2	甲基	$-CH_3$	7	苄基(苯甲基)	$-CH_2-\bigcirc$ 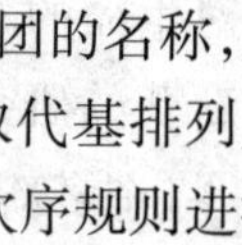
3	乙基	$-CH_2CH_3$	8	异丙基	$-CH(CH_3)_2$
4	异丁基	$-CH_2CH(CH_3)_2$	9	乙烯基	$-CH=CH_2$
5	烯丙基	$-CH_2CH=CH_2$	10	仲丁基	$-CH(CH_3)CH_2CH_3$

续表

编 号	基团名	化学结构	编 号	基团名	化学结构
11	环己基		25	氨基	$-NH_2$
12	1-丙烯基	$-CH=CH-CH_3$	26	甲氨基	$-NH-CH_3$
13	叔丁基	$-C(CH_3)_3$	27	乙酰氨基	$-NH-\overset{O}{\overset{\|}{C}}-CH_3$
14	异烯丙基	$-CCH_3=CH_2$	28	苄氧羰基氨基	$-NH-\overset{O}{\overset{\|}{C}}-OCH_2-$
15	乙炔基	$-C\equiv CH$	29	二甲氨基	$-N(CH_3)_2$
16	苯基		30	硝基	$-NO_2$
17	对甲苯基	$-\!\!\!\!-CH_3$	31	羟基	$-OH$
18	间甲苯基	$-\!\!\!\!-CH_3$	32	甲氧基	$-OCH_3$
19	邻甲苯基	H_3C-	33	苄氧基	$-OCH_2-$
20	邻硝基苯基	NO_2	34	苯氧基	$-O-$
21	甲酰基	$-\overset{O}{\overset{\|}{C}}-H$	35	甲酰氧基	$-O-\overset{O}{\overset{\|}{C}}-H$
22	乙酰基	$-\overset{O}{\overset{\|}{C}}-CH_3$	36	乙酰氧基	$-O-\overset{O}{\overset{\|}{C}}-CH_3$
23	苯甲酰基	$-\overset{O}{\overset{\|}{C}}-$	37	苯甲酰氧基	$-O-\overset{O}{\overset{\|}{C}}-$
24	羧基	$-\overset{O}{\overset{\|}{C}}-OH$	38	氟	$-F$

续表

编 号	基团名	化学结构	编 号	基团名	化学结构
39	巯基	—SH	42	氯	—Cl
40	甲基磺酰基	—SO$_2$CH$_3$	43	溴	—Br
41	磺酸基	—SO$_3$H	44	碘	—I

以盐酸硫胺为例：

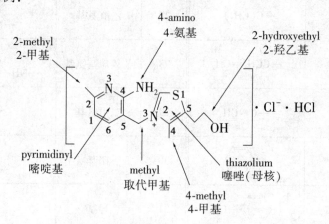

英文名：3-[(4-amino-2-methyl-5-pyrimidinyl)methyl]-5-(2-hydroxyethyl)-4-thiazolium chloride monohydrochloride。

中文名：氯化-4-甲基-3-[(2-甲基-4-氨基-5-嘧啶基)甲基]-5-(2-羟乙基)噻唑鎓盐酸盐。

通用名：布洛芬
中文名：α-甲基-4-(2-甲基丙基)]苯乙酸
英文名：α-Methy-4-(2-Methy(propyl)]phenylacetic acid

通用名：阿司匹林
中文名：2-(乙酰氧基)苯甲酸
英文名：2-(acetyloxy)benzoic acid

3）商品名

作为上市的新药，某种意义上而言也是商品。厂家为保护自己的利益，通常在通用名不能得到保护的情况下，利用商品名保护自己的利益并努力提高产品的信誉。

商品名称可申请保护，经过注册批准后成为该药物的专用商品名称。商品名又称专利名，在商品名右上角标以®，这样任何其他厂家均不得再将此名称用于药品，如芬必得®。

1.5 学习本课程的基本要求和方法

《药物化学》是高职高专化学制药技术类、药品经营与管理类、药学类、药物制剂技术等专业的核心课程,也是国家药师资格和执业药师资格的重要考试科目。通过学习药物的基本结构、理化性质、临床应用等知识达到合理、安全指导用药的目的。学习《药物化学》要以药物的化学结构为中心,推导典型药物的分类、理化性质等,"学好药物化学并不难,记住结构是关键"。所以,在学习《药物化学》的过程中,需做到以下6点:

①熟悉各类药物的发展概况、分类或化学结构类型。

②熟悉药物重要结构类型的构效关系、作用机制。

③熟悉典型药物的合成路线。

④掌握典型药物的名称、化学结构、性质、应用特点。

⑤了解新药研究与开发、药物体内代谢的基本知识。

⑥能应用药物性质解决药物的调剂制剂、分析检验、贮存保管及临床使用等问题。

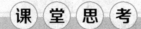

药物化学与药剂学、药理学、药物分析等课程之间有什么关系?

本章习题

一、单项选择题

1.药物化学的研究对象是( )。

    A. 天然药物   B. 化学药物   C. 生物药物   D. 中药材

2.下列选项不属于药物的功能的是( )。

    A. 预防脑血栓   B. 避孕   C. 缓解胃痛   D. 去除脸上的皱纹

3.凡具有治疗、预防、缓解和诊断疾病或调节生理功能,符合药品质量标准并经政府有关部门批准的化合物称为( )。

    A. 化学药物   B. 无机药物   C. 药物   D. 天然药物

4."对乙酰氨基酚"属于药物的( )。

    A. 通用名   B. INN 名称   C. 化学名   D. 商品名

5.下列名称属于药物化学名的是( )。

    A. 泰诺   B. Paracetamol

    C. N-(4-羟基苯基)乙酰胺   D. 对乙酰氨基酚

6.药品说明书上采用的名称是( )。

    A. 商品名   B. 通用名   C. 化学名   D. 都可以

7.可以申请知识产权保护的名称是( )。

    A. 商品名   B. 通用名   C. 两者均是   D. 两者均不是

8.根据药物名称,药师可知其作用类型的是( )。

    A. 商品名   B. 通用名   C. 两者均是   D. 两者均不是

9.医生处方采用的药物名称是( )。

    A. 商品名   B. 通用名   C. 两者均是   D. 两者均不是

10. 据其可写出药物化学结构式的是(　　　)。

　　A. 商品名　　　　　　B. 通用名　　　　　　C. 两者均可　　　　　　D. 两者均不可

二、多项选择题

1. 下列属于"药物化学"研究范畴的有(　　　　　)。

　　A. 发现与发明新药

　　B. 剂型对生物利用度的影响

　　C. 阐明药物的化学性质

　　D. 合成化学药物

　　E. 研究药物分子与机体细胞(生物大分子)之间的相互作用

2. 已发现的药物的作用靶点包括(　　　　　)。

　　A. 受体　　　　　　B. 细胞核　　　　　　C. 酶　　　　　　D. 离子通道　　　　　E. 核酸

3. 药物之所以可以预防、治疗、诊断疾病,是因为(　　　　　)。

　　A. 药物可以补充体内必需物质的不足　　　　B. 药物可以产生新的生理作用

　　C. 药物对受体、酶、离子通道等有激动作用　　D. 药物没有毒副作用

　　E. 药物对受体、酶、离子通道等有抑制作用

4. 按照中国新药审批办法的规定,药物的命名包括(　　　　　)。

　　A. 通用名　　　　　　B. 俗名　　　　　　C. 化学名

　　D. 常用名　　　　　　E. 商品名

5. 全世界科学家对肿瘤药物的研究可以说是开发规模最大、投资最多的项目,下列药物是抗肿瘤药物的有(　　　　　)。

　　A. 紫杉醇　　　　　　B. 苯海拉明　　　　　　C. 西咪替丁

　　D. 氮芥　　　　　　　E. 甲氧苄啶

三、问答题

1. 药物的化学命名能否由英文化学名直译过来? 为什么?

2. 简述药物的分类。

3. 简述药物化学的研究内容和任务。

4. 简述先导化合物和前药的概念。

四、命名化合物

第 2 章 合成抗感染药

【学习目标】

1. 理解喹诺酮类抗菌药、磺胺类药物的作用机制和构效关系；各类抗菌药的分类、抗病毒药的分类及抗真菌药的分类；药物的结构与疗效之间的关系。

2. 掌握磺胺甲噁唑、甲氧苄啶、诺氟沙星、氧氟沙星、异烟肼、盐酸乙胺丁醇、氟康唑、利巴韦林、阿昔洛韦的名称、化学结构、理化性质及临床应用。熟练应用该类药物的结构特点和性质，解决药物的生产、检验、运输、贮存的相关问题。

3. 熟悉磺胺嘧啶、盐酸环丙沙星、对氨基水杨酸钠、替硝唑、酮康唑、利福平、金刚烷胺、齐多夫定的结构特点及临床应用。

4. 了解各类抗菌药、抗病毒药、抗真菌药的发展。

感染性疾病是由病毒、细菌、衣原体、支原体、真菌等病原微生物或寄生虫感染人体所引起的局部或全身性疾病。感染性疾病发病率高、传播速度快、遍布临床各科室，对人体健康及社会造成的危害极大。例如，近年来流行的手足口病(Hand Foot and Mouth Disease，HFMD)。

> **知识链接**
>
> 手足口病，又名发疹性水疱性口腔炎，该病以手、足和口腔黏膜疱疹或破溃后形成溃疡为主要临床症状。手足口病是由肠道病毒引起的传染病，引发手足口病的肠道病毒有20 多种(型)，其中以柯萨奇病毒 A16 型(Cox A16)和肠道病毒 71 型(EV 71)最为常见。多发生于 5 岁以下儿童群体，多数患儿一周左右自愈，少数患儿可引起心肌炎、肺水肿、无菌性脑膜炎等并发症。

抗感染药是一类抑制或杀灭病原微生物或寄生虫的药物(或称化学治疗药)。由于细菌、病毒等各种病原微生物所致的感染性疾病分布较广，因此在人类与感染性疾病的抗争中，抗感染药得到了广泛的应用和快速的发展，是临床上非常重要的一大类药物，为目前医药界关注的热点。抗感染药包括合成抗感染药和抗生素(第 3 章讲解)，本章主要介绍合成抗感染药，包括磺胺类抗菌药及抗菌增效剂、喹诺酮类抗菌药、异喹啉类抗菌药、抗结核药、抗真菌药和抗病毒药。

2.1 磺胺类抗菌药及抗菌增效剂

磺胺类药物(Sulfonamides)是一类具有对氨基苯磺酰胺结构的合成抗菌药,通过抑制细菌繁殖而起到抗菌作用。磺胺类药物种类多,从发现、应用到作用机制的阐明时间短,本类药物抗菌谱广,对多种球菌及某些杆菌都有抑制作用,主要用于预防和治疗上呼吸道、泌尿道、肠道、流行性脑炎、脊髓膜炎等细菌性感染疾病。

2.1.1 磺胺类药物的发展

磺胺类药物的发现和应用是药物化学史上的一个重要里程碑,该类药物的发现开创了化学治疗的新纪元,使当时死亡率很高的细菌性传染疾病如脑膜炎、肺炎等得到了很好的控制。磺胺早在1908年就已合成,但当时只是作为合成偶氮染料的中间体,无人注意到其医疗价值。直到1932年,德国生物化学家多马克(Domagk)发现百浪多息可使鼠、兔免受链球菌和葡萄球菌的感染,1933年又报道了用百浪多息治疗由葡萄球菌引起败血症的第一个病例,引起了世界范围的极大兴趣。1939年多马克获得诺贝尔生理学或医学奖。从此,磺胺类药物的开发一发不可收,至1946年,一共合成了5 500多种磺胺类化合物,筛选出了20余种应用于临床医学。

对氨基苯磺酰胺   百浪多息

20世纪50年代后,新型磺胺类药物又开发了出来,药物溶解性增加,抗菌谱广,半衰期长,肾毒性和副作用降低,如磺胺甲噁唑(Sulfamethoxazole)。近年来,由于其他抗菌药的发展和抗生素的广泛应用,加之磺胺类药物不能杀灭细菌而只能抑制细菌繁殖,该类药物的临床应用受到很大限制。目前大多数磺胺药已被淘汰,只有少数用于临床,如磺胺甲噁唑、抗菌增效剂甲氧苄啶等。

2.1.2 磺胺类药物的理化性质

1)性状

磺胺类药物多为白色或淡黄色结晶或结晶性粉末;无臭,几乎无味;难溶于水,易溶于乙醇、丙酮。

2)灼烧熔融变色

不同的磺胺类药物,以直火加热可熔融,呈现不同的颜色,产生不同的分解产物。如磺胺显紫蓝色,磺胺嘧啶显红棕色,磺胺醋酰显棕色。

3)酸碱两性

磺胺类药物显酸碱两性。分子中芳伯氨基显弱碱性,磺酰胺基显弱酸性,可溶于酸或碱溶液(氢氧化钠和碳酸钠)中,但其酸性比碳酸的酸性弱,所以磺胺类药物的钠盐注射液与其他酸性注射液不能配伍使用,也不能长时间暴露于空气中。

(1)芳伯氨基的反应

磺胺类药物一般含有游离的芳伯氨基,可发生重氮化-偶合反应。在酸性溶液中与亚硝酸钠进行重氮化反应生成重氮盐,重氮盐在碱性条件下与 β-萘酚偶合,生成橙红色或猩红色偶氮化合物沉淀。

(2)磺酰胺基的反应

磺胺类药物分子结构中磺酰胺基上的氢原子比较活泼,可被金属离子(如银、铜、钴等)取代,生成不同颜色的金属盐。利用此性质可进行该类药物的鉴别反应,如与硫酸铜作用生成不同颜色的铜盐沉淀:磺胺为绿蓝色—蓝色沉淀,磺胺嘧啶可出现黄绿—青绿—紫灰色沉淀,磺胺甲噁唑钠盐水溶液与硫酸铜生成草绿色沉淀。

(3)苯环上的反应

本类药物分子结构中的苯环因受芳伯氨基的影响,在酸性条件下可发生卤代反应,如易起溴代反应,生成白色或黄白色的溴化物沉淀。

2.1.3 磺胺类药物的作用机制及构效关系

(1)作用机制

磺胺类药物的作用机制有多种学说,其中 Wood-Fildes 学说已被公认且已被实验证实。该学说认为,磺胺类药物能与细菌生长繁殖所必需的对氨基苯甲酸(p-Aminobenzoic Acid,PABA)产生竞争性拮抗作用,干扰细菌酶系统对 PABA 的利用,使细菌不能合成二氢叶酸,导致细菌生长受阻,从而产生抑菌作用。同时叶酸又是微生物生长所必需的物质,也是构成体内叶酸辅酶的基本原料,微生物在体内合成叶酸时需要利用 PABA,而对氨基苯磺酰胺的分子大小和电荷分布与 PABA 极为相似,与 PABA 竞争细菌合成叶酸的二氢叶酸合成酶,抑制二氢叶酸合成酶的活性。人体作为微生物的宿主,可以从食物中摄取叶酸,因此,磺胺类药物不会影响人体的正常叶酸代谢。

磺胺类药物抗代谢学说的建立,为药物化学理论研究开辟了新途径,建立了代谢拮抗(Metabolic Antagonist)创制新药的新方法。磺胺类药物都是对氨基苯磺酰胺衍生物,其结构通式为:

$$R_1HN-\!\!\!\!\bigcirc\!\!\!\!-SO_2NHR_2$$

其中,R_1 多为 H,R_2 多为杂环,如嘧啶、异噁唑等;环上取代甲基或甲氧基。

(2)构效关系

磺胺类药物的构效关系如下:

①对氨基苯磺酰胺是产生抗菌作用的必需结构,即芳伯氨基与磺酰胺基在苯环上必须处于对位,邻位及间位异构体均无抗菌作用。

②苯环被其他环代替或在苯环其他位置上引入基团,均使其抑菌作用降低或完全消失。

③磺酰胺基 N_1 单取代化合物多可使抑菌作用增强,而以杂环取代的衍生物,抑菌作用一般较磺胺强,毒性也低。能产生较好药效的杂环为嘧啶、噻唑、异噁唑等。N_1 双取代化合物一般均丧失活性,即 N_1 上保留一个氢原子是必要的。

④N_4 氨基游离有活性,如被已有取代基修饰的氨基取代,但在体内能被水解或还原为氨基时有效,其他基团取代则无效。

2.1.4　抗菌增效剂

抗菌增效剂是指与抗菌药配伍使用后,能增强抗菌药抗菌活性的药物,所产生的治疗作用大于两个药物分别给药的作用总和。目前临床上使用的抗菌增效剂不多,按增效机制不同可分为三类:①本身具有抗菌活性,与其他抗菌药合用可增强其他抗菌药的抗菌活性,如甲氧苄啶;②本身不具有抗菌活性或抗菌活性很弱,与其他抗菌药合用可增强其他抗菌药的抗菌活性,如棒酸;③本身不具有抗菌活性,与其他抗菌药合用时通过影响其代谢可增强其他抗菌药的抗菌活性,如丙磺舒。一般一种增效剂只能对某类特定的药增效。

抗菌增效剂的作用机制是可逆性地抑制二氢叶酸还原酶,使二氢叶酸还原为四氢叶酸的过程受阻,从而影响微生物 DNA、RNA 及蛋白质的合成,使得细菌的代谢受到双重抑制。

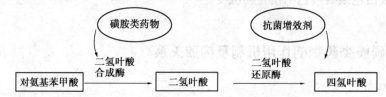

2.1.5　典型药物

(1)磺胺嘧啶

磺胺嘧啶　Sulfadiazine

$$H_2N-\!\!\!\!\bigcirc\!\!\!\!-SO_2-NH-\!\!\!\!\bigcirc_{N}^{N}$$

化学名:N-2-嘧啶基-4-氨基苯磺酰胺,简称 SD。

本品为白色或类白色的结晶或粉末;无臭,遇光渐变暗;在乙醇或丙酮中微溶,在水中几乎不溶,在氢氧化钠溶液或氨水中易溶,在稀盐酸中溶解。其他性质同磺胺类药物的理化通性。

本品与硝酸银溶液反应生成磺胺嘧啶银,具有抗菌作用和收敛作用,特别是对绿脓杆菌有抑制作用,临床上用于烧伤、烫伤创面的抗感染。磺胺嘧啶的锌盐作用同其银盐。

本品的抗菌作用和疗效均较好,对溶血性链球菌、脑膜炎双球菌、肺炎球菌等均有抑制作用。由于磺胺嘧啶在血中浓度较高,易通过血脑屏障渗入脑脊液,所以本品已成为治疗和预防流行性脑膜炎的首选药物,至今在临床上仍占有重要的地位。

(2)磺胺甲噁唑

磺胺甲噁唑　Sulfamethoxazole

$$H_2N-\!\!\!\bigcirc\!\!\!-SO_2NH-\!\!\!\overset{N}{\underset{O}{\bigcirc}}\!\!-CH_3$$

化学名:N-(5-甲基-3-异噁唑基)-4-氨基苯磺酰胺,又名新诺明(Sinomine),简称 SMZ。

本品为白色结晶性粉末;无臭,味微苦;在水中几乎不溶,在稀盐酸、氢氧化钠试液或氨试液中易溶;熔点为 168 ~ 172 ℃。

本品抗菌谱广,抗菌作用强,临床主要用于尿路感染、外伤及软组织感染、呼吸道感染等。现多与甲氧苄啶合用,名为复方新诺明,又名百炎净,其抗菌作用可增强数倍至数十倍,为目前应用较广的磺胺类药物,广泛用于呼吸道感染、菌痢及泌尿道感染等的治疗。

本品口服易吸收,常制成片剂口服,半衰期较长($t_{1/2}$ 为 6 ~ 12 h),一次给药可维持12 h,为长效磺胺。但本品体内乙酰化率较高,乙酰化物溶解度小,易在泌尿系统中析出结晶,引起血尿、闭尿等,造成尿路损伤,故应避免长期用药,服药同时应多饮水,定期检查尿常规。若需要长期服用,应与$NaHCO_3$(小苏打)同服,以碱化尿液,提高乙酰化物在尿中的溶解度。

(3)甲氧苄啶

甲氧苄啶　Trimethoprim

$$\overset{CH_3O}{\underset{CH_3O}{\overset{CH_3O}{\bigcirc}}}-CH_2-\overset{N}{\underset{N}{\bigcirc}}\overset{NH_2}{\underset{NH_2}{}}$$

化学名:5-[(3,4,5-三甲氧基苯基)甲基]-2,4-嘧啶二胺,又名甲氧苄胺嘧啶、磺胺增效剂,简称 TMP。

本品为白色或类白色结晶性粉末;无臭;在三氯甲烷中略溶,在乙醇或丙酮中微溶,在水中几乎不溶;在冰醋酸中易溶;熔点为 199 ~ 203 ℃。

本品具含氮杂环,加入80%的乙醇中温热溶解后,与稀硫酸、碘-碘化钾试液反应,即发生棕褐色沉淀。

本品具芳伯氨基,在空气中易发生自动氧化,在日光及重金属催化下,氧化加速。因此,本品应遮光、密封保存。

本品为广谱抗菌及抗菌增效药,抗菌谱和磺胺类药物相似,抗菌作用强,与磺胺类药物合用可使其抗菌作用增强数倍至数十倍,甚至有杀菌作用,还可增强多种抗生素的抗菌作用。对多种革兰氏阳性和阴性细菌有效,半衰期比较长,达16小时。因为易产生耐药性,本品很少单独使用。

课 堂 思 考

TMP与磺胺类药物配伍使用为什么能增强抗菌作用?

2.2 喹诺酮类抗菌药

喹诺酮类抗菌药是一类新型的合成抗菌药,具有1,4-二氢-4-氧代吡啶-3-羧酸基本结构,喹诺酮类抗菌药是主要由吡啶酮酸并联苯环、吡啶环或嘧啶环等组成的化合物,按其基本母核结构特征可分为萘啶羧酸类、吡啶并嘧啶羧酸类、喹啉羧酸类。

喹诺酮类药物基本结构

2.2.1 喹诺酮类抗菌药的发展

自1962年萘啶酸(Nalidixic Acid)问世以来,经50余年的发展,已经产生了四代喹诺酮类药物,合成了十万余种化合物,其中十几种成为常用的喹诺酮类药物。在临床上广泛用于消化系统、呼吸系统及泌尿系统感染等疾病,是一类非常重要的合成抗菌药。

第一代(1962—1969年):主要有萘啶酸等。1960年,在合成抗疟药氯喹的过程中,对氯喹进行结构改造得到了7-甲基-1-乙基-4-氧代-喹啉-3-羧酸,即萘啶酸,并发现其有抗菌活性,对 G^- 菌有效,但其抗菌谱窄、易产生耐药性、作用时间短、中枢副作用较大,现已被淘汰。

第二代(1970—1977年):主要有吡哌酸等。吡哌酸在1974年由大日本制药公司开发上市,结构中引进对DNA回旋酶有亲和作用的碱性基团哌嗪基,使整个分子的碱性和水溶性增加,抗菌活性增加。吡哌酸除对 G^- 菌有效外,还对 G^+ 菌、铜绿假单胞菌有效,在体内较稳定,不良反应少,药物以原形从尿中排除。临床上用于泌尿道感染、肠道感染和耳鼻喉感染。

第三代(1978—1998年):主要有诺氟沙星、环丙沙星、氧氟沙星、左氧氟沙星等。这些药物结构中引进F元素,抗菌谱进一步扩大到 G^+、G^-、支原体、衣原体和分枝杆菌,活性增强,耐药性低,毒副作用小。临床应用从呼吸道感染、皮肤感染扩大到骨关节感染、腹腔感染、胃肠道感染、伤寒、败血症和淋病等,是目前最常用的合成抗菌药。

第四代(1999年至今):主要有莫西沙星、加替沙星、司帕沙星等,又称为"新喹诺酮类"。与前三代相比,第四代喹诺酮类药物在抗菌活性、抗菌范围、药动学性质和血浆半衰期上都有

16

明显改变,药动学性质更趋良好,临床适用范围更广。除对革兰氏阴性菌和厌氧菌有强大的抗菌活性外,对结核杆菌、幽门杆菌、军团菌等亦有良好活性。

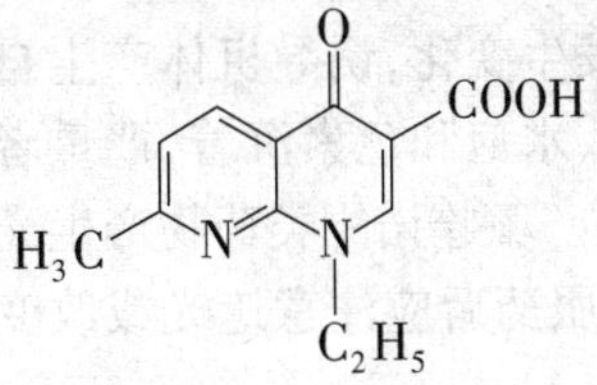

萘啶酸(第一代) 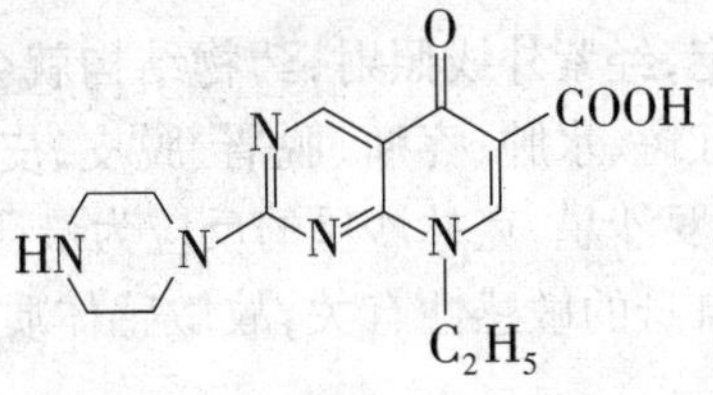　　吡哌酸(第二代) 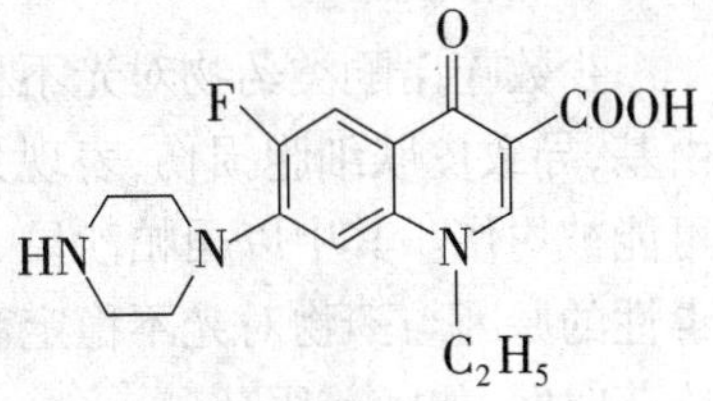　　诺氟沙星(第三代)

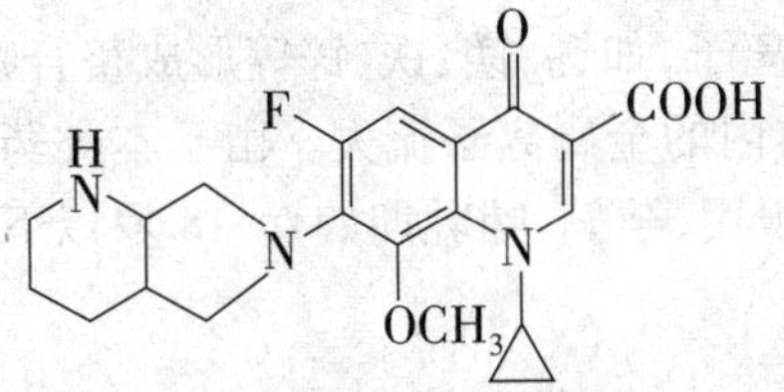

莫西沙星(第四代) 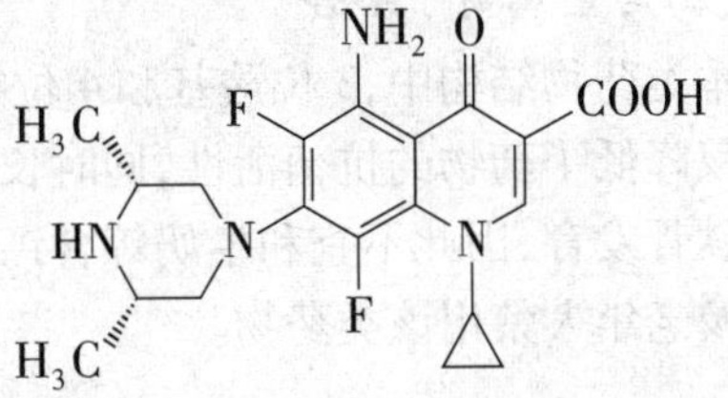　　司帕沙星(第四代)

2.2.2　喹诺酮类抗菌药的构效关系及作用机制

综合临床使用的四代喹诺酮类抗菌药的结构,归纳其基本结构通式如下:

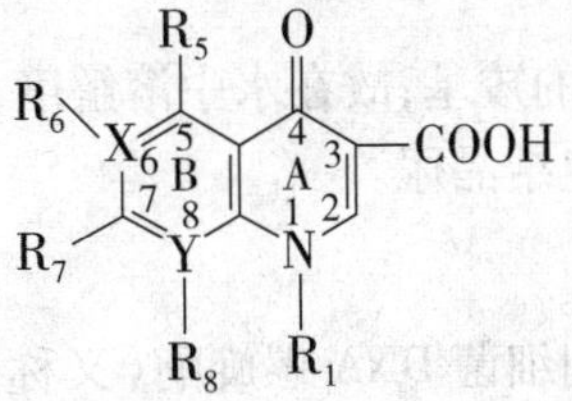

1) 结构与活性的关系

①该类药物的结构中吡啶酮酸环(A 环)是抗菌作用必需的基本结构,其中,3 位羧基和4位酮(羰)基是抗菌活性不可缺少的部分。B 环可作较大改变,可以是苯环、吡啶环或嘧啶环等。

②1 位取代:1 位上的取代基对抗菌活性贡献很大,烃基、环烃基取代增加活性,乙基、环丙基、氟乙基取代为佳。

③2 位取代:2 位上引入取代基后,活性减弱或消失。

④5 位取代:5 位氨基取代抗菌活性最强,其他基团取代活性降低。

⑤6 位取代:6 位引入氟原子可使抗菌活性提高几十倍。这归因于 6 位氟原子的引入可以使药物对 DNA 螺旋酶的结合力增加 $2 \sim 17$ 倍,对细菌细胞壁的穿透性增加 $1 \sim 70$ 倍。

⑥7 位取代:7 位引入五元或六元杂环,如吡咯基、哌嗪基可明显增加抗菌活性,其中以哌嗪基最佳。哌嗪等取代基进一步加强与细菌 DNA 螺旋酶的结合能力,但同时也增加了对 γ-氨基丁酸(GABA)受体的亲和力,因而产生中枢的副作用。

⑦8 位取代:8 位引入氟原子后,可降低最小抑菌浓度,但氟取代也使光毒性增强,最可能引起光毒性的是 6,8-二氟喹诺酮;甲氧基(—OCH₃)取代后可增强抗厌氧菌活性。

2）结构与毒性的关系

（1）光毒性

少数喹诺酮类药物对光不稳定,经紫外线照射,药物结构就会发生变化,诱导机体产生自由基,导致皮肤细胞损伤,表现为红斑、水肿、疼痛、脱屑、脱皮、皮疹、水疱和色素沉着,严重者可能被灼伤。其中以司帕沙星、氟罗沙星、克林沙星的反应为最严重。氟喹诺酮类药物产生光毒性的原因与药物对光不稳定和自身的敏感性有关,故敏感体质者服药后应注意遮光或改变给药时间,如睡前服药。

（2）与金属离子络合

本类药物结构中,3 位羧基和 4 位酮基极易与金属离子,如钙、镁、铁、锌等形成螯合物,这样不仅降低了药物的抗菌活性,同时长时间使用也使体内的金属离子流失。由于本类药物可影响软骨发育,因此不宜和牛奶等含钙、铁等食物同时服用,孕妇、哺乳期妇女、18 岁以下未成年人及老年人禁用该类药物。

另外,本类药物因含有显酸性的羧基,故在水中溶解度小,在强碱水溶液中有一定溶解度。因此服药期间可多饮水以防止产生结晶尿。

3）作用机制

喹诺酮类药物通过选择性抑制细菌 DNA 螺旋酶（又称拓扑异构酶Ⅱ）和拓扑异构酶Ⅳ而发挥抗菌作用,是对人体相对安全的一类合成抗菌药。细菌 DNA 螺旋酶决定细菌的复制、转录等,而拓扑异构酶Ⅳ则影响细菌细胞壁的分裂。喹诺酮类药物抑制上述两种酶,可协同抑制细菌的生长和分裂。

据研究,细菌要存活,其 DNA 必须保持高度卷紧状态,才能容纳在其细胞壁内。当其螺旋酶被药物抑制时,其 DNA 不能卷紧而不被容纳在细胞壁内,于是无法复制、转录,从而引起死亡。

2.2.3 典型药物

（1）诺氟沙星

诺氟沙星　Norfloxacin

化学名:1-乙基-6-氟-1,4-二氢-4-氧代-7-(1-哌嗪基)-3-喹啉羧酸,又名氟哌酸。

本品为类白色至淡黄色结晶性粉末;无臭;有引湿性;在 N,N-二甲基甲酰胺中略溶,在水或乙醇中极微溶解,在醋酸、盐酸或氢氧化钠溶液中易溶;熔点为 218~224 ℃。

本品分子中的叔氨基团可与丙二酸和醋酐在 80~90 ℃时反应,显红棕色,可用于本品与其他药物的鉴别。

诺氟沙星合成路线如下:

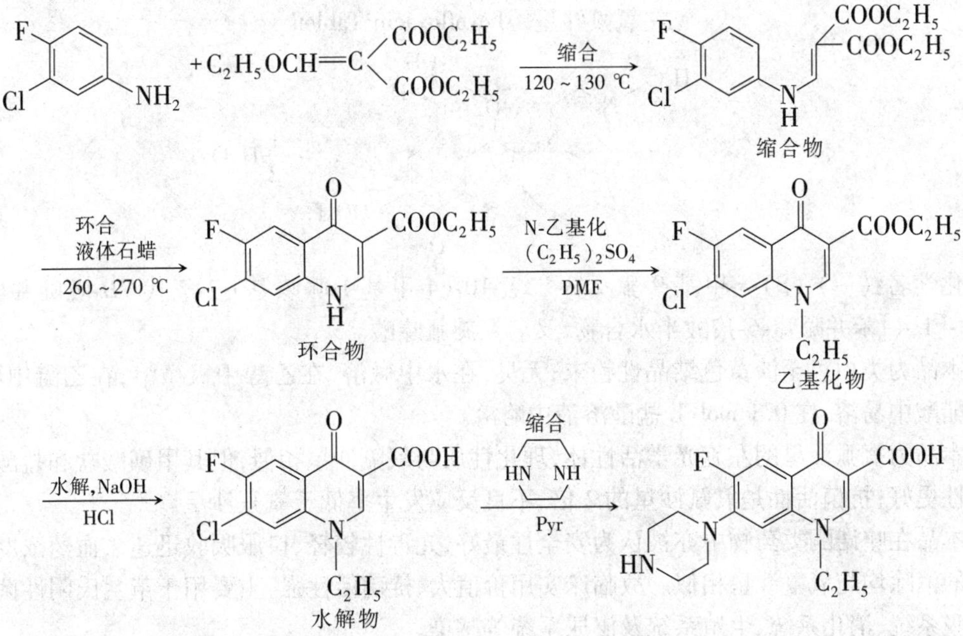

本品在室温、干燥条件下相对稳定,但在光照下可分解得到 7-哌嗪基开环产物,使其颜色加深。故本品应遮光、密封于干燥处保存。

本品为最早应用于临床的第三代喹诺酮类抗菌药,口服后部分吸收,血药浓度较低,在脑组织和骨组织中浓度低,但尿液中、肠道内药物浓度高,在体内几乎不被代谢,绝大部分自尿排出。临床主要用于敏感菌所致的泌尿道、肠道、妇科、外科和皮肤科等感染性疾病。

(2)盐酸环丙沙星

盐酸环丙沙星　Ciprofloxacin Hydrochloride

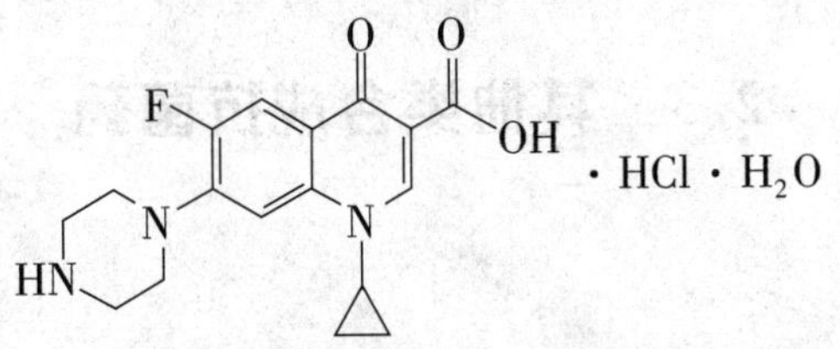

$$\cdot \text{HCl} \cdot \text{H}_2\text{O}$$

化学名:1-环丙基-6-氟-1,4-二氢-4-氧代-7-(1-哌嗪基)-3-喹啉羧酸盐酸盐一水合物,又名环丙氟哌酸。

本品为白色或微黄色结晶性粉末;几乎无臭;在水中溶解,在甲醇或乙醇中极微溶解;在丙酮、乙酸乙酯或三氯甲烷中几乎不溶。

本品抗菌谱、稳定性与诺氟沙星相似,但对细菌的活性比诺氟沙星强,优于某些第三代头孢菌素。

本品向体内各组织移行良好,各组织中药物浓度以肾和肝最高,临床主要用于革兰氏阴性菌(包括铜绿假单胞菌感染)、敏感性细菌引起的泌尿生殖系统感染、胃肠道感染(包括其他抗生素耐药菌株所致的伤寒和沙门菌感染)、呼吸系统感染、骨骼系统感染、皮肤感染、软组织感染、耳鼻喉与口腔感染以及外科创伤感染等。

(3)左氧氟沙星

左氧氟沙星　Levofloxacin Tablets

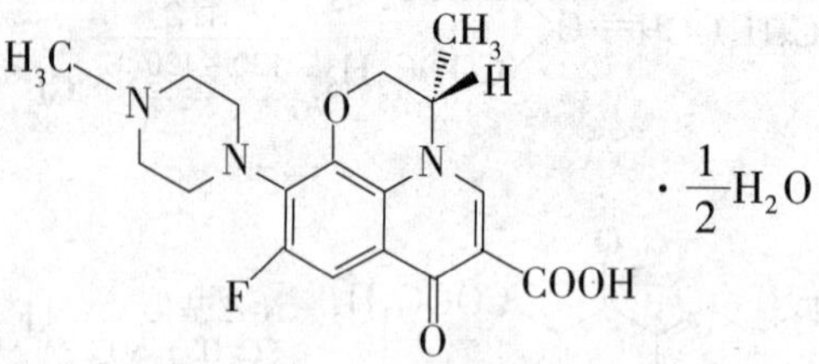

化学名:(－)-(S)-3-甲基-9-氟-2,3-二氢-10-(4-甲基-1-哌嗪基)-7-氧代-7H-吡啶并[1,2,3-de]-[1,4]苯并噁嗪-6-羧酸半水合物,又名左旋氟嗪酸。

本品为类白色至淡黄色结晶性粉末;无臭;在水中微溶,在乙醇中极微溶,在乙醚中不溶;在冰醋酸中易溶,在0.1 mol/L盐酸溶液中略溶。

本品为氧氟沙星的左旋光学活性体,理化性质与氧氟沙星相似,但其甲磺酸盐和盐酸盐的水溶性更好;抗菌活性是氧氟沙星的2倍,不良反应发生率低于氧氟沙星。

本品在喹诺酮类药物中亦被认为安全性最好、光毒性较轻、口服吸收迅速。血药浓度及半衰期的消除均与氧氟沙星相似。故临床实用价值大、抗菌活性强,主要用于革兰氏阴性菌所致的呼吸系统、消化系统、生殖系统及泌尿系统等感染。

课 堂 思 考

诺氟沙星、环丙沙星为第几代喹诺酮类抗菌药?二者的结构区别在什么地方?如何合理使用该类药物?

2.3　其他类合成抗菌药

1)异喹啉类

盐酸小檗碱　Berberine Hydrochloride

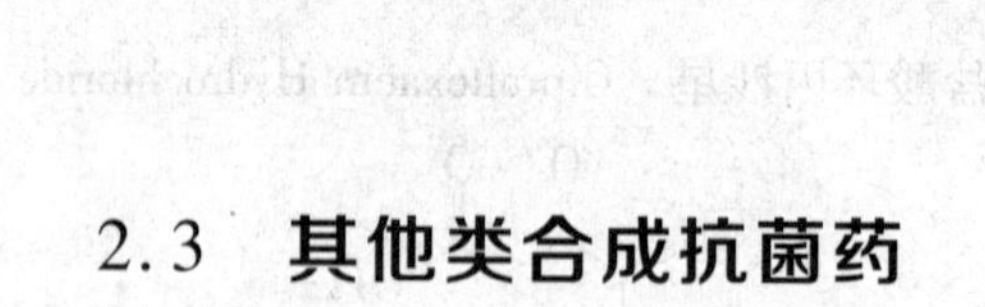

化学名:5,6-二氢-9,10-二甲氧苯并[g]-1,3-苯并二氧戊环[-5,6-a]喹嗪盐酸盐二水合物。

本品为黄色结晶性粉末;无臭;在热水中溶解,在水或乙醇中微溶,在三氯甲烷中极微溶解,在乙醚中不溶。

本品具有抗菌活性强、毒性低、副作用低等特点,主要用于肠道感染。

2) 硝基呋喃类

呋喃妥因　Nitrofurantoin

化学名:1-[(5-硝基呋喃亚甲基)氨基]乙内酰脲。

本品为黄色结晶性粉末;无臭;遇光色渐变深;在 N,N-二甲基甲酰胺中溶解,在丙酮中微溶,在乙醇中极微溶解,在水或三氯甲烷中几乎不溶。

呋喃妥因是 5-硝基呋喃甲醛缩胺结构的衍生物,抗菌谱较广,对大多数革兰氏阳性菌及阴性菌均有抗菌作用,如金葡菌、大肠杆菌、白色葡萄球菌及化脓性链球菌等。临床上用于敏感菌所致的泌尿系统感染,如肾盂肾炎、尿路感染、膀胱炎及前列腺炎等,还可用于治疗大肠杆菌、变形杆菌等引起的泌尿道感染。

3) 硝基咪唑类

硝基咪唑类抗菌药主要有甲硝唑、替硝唑等,临床上除用于抗滴虫病和抗阿米巴虫病外,近年来还用于厌氧菌引起的系统及局部感染。

替硝唑

甲硝唑　Metronidazole

化学名:2-甲基-5-硝基咪唑-1-乙醇,又名灭滴灵。

本品为白色至微黄色的结晶或结晶性粉末;有微臭;在乙醇中略溶,在水或三氯甲烷中微溶,在乙醚中极微溶解;熔点为 159~163 ℃。

本品中加入氢氧化钠试液,温热,即显紫红色;滴加稀盐酸使成酸性,即变成黄色;再加过量的氢氧化钠试液则变成橙红色。

本品分子中的硝基还原成氨基后,可发生重氮化-偶合反应。此外,本品为含氮杂环化合物,具碱性,可与苦味酸生成黄色沉淀。

本品临床主要用于抗滴虫病、抗阿米巴虫病及抗厌氧菌引起的感染。

4) 噁唑烷酮类

噁唑烷酮类是近年来新开发的一类新型抗菌药,具有独特的抑制细菌蛋白质合成的作用机制,与其他抗菌药无交叉耐药性,对革兰氏阳性菌和部分厌氧菌具有很强的活性,该类药物的发现为临床治疗耐药菌感染性疾病提供了一条新途径,发展前景广阔。

利奈唑胺　Linezolid

化学名:(S)-[N-3-(3′-氟-4′-吗啉基)苯基-2-氧代-5-噁唑烷基]甲基乙酰胺。

本品是近年来新开发的合成抗菌药物,作用于细菌蛋白质合成的早期阶段,对革兰氏阳性菌和耐药性肠球菌等有显著疗效。利奈唑胺主要用于治疗社区获得性肺炎、皮肤或软组织感染、医院获得性肺炎和万古霉素耐药的肠球菌的感染。

2.4　抗结核病药

结核病是由结核杆菌感染引起的一种常见的慢性传染病,可累及全身各个器官和组织,以肺结核最为常见,临床表现多呈慢性过程,常有低热、乏力等全身症状和咳嗽、咯血等呼吸系统表现。由于结核杆菌具有特殊细胞壁的耐酸杆菌,其细胞壁有高度亲水性类脂,对醇(如酒精)、酸、碱和某些消毒剂高度稳定;加上结核杆菌生产周期较一般细菌长,用药周期也长,故容易产生耐药性,临床上以联合用药为主。

用于治疗结核病并防止该病传播、传染的药物称为抗结核病药(Antituberculosis Drugs)。抗结核病药物按其来源可分为半合成抗生素类抗结核病药[如利福平(Rifampin)]和合成抗结核病药(如对氨基水杨酸钠)。

自发现结核杆菌后,人们曾先后试用铜、锰、钙等金属化合物和磺胺、砜类来治疗结核病,但均因效果不佳或毒性太大而逐渐被淘汰。直到1944年后相继发现链霉素、对氨基水杨酸钠和异烟肼及其衍生物,结核病化学治疗开启了新时期。进入20世纪90年代,利福平和盐酸乙胺丁醇等具有较强的抗结核杆菌作用的药物又被开发了出来,治疗结核病的化学药物得到了进一步发展。

1)抗生素类抗结核病药

抗生素类抗结核病药主要有硫酸链霉素(Streptomycin Sulfate)、利福霉素(Rifamycin)、紫霉素(Viomycin)、卷曲(卷须)霉素(Capreomycin)等。硫酸链霉素临床用于各种结核病,尤其对结核性脑膜炎和急性浸润型肺结核有很好的疗效,但是容易产生耐药性(详见本书第3章)。紫霉素对结核菌有效,但毒性比链霉素还大。卷曲(卷须)霉素为活性多肽抗结核病药,一般与合成抗结核病药,如对氨基水杨酸钠和异烟肼合用,不宜与硫酸链霉素或紫霉素合用。利福霉素口服吸收好,抗结核活性强,对结核杆菌、麻风杆菌和革兰氏阳性菌有很强的抑制作用,对耐药性金葡菌也具有很强的抗菌作用。

利福霉素类抗生素是链丝菌发酵产生的一类抗生素,共有5个成分,即利福霉素A、B、C、D、E。它们性质不稳定,目前仅能分离出利福霉素B,但其抗菌作用很弱。对利福霉素B的结构进行改造,经氧化、水解、还原可得到利福霉素 SV(Rifamycin SV)。利福霉素 SV 对革兰氏阴性菌和结核杆菌的作用比利福霉素 B 强,但口服吸收较差。当利福霉素 SV 与 1-甲基-4-氨基哌嗪成腙时,现在临床上使用的半合成衍生物利福平就产生了,其抗结核活性比利福霉素 SV 强 32 倍。以利福平为基础,进一步合成新的衍生物,作用较突出的有利福定(Rifandin)和利福喷汀(Rifapentine)。两者的抗菌谱与利福平相同,但抑菌作用比利福平强。利福定也是我国开发的一种抗结核病药,血药浓度比较高。

利福平　Rifampin

化学名:3-[[(4-甲基-1-哌嗪基)亚氨基]甲基]-利福霉素,别名甲哌利福霉素。

本品为鲜红或暗红色结晶性粉末;无臭,无味;在氯仿中易溶,在甲醇中溶解,在水中几乎不溶;其 1% 水混悬液的 pH 为 4.0～6.5。

本品分子结构中含有 1,4-萘二酚,水溶液遇光易氧化损失效价,在碱性条件下易被氧化成醌类化合物。本品在强酸性条件下易分解,即其醛缩氨基哌嗪易在 C═N 处断开,成为缩合前的醛和氨基哌嗪两个化合物;在弱酸性条件下较稳定,故本品 pH 应控制为 4.0～6.5。

由于利福霉素类抗生素均易被亚硝酸氧化生成醌类化合物,故本品可与亚硝酸钠试液反应,且显橙色—暗红色的变化。这一反应可用于本品的鉴别反应。

本品体内代谢主要发生在 C-21 位酯键水解,代谢物仍有活性,但活性降低;代谢物具有色素基团,因而尿液、粪便、唾液、泪液、痰液及汗液常呈橘红色。

本品临床上主要用于肺结核及其他结核病,也可用于麻风病或厌氧菌感染。与异烟肼、乙胺丁醇合用有协同作用,可延缓耐药性的产生。在肠道中被迅速吸收,但食物可以干扰吸收,故应空腹服用。

2) 合成抗结核病药

合成抗结核病药主要包括水杨酸类的对氨基水杨酸钠、异烟肼及其与香草醛缩合得到的衍生物异烟腙(Isoniazione)、盐酸乙胺丁醇等。

(1)异烟肼

异烟肼　Isoniazid

化学名:4-吡啶甲酰肼,别名雷米封。

本品为无色结晶,白色或类白色的结晶性粉末;无臭;遇光渐变质;在水中易溶,在乙醇中微溶,在乙醚中极微溶解;熔点为 170 ~ 173 ℃。

本品含有酰肼基,水溶液露置日光下或遇热颜色变深,可显黄或红棕色,必须避光保存。同时,本品受光、重金属离子、温度、pH 等因素影响变质后,分解生成异烟酸和游离肼,后者毒性较大,故变质后的异烟肼不可作药物使用。

异烟肼口服后迅速被吸收,食物和各种耐酸药物可能会干扰其吸收,因此异烟肼应空腹服用。异烟肼主要代谢物为 N-乙酰异烟肼,占服用量的 50% ~ 90%,并随尿排除,但 N-乙酰异烟肼的抗结核作用仅为异烟肼的 1%。代谢过程如下:

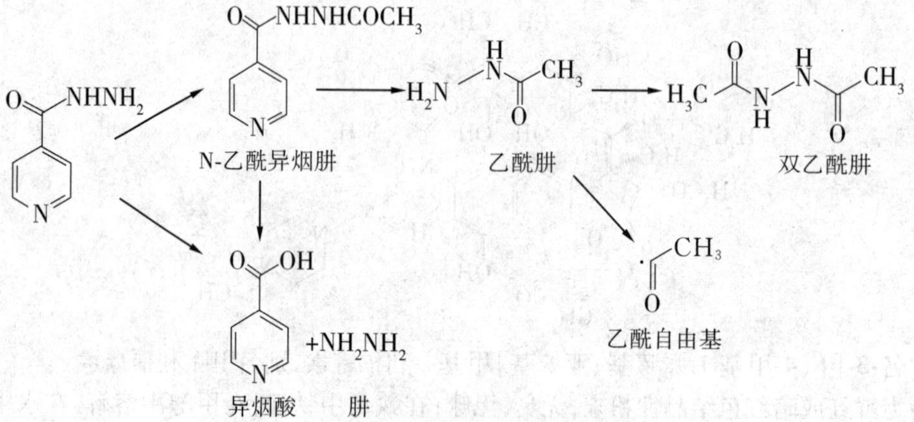

N-乙酰异烟肼　乙酰肼　双乙酰肼　异烟酸　肼　乙酰自由基

本品合成是以 4-甲基吡啶为原料。4-甲基吡啶与水蒸气在五氧化二矾的催化下,被空气中的氧氧化成异烟酸,异烟酸再与水合肼作用得到异烟肼粗品,粗品经精制便可得到异烟肼。

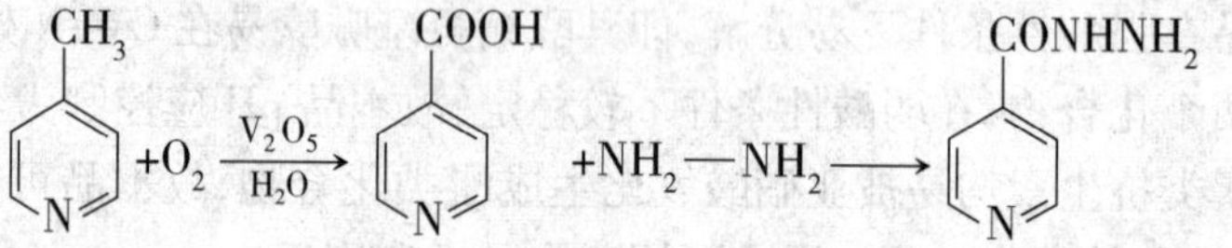

本品具有很强的还原性,与氨制硝酸银试液作用,即被氧化生成异烟酸胺,并生成氮气与金属银,在管壁形成银镜。此反应可作为异烟肼的鉴别反应。

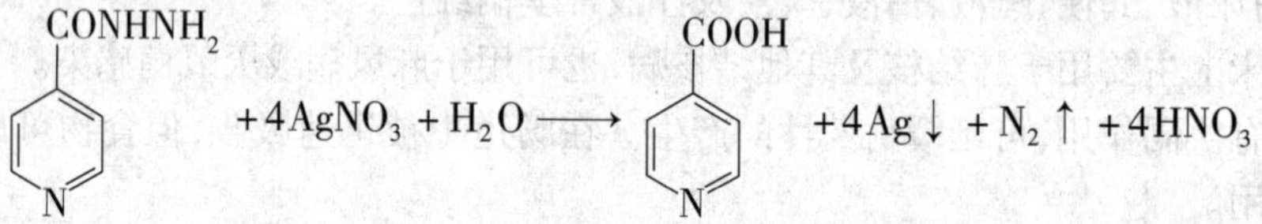

本品可与铜离子、铁离子、锌离子等多种金属离子螯合,形成有色螯合物,使本品溶液变色,如与铜离子在酸性条件下生成单分子螯合物而呈红色。因此在本品精制过程中使用活性炭脱色时,应注意铁盐杂质的含量。

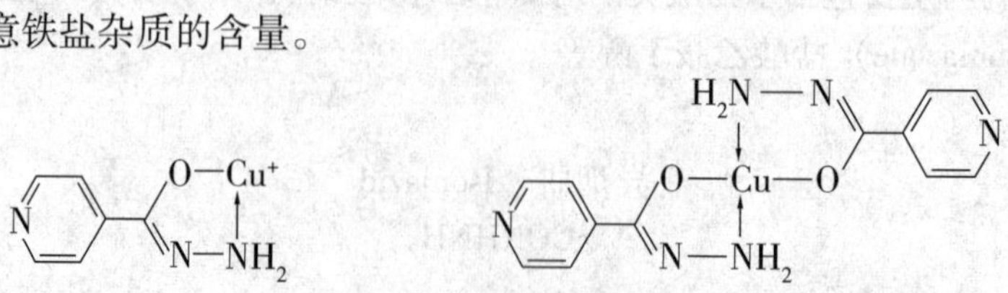

异烟肼与铜离子的螯合物

本品因含有吡啶环,与生物碱沉淀剂可以产生沉淀反应,如与碘化铋钾(酸性)作用生成红棕色沉淀。

本品对结核杆菌具有强大的抑制和杀灭作用,高效、低毒,为抗结核病的首选药物之一,可用于各种结核病,特别适用于结核性脑膜炎。由于单独使用本品易产生耐药性,故常与链霉素、对氨基水杨酸钠合用,既可产生协同作用,又可减少结核病菌的抗药性。

（2）对氨基水杨酸钠

对氨基水杨酸钠 Sodium Aminosalicylate

化学名:4-氨基-2-羟基苯甲酸钠二水合物,别名 PAS-Na。

本品为白色或类白色结晶或结晶性粉末;无臭,味甜带咸;在水中易溶,在乙醇中略溶。

以间氨基酚为原料,在碳酸氢钠的溶液中,于加热、加压下分次通入二氧化碳气体进行羧化反应即可合成本品。本品的原料药及钠盐水溶液露置于日光下或遇热,其颜色均变深,可显淡黄、黄或红棕色。

本品是从抗代谢学说出发发现的一种抗结核病药物,能与对氨基苯甲酸竞争二氢叶酸合成酶,使结核杆菌蛋白质合成受阻而死亡。本品用于各种结核病,对肠、骨结核及渗出性肺结核有较好疗效,但易产生耐药性,又因在体内吸收和排泄均较快,为保持有效浓度,使用剂量较大。现多与链霉素、异烟肼合用,既可增加疗效,又可减少病菌的抗药性。

（3）盐酸乙胺丁醇

盐酸乙胺丁醇 Ethambutol Hydrochloride

化学名:[2R,2[S-(R*,R*)]-R]-(+)2,2′-(1,2-乙二基二亚氨基)-双-1-丁醇二盐酸盐。

本品为白色结晶性粉末;无臭或几乎无臭;略有引湿性;在水中极易溶解,在乙醇中略溶,在三氯甲烷中极微溶解,在乙醚中几乎不溶。

本品含两个手性碳,有 3 个旋光异构体,药用品为右旋体,右旋体的活性是内消旋体的 12 倍,是左旋体的 200 ~ 500 倍。

本品水溶液中加入氢氧化钠溶液与硫酸铜试液,充分摇匀后,生成深蓝色络合物(1:1),此反应可用于本品的鉴别。本品水溶液还可与苦味酸试液反应生成苦味酸盐沉淀。

本品的抗菌机制可能与二价金属离子的络合有关,通过干扰多胺(Polyamine)及金属离子的功能,干扰细菌 RNA 的合成。本品主要适用于对异烟肼、链霉素有耐药性的结核杆菌引起的各型肺结核及肺外结核,多与异烟肼、链霉素合用,以增强药效并延缓细菌耐药性的产生。

2.5 抗真菌药

真菌感染一般分为两类:浅表真菌感染和深部真菌感染。浅表真菌感染发生在皮肤、黏膜、皮下组织,主要是居住环境不好、气候潮湿、卫生条件差等因素造成的,其传染性强,危害性相对较小。深部真菌感染发生在黏膜深部、内脏、泌尿系统、脑、骨髓等,传染性小,但危害性大,甚至可能引起死亡。

目前,临床使用的抗真菌药物可分类为抗真菌抗生素、唑类抗真菌药物和其他类抗真菌药物。

2.5.1 抗真菌抗生素

抗真菌抗生素分为多烯和非多烯两类。多烯类主要对深部真菌感染有效,其分子内部含有(12~14)~(35~37)的亲脂大环内酯结构,并连有4~7个共轭双键及氨基糖,此类药物性质不稳定,遇光、热及空气中的氧可被迅速破坏。常见的多烯类抗真菌药有两性霉素 B(Amphotericin B)、曲古霉素(Trichomycin)、制霉菌素(Nystatin)、哈霉素(Hamycin)等。非多烯类主要用于浅表真菌感染,主要有灰黄霉素(Griseofulvin)和癣可宁(Siccanin)等。虽然非多烯类可以口服,但由于其生物利用度差、毒副作用大,不宜长期服用,一般外用较多。

两性霉素 B Amphotericin B

本品为黄色或橙黄色粉末;无臭或几乎无臭,无味;有吸湿性。

本品分子结构中含 7 个共轭双键的大环内酯,由苷元与一分子放线菌糖基结合形成。含有氨基和羧基,故具有酸碱两性。遇光、热、强酸和强碱均不稳定,在日光下易被破坏失效,在 pH = 4~10 时稳定。

本品为作用于真菌细胞膜上麦角甾醇的药物,能与真菌细胞膜的麦角甾醇结合,形成跨膜的孔洞,使膜的通透性改变,内容物外泄致真菌死亡。临床主要用于危重深部真菌感染,对肝、肾的毒性大。

2.5.2 唑类抗真菌药物

唑类抗真菌药物是近年来发展起来的一类合成抗真菌药,自 20 世纪 60 年代末克霉唑(Clotrimazole)、咪康唑(Miconazole)问世以来,大量的唑类药物被开发出来用于治疗浅表性真菌感染,以及口服治疗全身性真菌感染。

唑类抗真菌药物主要有克霉唑、益康唑(Econazole)、咪康唑、酮康唑(Ketoconazole)、伊曲康唑(Itraconazole)、氟康唑(fluconazole)等。最初的咪唑类抗真菌药由于其毒副作用,只能用于浅表真菌感染的治疗。克霉唑是第一个上市的抗真菌药,由于其结构新颖而备受关注。酮康唑是第一个口服有效的咪唑类广谱抗真菌药物,对皮肤真菌、头皮、指甲及深部真菌感染均有效。三氮唑环替换咪唑环后,合成了三氮唑类药物伊曲康唑。伊曲康唑具有广谱抗真菌作用,体内体外抗真菌作用均比酮康唑强。

1) 典型药物

(1) 克霉唑

克霉唑 Clotrimazole

化学名:1-[(2-氯苯基)-二苯甲基]-1*H*-咪唑。

本品为白色至微黄色结晶性粉末;无臭,无味;几乎不溶于水,易溶于甲醇或氯仿,可溶于乙醇或丙酮;熔点为 141 ~ 145 ℃;显碱性,可溶于强酸。

本品分子中含有咪唑环,能够发生咪唑类化合物的一般鉴别反应,即加硫酸溶解后显橙黄色,经水稀释后颜色消失,再加硫酸复显橙黄色。

本品溶于丙酮,与苦味酸试液反应产生沉淀。

本品为广谱抗真菌药,对念珠菌、曲霉菌、隐球菌等均有抑制作用。临床上既可外用治疗皮肤癣症及阴道霉菌病,也可口服用于肺部、胃肠道的感染及脑膜炎、败血症等,但其毒性较大,口服有胃肠道反应、肝功异常及白细胞减少等副作用,现已少用。

(2) 氟康唑

氟康唑 Fluconazole

化学名:α-(2,4-二氟苯基)-α-(1*H*-1,2,4-三氮唑-1-基甲基)-1*H*-1,2,4-三唑-1-基乙醇。

本品为白色或类白色结晶性粉末;无臭或微带特异臭,味苦;易溶于甲醇,溶于乙醇,微溶于二氯甲烷、水和醋酸,不溶于乙醚。

本品为三氮唑类广谱抗真菌药,口服吸收良好;生物利用度可达90%以上;副作用小,无致畸和肝脏毒性;可穿透中枢,适用于真菌感染引起的脑膜炎。对新型隐球菌、白色念珠菌及其他念珠菌、黄曲菌、烟曲菌、皮炎芽生菌、粗球孢子菌、荚膜组织胞质菌等均有抗菌活性。

(3)伊曲康唑

伊曲康唑 Itraconazole

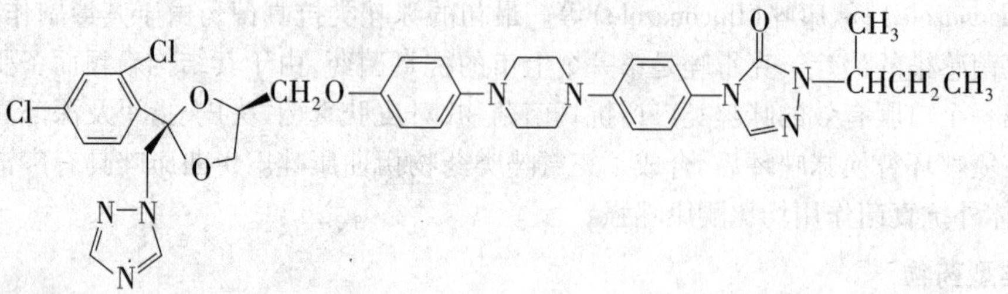

本品为白色或类白色粉末;无臭;在二氯甲烷中易溶,在四氢呋喃中略溶,在水、甲醇或乙醇中几乎不溶;熔点为165~169 ℃。

本品抗菌谱与氟康唑相似,活性强于酮康唑;口服吸收完全,体内分布广泛,副作用较小;用于浅表真菌感染,如股癣、足癣、手癣等,也可用于阴道念珠菌病等。

除上述典型药物外,还有其他唑类药物,如舍他康唑、奥昔康唑、益康唑等。

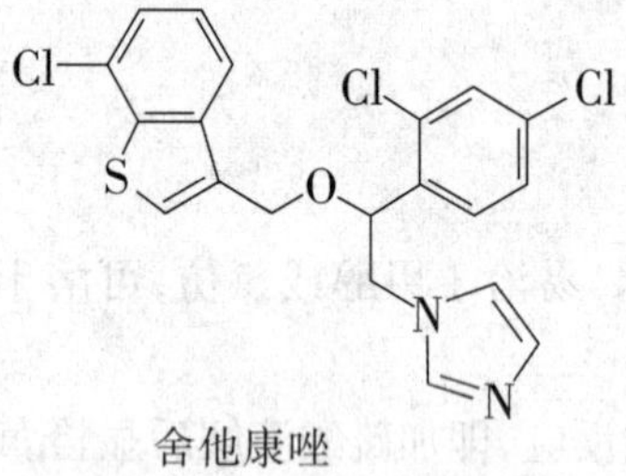

舍他康唑 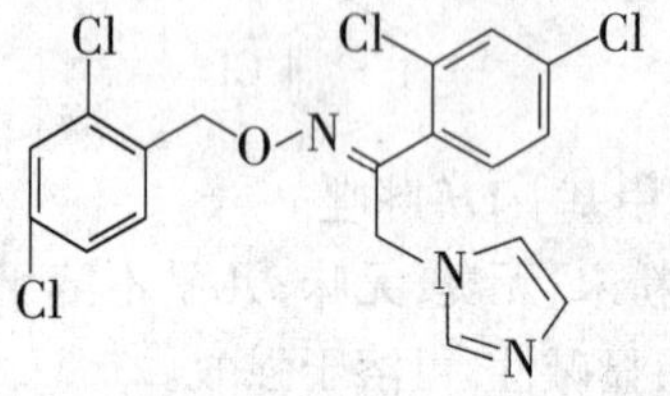　　　　　奥昔康唑 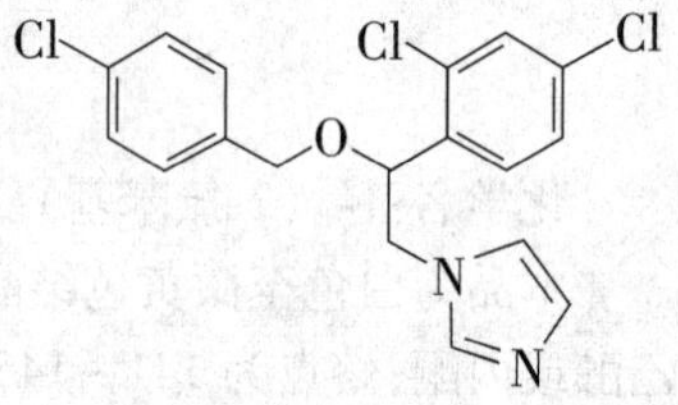　　　　　益康唑

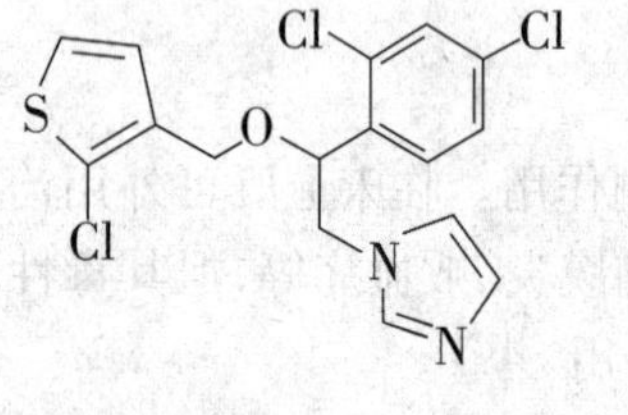

噻康唑 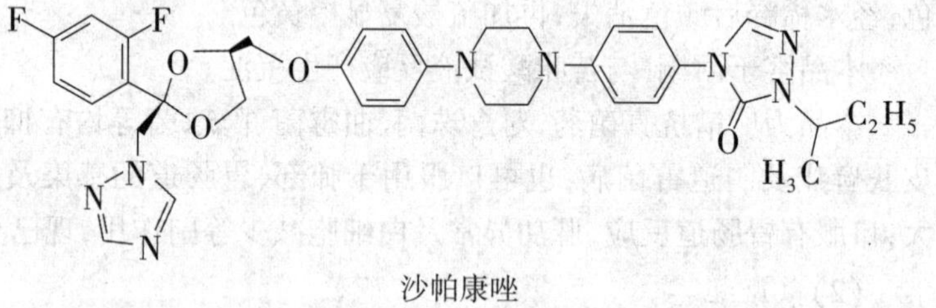　　　　　　　　沙帕康唑

2)构效关系

临床上应用的氮唑类药物的结构通式如下:

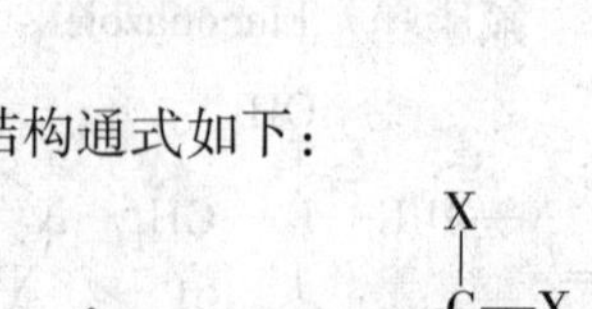

构效关系为:

①分子中的氮唑环(咪唑或三氮唑)是必需的,咪唑环的3位或三氮唑的4位氮原子与血

红素铁原子形成配位键，竞争抑制酶的活性，当被其他基团取代时，活性丧失。比较咪唑和三氮唑类化合物可以发现，三氮唑类化合物的治疗指数明显优于咪唑类化合物。

②氮唑上的取代基必须与氮杂环1位上的氮原子相连。

③芳烃Ar基团上，取代基中苯环的4位取代基有一定的体积和电负性，苯环的2位电负性取代基对抗真菌活性有利，如氟、氯取代。

2.5.3　其他类抗真菌药物

(1)烯丙胺类抗真菌药

此类抗真菌药为一类新型抗真菌药物，其中1981年发现的萘替芬(Naftifine)具有较高的抗真菌活性，局部用药治疗皮肤真菌感染的效果优于益康唑，治疗白色念珠菌引起的感染的效果同克霉唑。随后又发现了抗菌作用更强、毒性更低的特比萘芬(Terbinafine)，特比萘芬用于脚癣、股癣、体癣，指甲真菌感染，有更高的杀真菌治愈率和短期内较低的复发率，口服及外用均可。

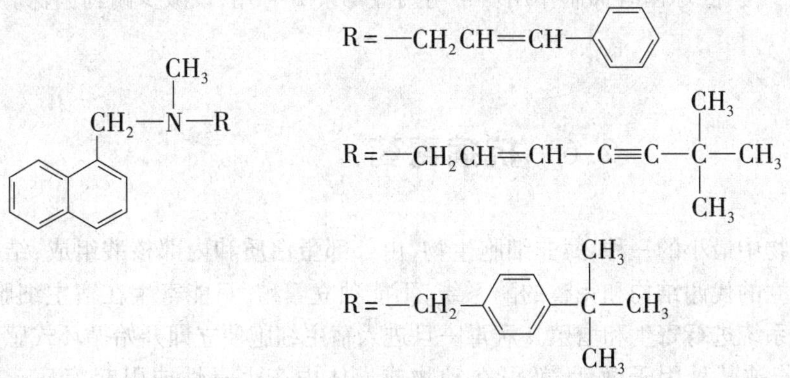

萘替芬

特比萘芬

布替萘芬

阿莫罗芬　Amorolfine

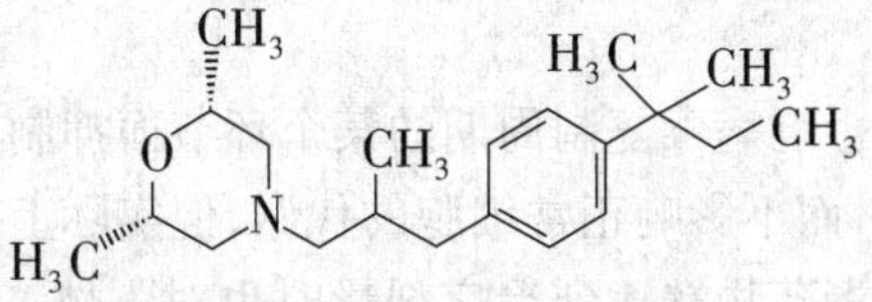

阿莫罗芬原为农业使用的杀菌药物，后发现它对曲霉和青霉等非着色丝状菌以外的所有致病真菌显示很好的活性，其中对皮肤真菌和糠秕马拉色氏霉菌最为敏感(MIC为0.428 μg/mL)。阿莫罗芬临床用于治疗白癣症、皮肤念珠菌病、白癜风、甲癣等真菌感染，而且在涂抹指甲后很容易向指甲扩散，并保持长时间的抗真菌作用，为理想的抗浅表真菌药物。

(2)硫代氨基甲酸酯类抗真菌药

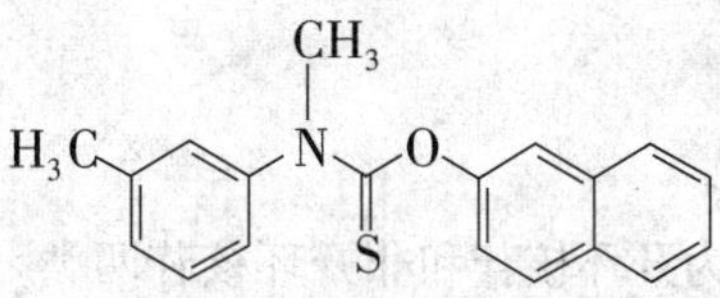

托萘酯

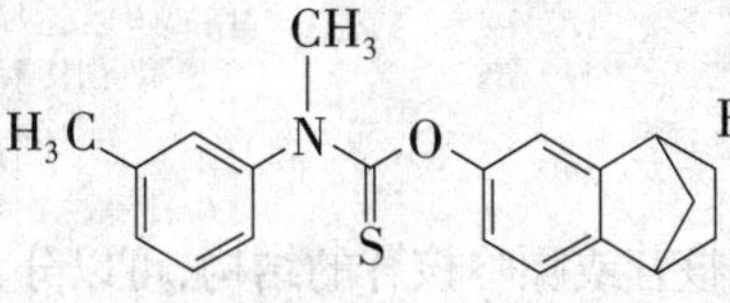

托西拉酯

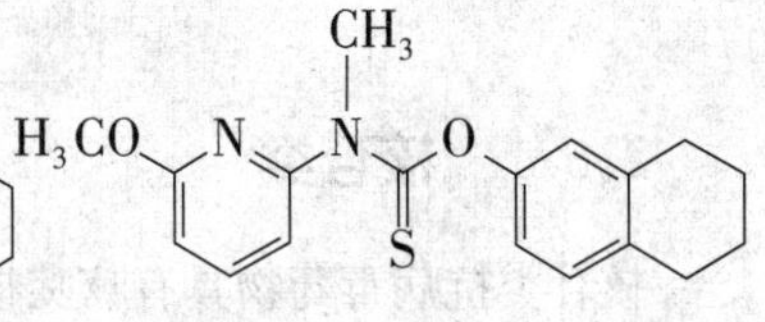

利拉萘酯

托萘酯适用于体癣、股癣、手足癣、花斑癣等浅表真菌感染。对托萘酯的结构进行改造后可得到两种产物:托西拉酯和利拉萘酯。托西拉酯对皮肤丝状菌体有很强的抗菌作用;利拉萘酯抗真菌谱广,对包括须发癣在内的皮肤菌具有强大等抗真菌活性。

(3)5-氟胞嘧啶

5-氟胞嘧啶原为抗肿瘤药物,后发现其有抗霉菌活性,且具有口服吸收好,在脑脊液中可达到一定药物浓度的特点。但其毒性较大,易产生耐药性。

5-氟尿嘧啶-2-脱氧核苷酸

5-氟胞嘧啶在体内转变成氟尿嘧啶,抑制胸苷酸合成酶,干扰 DNA 合成。对真菌中的曲霉菌、念珠菌、分支孢子菌、隐球菌有抑制作用。常与两性霉素 B 合用,以减少耐药菌株。

2.6　抗病毒药

病毒是病原微生物中最小的一种,属非细胞生物,由外部蛋白质和内部核酸组成,结构简单、极易变异,没有独立的代谢结构和完整的酶系统,不能独立繁殖,只能寄生在宿主细胞中,利用宿主细胞的代谢系统进行寄生和增殖。病毒一旦进入宿主细胞便立即开始循环式感染或停留在宿主细胞内,若被某种因子激活,就可在动物或人体内产生毒性或引起疾病。人类60% ~65% 的疾病是由病毒感染引起的,常见的有流行性感冒、肝炎、艾滋病、SARS、梅毒、禽流感等。

抗病毒药物是主要通过影响病毒复制周期的某个环节而抑制其复制过程的药物。理想的抗病毒药物只干扰病毒复制,而不影响正常细胞的代谢,但实际上至今也没有一种抗病毒药物可达到此目的。大多数抗病毒药物在达到治疗剂量时也对人体产生毒性,某些流行性传染病至今也没有找到治疗药物,只能用疫苗预防。

抗病毒药物可按照化学结构分为:

①核苷类:非开环核苷类,如利巴韦林、齐多夫定;开环核苷类,如阿昔洛韦。

②三环胺类:金刚烷胺(Amantadine Hydrochloride)。

③其他类:膦甲酸钠(Foscarnet Sodium)。

2.6.1　核苷类

核苷类抗病毒药物具有嘧啶核苷或嘌呤核苷的结构,可以分为开环核苷和非开环核苷两类。主要药物有阿昔洛韦、利巴韦林、齐多夫定、拉米夫定(Lamivudine)、更昔洛韦(Ganciclovir)、喷昔洛韦(Penciclovir)等,其中后三者为开环核苷类,且喷昔洛韦是更昔洛韦的电子等排体,与阿昔洛韦有相同的抗病毒谱。

核苷由碱基和糖组分缩合而成,是 DNA 或 RNA 链的基本组成部分。

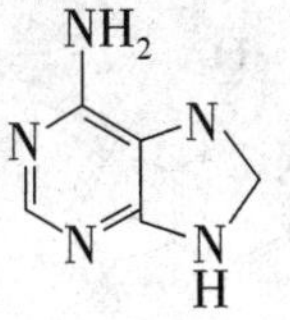

腺嘌呤(A) 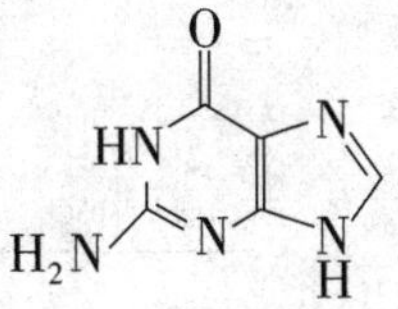　　　　鸟嘌呤(G) 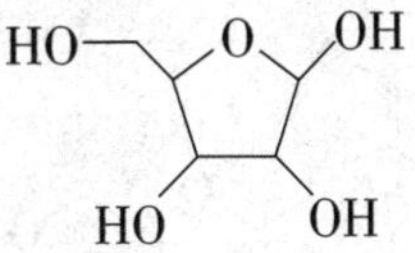　　　　D-核糖

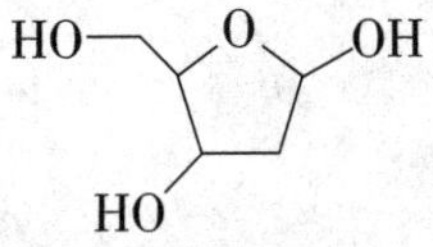

D-2-脱氧核糖 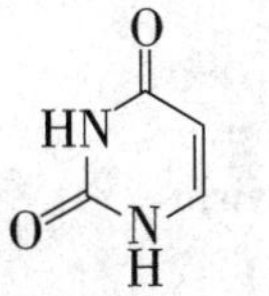　　尿嘧啶(U) 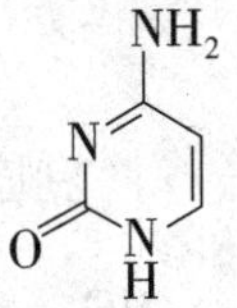　　胞嘧啶(C) 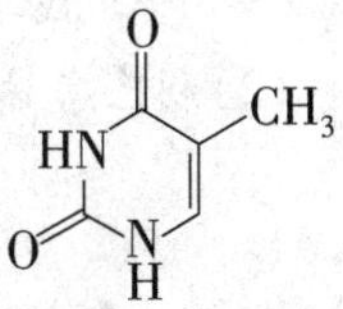　　胸腺嘧啶(T)

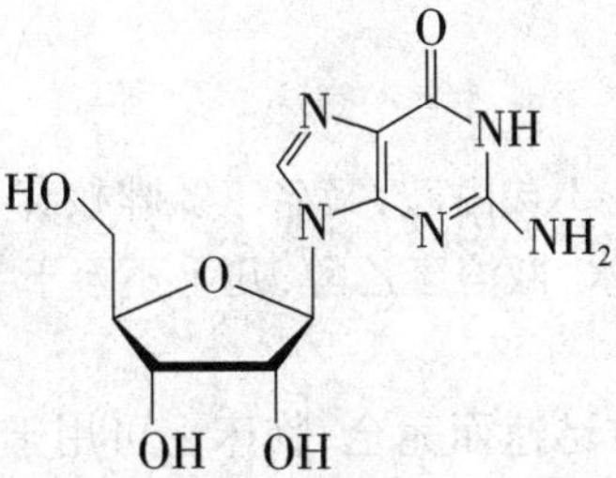

鸟苷 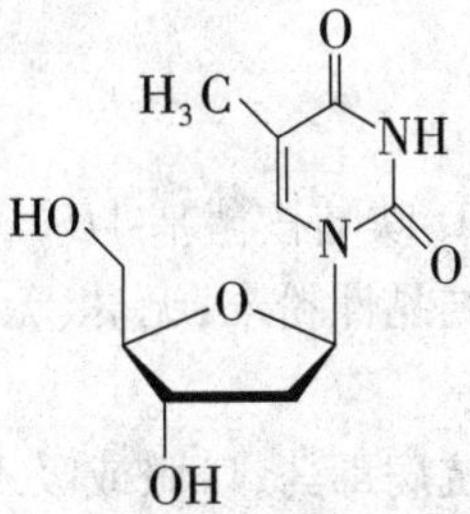　　　　　　　　　胸苷

核苷类抗病毒药通过化学修饰改变天然碱基或糖基中的基团,形成人工合成核苷。形成的人工合成核苷是天然核苷的抑制剂,可抑制病毒的 DNA 或 RNA 聚合酶活性,阻止 DNA 或 RNA 的合成,从而抑制病毒复制。

(1)阿昔洛韦

阿昔洛韦　Acyclovir

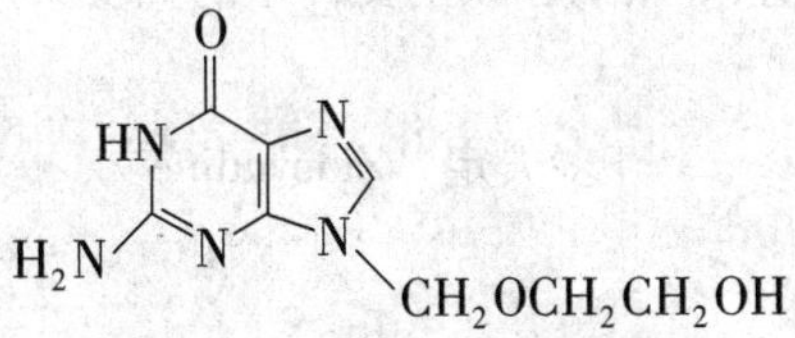

化学名:9-(2-羟乙氧基甲基)鸟嘌呤,又名无环鸟苷,缩写 ACV。

本品为白色结晶性粉末;无臭;在冰醋酸或热水中略溶,在乙醚或二氯甲烷中几乎不溶;在氢氧化钠试液中易溶,其钠盐可做成注射剂。

本品在细胞内由病毒的胸苷激酶迅速转化为具有活性的阿昔洛韦单磷酸酯,干扰病毒DNA 合成。

阿昔洛韦是第一个上市的开环核苷类抗病毒药物,系广谱抗病毒药,现已作为抗疱疹病毒的首选药物,被广泛用于疱疹性角膜炎、生殖器疱疹、全身性带状疱疹和疱疹性脑炎及病毒性乙型肝炎。

本品具有水溶性差、口服吸收不好的缺点。为改善口服吸收性、提高生物利用度,将本品与 L-缬氨酸制成酯类前药伐昔洛韦。伐昔洛韦胃肠道吸收好,在体内经肠壁或肝脏代谢生成阿昔洛韦继而转化为三磷酸酯产生作用。

伐昔洛韦(前药)　　　　　　　　阿昔洛韦(原药)

（2）利巴韦林

利巴韦林　Ribavirin

化学名:1-β-D-呋喃核糖基-1H-1,2,4-三氮唑-3-羧酰胺,又名三氮唑核苷、病毒唑。

本品为白色结晶性粉末;无臭、无味;易溶于水,微溶于乙醇,几乎不溶于氯仿、乙醚。在常温下较稳定。

本品为广谱抗病毒药,口服或吸入给药,吸收迅速而完全,临床上可用于多种病毒性疾病的防治。体内和体外实验表明,本品对 DNA 和 RNA 病毒均有效,对多种病毒,如呼吸道合胞病毒、流感病毒、单纯疱疹病毒、带状疱疹病毒等有抑制作用。本品可用于麻疹、水痘等,对病毒性上呼吸道感染、乙型脑炎、腮腺炎、带状疱疹、病毒性肺炎和流行性出血热有特效。

本品还可以抑制免疫缺陷病毒(HIV)感染者出现艾滋病前期症状。高浓度时还能抑制癌细胞生成和 HIV 的增殖,近年在英国、瑞士、意大利等国已批准将本品作为艾滋病的预防用药。由于本品毒副作用小,我国还将其用于治疗乙型肝炎,但本品可透过胎盘,也能进入乳汁,具有致畸和胚胎毒性,故哺乳期、妊娠期和预期要怀孕的妇女禁用。

（3）齐多夫定

齐多夫定　Zidovudine

化学名:1-(3-叠氮-2,3-二脱氧-β-D-呋喃核糖基)-5-甲基嘧啶-2,4(1H,3H)-二酮,又名叠氮胸苷(Azidothymidine),缩写 AZT。

本品为白色或类白色结晶粉末;无臭;微溶于水,溶于乙醇;对光、热敏感,所以应控制贮存温度并避光保存。

本品为胸苷类似物,有叠氮基取代,对艾滋病病毒和引起 T 细胞白血病的 DNA 病毒有抑制作用,具抗逆转录酶作用。齐多夫定于 1964 年合成,曾是一个抗癌药;1972 年用于抑制单纯疱疹病毒复制;1984 年发现其对 HIV 的抑制作用,为美国 FDA 批准的第一个用于艾滋病及其相关症状治疗的药物。

本品在细胞内需转化为活性三磷酸齐多夫定(AZTTP)才能发挥作用,其抗病毒作用有高度选择性。在使用过程中,主要产生骨髓抑制毒副作用(粒细胞减少和贫血),也会产生耐药性。

2.6.2 非核苷类

非核苷类抗病毒药物有盐酸金刚烷胺、金刚乙胺(Rimantadine)和膦甲酸钠等。金刚烷胺、金刚乙胺结构上均具有三环胺,在临床上对预防和治疗各种 A 型流感病毒有效。对亚洲 A2 型流感病毒特别有效,为流感流行期的预防用药,保护率可达 50% ~ 79%。膦甲酸钠是结构最简单的抗病毒药物,可以选择性作用于病毒的 DNA 聚合酶和逆转录酶的靶点,抑制疱疹病毒的复制,还可以抑制 HIV 逆转录病毒,用于治疗艾滋病的综合征。

盐酸金刚烷胺　Amantadine Hydrochloride

化学名:三环[3.3.1.1^{3,7}]癸烷-1-胺盐酸盐

本品为白色结晶或结晶性粉末;无臭;在水或乙醇中易溶,在三氯甲烷中溶解。

本品能抑制病毒颗粒穿入宿主细胞,也可抑制病毒早期复制和阻断病毒的脱壳等,为抑制病毒复制初始时期的药物。

本品药用为金刚烷胺盐酸盐,抗菌谱窄,用于抑制亚洲 A 型流感病毒感染,有较强的中枢毒性,会产生头痛、失眠、兴奋和震颤等副作用。

2.6.3 抗艾滋病药

临床使用的抗艾滋病药按作用机制分为核苷类逆转录酶抑制剂(如齐多夫定)、非核苷类逆转录酶抑制剂(如奈韦那韦)和蛋白酶抑制剂(如沙奎那韦)等。逆转录酶是艾滋病病毒复制过程中的一个重要酶,在人类细胞中无此酶存在。蛋白酶是 HIV 基因产生的一种非常特异的酶,属天冬酰蛋白酶,蛋白酶抑制剂属多肽类化合物。

奈韦拉平　　　　　　　　　　　　　　　　沙奎那韦

奈韦拉平与核苷类 HIV-1 RT 抑制剂无交叉耐药性,可单用或与齐多夫定等合用。非核苷

类主要有奈韦拉平,它是专一性的 HIV-1 逆转录酶抑制剂,对其他逆转录酶无作用。

沙奎那韦是第一个上市的治疗艾滋病的蛋白酶抑制剂,对急性或慢性感染细胞有效,单独使用时其作用与齐多夫定类似,与齐多夫定合用时效果更好,对曾长期使用齐多夫定治疗及未经齐多夫定治疗的晚期 HIV 感染的病人临床效果显著。沙奎那韦主要用于成人和 12 岁以下的儿童 HIV 感染及艾滋病患者,与核苷类逆转录酶抑制剂联合使用治疗晚期 HIV 感染。由于 HIV 蛋白酶与人蛋白酶的差异很大,故毒性较小,口服吸收良好,生物利用度提高。

2.7 抗寄生虫病药物

寄生虫的种类很多,包括蛔虫、蛲虫、钩虫、丝虫、鞭虫、绦虫等肠道蠕虫,引起痢疾感染的阿米巴虫病的单核细胞原虫以及引起血吸虫病的血吸虫,还有体外寄生虫(螨、蜱)等。

寄生虫病防治药是用来预防或治疗由肠虫、血吸虫、丝虫、疟原虫、阿米巴原虫及滴虫等寄生虫引起的疾病的药物,理想的抗寄生虫病药物既能选择性地高效抑杀寄生虫,又对人体安全有效,其种类因寄生虫的种类及寄生的部位不同而异。

2.7.1 驱肠虫药

驱肠虫药作用于肠道蛔虫、钩虫、蛲虫、绦虫等,能麻痹虫体的神经肌肉系统,使虫体失去附着于宿主肠壁的能力而被排出体外。根据化学结构分类,驱肠虫药分为哌嗪类,如磷酸哌嗪、枸橼酸哌嗪;嘧啶类,如噻嘧啶、酚嘧啶;咪唑类,如盐酸左旋咪唑、阿苯达唑、甲苯达唑;三萜类,如川楝素;酚类,如鹤草酚、氯硝柳胺。

1)咪唑类

咪唑类驱肠虫药主要有左旋咪唑和苯并咪唑类药物。

左旋咪唑　　　　　　　　　甲苯达唑

奥苯达唑

奥苯达唑为广谱驱肠虫药,主要适用于钩虫、蛔虫及鞭虫,作用机制与阿苯达唑相同。

甲苯达唑常与盐酸左旋咪唑制成复方制剂应用于临床,二者配伍,驱虫效力增强,不良反应减少。特别是人类比翼线虫病是一种罕见的人体寄生虫病,自 1913 年发现至今,全球病例近 100 例,但给予甲苯达唑治疗后,感染症状完全消失。

(1)阿苯达唑

阿苯达唑 Albendazole

化学名:[5-(丙硫基)-1*H*-苯并咪唑-2-基]氨基甲酸甲酯,又名肠虫清。

本品为白色或类白色粉末;无臭;在丙酮或三氯甲烷中微溶,在乙醇中几乎不溶,在水中不溶,在冰醋酸中溶解;熔点为 206~212 ℃,熔融时同时分解。

本品在体内可代谢活化成阿苯达唑亚砜,抑制寄生虫对葡萄糖的吸收,使虫体糖原耗竭,ATP 生成减少,进而使寄生虫无法存活和繁殖。

本品结构中含胍基和丙硫基,不溶于水,显碱性,可溶于冰醋酸;灼烧后产生的气体可使醋酸铅试纸显黑色。

本品具有广谱、高效、低毒等优点,为该类药物中驱虫谱广、杀虫作用最强的一种。有致畸作用和胚胎毒性,孕妇禁用(治疗剂量)。

(2)盐酸左旋咪唑

盐酸左旋咪唑 Levamisole Hydrochloride

化学名:S-(-)6-苯基-2,3,5,6-四氢咪唑并[2,1-b]噻唑盐酸盐。

本品为白色或类白色的针状结晶或结晶性粉末;无臭;甲烷中微溶,在丙酮中极微溶解;熔点为 225~230 ℃。

本品分子中含有咪唑并噻唑环,呈碱性。水溶液与氢氧化钠溶液共沸,因噻唑环破坏而生成的巯基可与亚硝基铁氰化钠中的亚硝基结合,生成红色配位化合物。

本品为广谱驱虫药,对钩虫、蛔虫、蛲虫均有效。

2)嘧啶类

嘧啶类驱虫药主要有噻嘧啶和奥克太尔,该类药物通过抑制胆碱酯酶,对寄生虫的神经肌产生阻滞作用,麻痹虫体使之止动,安全排出体外。对蛔虫病、钩虫病和蛲虫病,均有良好效果。

噻嘧啶

奥克太尔

3)三萜类和酚类

川楝素是从楝科植物川楝或苦楝树皮、根皮、果实中提取得到的四环三萜类药物,对蛔虫作用最强。酚类药物有鹤草酚及氯硝柳胺。鹤草酚为我国科学家从蔷薇科植物仙鹤草根芽中提取到的酚类药物,对绦虫的作用较强。氯硝柳胺除驱绦虫外,还可杀灭钉螺及血吸虫的尾蚴、毛蚴等。

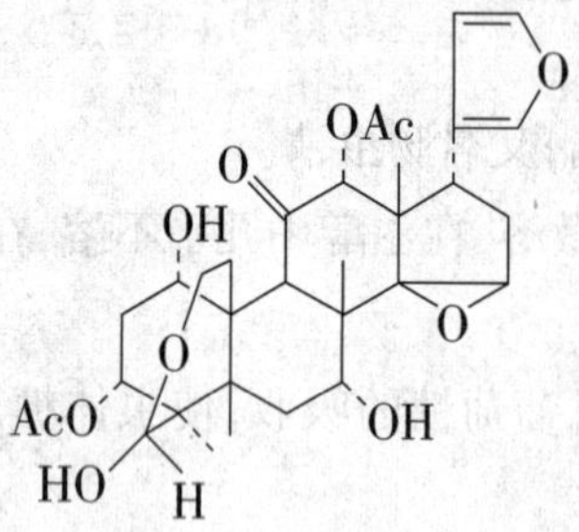

川楝素 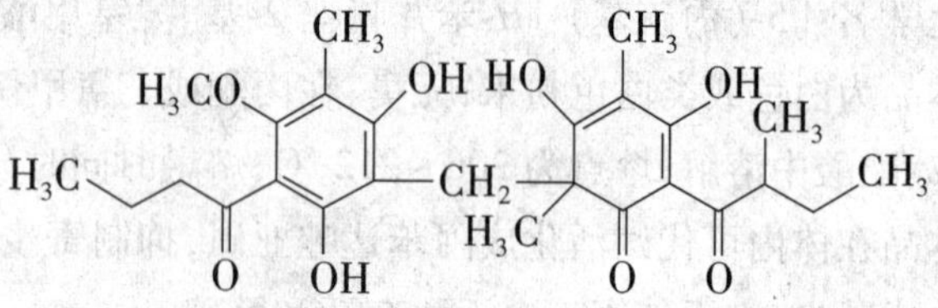   鹤草酚

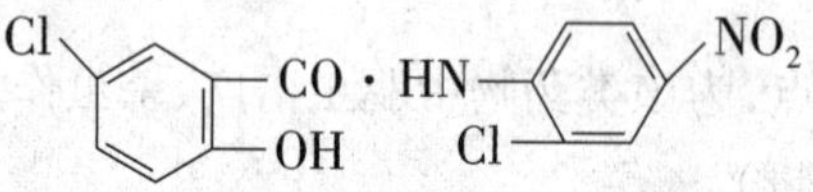

氯硝柳胺

2.7.2 抗疟药

疟疾是受疟原虫感染的雌性蚊子传染的疾病,引起疟疾的疟原虫有近百种,其中主要有3种可在人体引起疟疾:①恶性疟原虫;②间日疟原虫;③三日疟原虫。我国常见为间日疟。

疟疾是一种古老的疾病,特别是在南美洲、非洲、南亚和中国等发展中国家,严重危害人们健康的疾病。抗疟药是指能用于预防、治疗或控制疟疾传播的药物。

合成抗疟药主要有喹啉类,如奎宁、氯喹、甲氟喹和伯氨喹;氨基嘧啶类,如乙胺嘧啶;萜内酯类,如青蒿素、蒿甲醚和青蒿琥酯。

1)奎宁类

(1)硫酸奎宁

硫酸奎宁 Quinine Sulfate

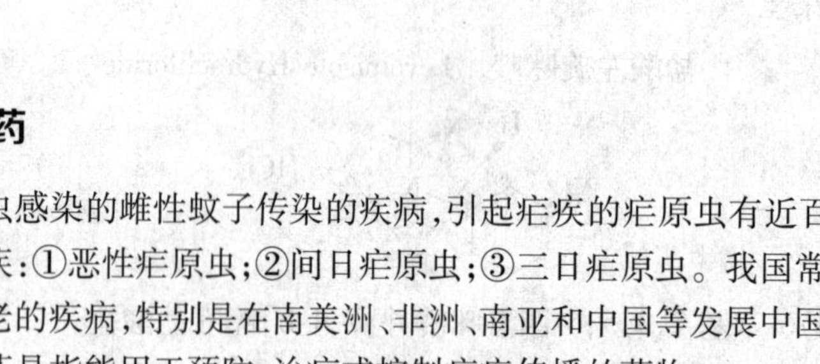

本品是第一个用于临床的抗疟药物,是从天然植物金鸡纳树皮中提取的喹啉类药物,但奎宁原料来源有限,只能控制疟疾发作时的症状,不能根治,且易产生金鸡纳反应,如恶心、呕吐、耳鸣、头痛、低血糖。故对奎宁进行结构改造并得到了氯喹和伯氨喹。氯喹具有速效杀虫作用;伯氨喹能杀灭人体血液中的各型疟原虫的配子体,可作为防止疟疾复发和传播的首选药物。

氯喹

伯氨喹

（2）磷酸氯喹

磷酸氯喹　Chloroquine Phosphate

$\cdot 2H_3PO_4$

化学名:N′,N′-二乙基-N⁴-(7-氯-4-喹啉基)-1,4-戊二胺二磷酸盐。

本品为白色结晶性粉末;无臭,味苦;遇光渐变色;水溶液显酸性;在水中易溶,在乙醇、氯仿、乙醚或苯中几乎不溶;熔点为193~196 ℃,熔融时同时分解。故应遮光,密封保存。

本品为抗疟药、抗阿米巴虫病药,能有效地控制疟疾症状,作用快而持久,效力强,为控制疟疾症状的首选药。本品还可用于阿米巴肝脓肿、类风湿关节炎、红斑狼疮等。

2）萜内酯类

青蒿素　Artemisinin

青蒿素是我国科学家于1971年从菊科植物黄花蒿中提取的新型结构的倍半萜内酯,具有十分优良的抗疟作用。其结构属较新类型,打破了长期以来抗疟药必须有一含氮杂环的传统概念,为抗疟药的研究提供了新的先导化合物。

青蒿素为高效、速效抗疟药,主要用于间日疟、恶性疟,抢救脑型疟效果良好,另外,还具有抗癌、治疗和预防血吸虫病等作用。但青蒿素在水或油中的溶解度极小,无法制成针剂,胃肠道给药时部分青蒿素分解,口服活性低,杀虫不彻底,复发率强。

研究表明,青蒿素结构中的过氧化结构对产生抗疟活性是必需的,以青蒿素为先导化合物,相继合成了一些作用更好的衍生物。

①将 C-10 羰基还原得到双氢青蒿素,抗鼠疟比青蒿素强一倍。

②双氢青蒿素经醚化得的蒿甲醚和蒿乙醚均为 β 构型。蒿甲醚对疟原虫红内期裂殖体有较强的杀灭作用,与氯喹几乎无交叉耐药性,毒性比青蒿素稍低。对恶性疟、凶险型疟疗效较佳,效果确切,显效迅速。蒿乙醚对鼠疟耐氯喹原虫株的作用比青蒿素强。

③双氢青蒿素经酯化得到水溶性的青蒿琥酯,适用于抢救脑型疟和严重昏迷的疟疾病人。

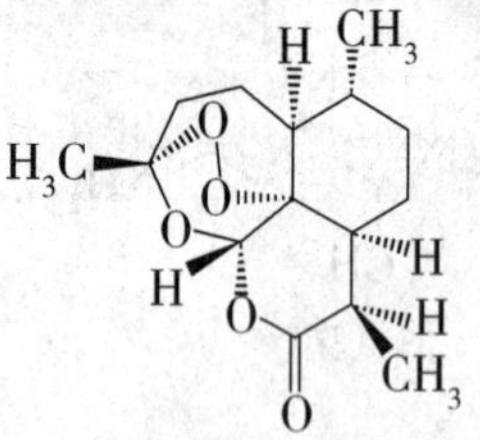

青蒿素 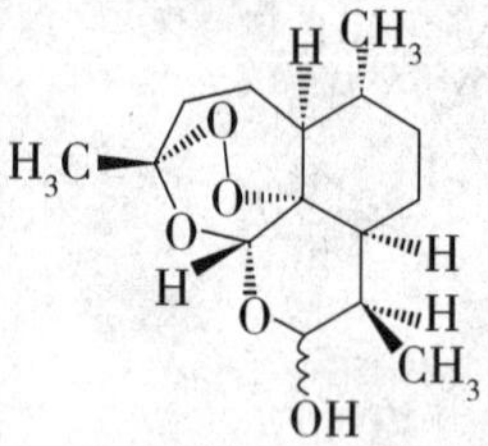　　　　　双氢青蒿素 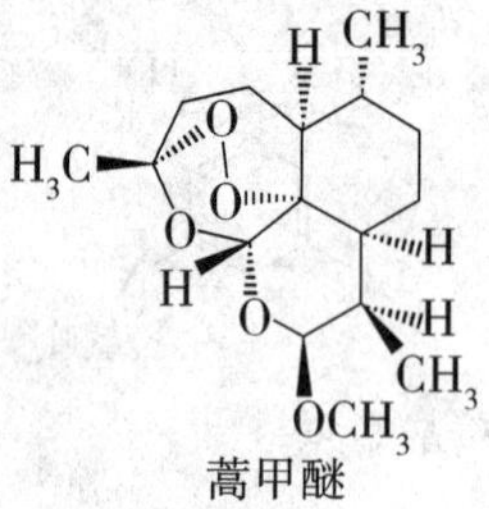　　　　　蒿甲醚

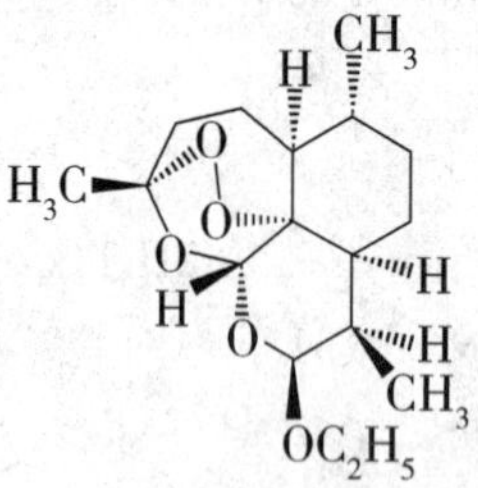

蒿乙醚 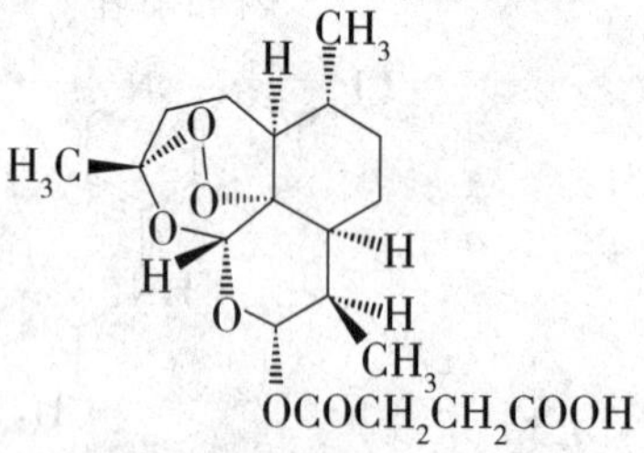　　　　　青蒿琥酯

2.7.3　抗血吸虫病药物

血吸虫病是由血吸虫的裂体吸虫寄生于人体静脉引起的疾病,是危害人类健康的第二大寄生虫病,仅次于疟疾。治疗血吸虫病的药物一般分为两类:

①锑剂:酒石酸锑钾、葡萄糖酸锑铵、没食子酸锑钠等,但由于毒性较大、疗程长、必须静脉给药,现已少用。

②非锑剂:吡喹酮、呋喃丙胺、硝硫氰胺及其衍生物硝硫氰醚等。

我国于 1962 年设计并合成了高效杀菌剂 5-硝基呋喃类的衍生物呋喃丙胺(F30066)。对血吸虫的幼虫和成虫均有杀灭作用,且对急性血吸虫病或慢性血吸虫病重复感染且有急性症状者有明显的退热和减轻毒血症的疗效。但体内代谢快,体内药物浓度较低,对慢性血吸虫病疗效不佳,复发率高。

吡喹酮原为抗绦虫药,后来发现为广谱抗吸虫药,目前是治疗血吸虫病的首选药物。具有疗效高、疗程短、代谢快、毒性低、可口服等优点。影响虫对葡萄糖的摄入,促进虫体内糖原的分解,使糖原明显减少或消失而死亡。

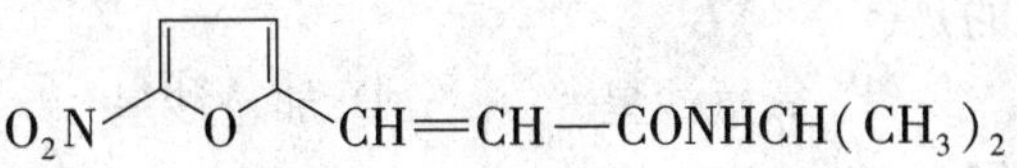

$$O_2N \underset{O}{\bigcirc} CH=CH-CONHCH(CH_3)_2$$
呋喃丙胺

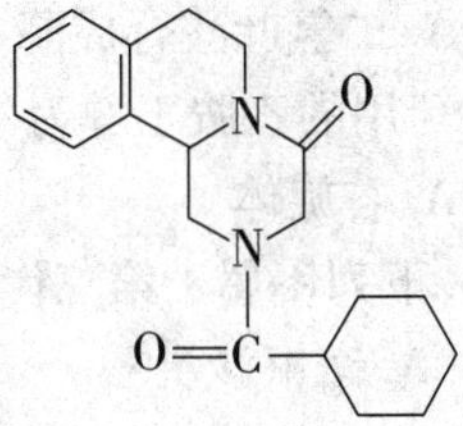

吡喹酮

本章习题

一、选择题

（一）A 型题（单项选择题）

1. 氟喹诺酮类抗菌药物的母核结构中产生药效的必要结构是（　　）。
　A. 3 位有羧基，2 位有羰基　　　　　　　B. 1 位有甲基取代，2 位有羧基
　C. 4 位有氟原子　　　　　　　　　　　　D. 3 位有羧基，4 位有羰基

2. 复方新诺明的成分药是（　　）。
　A. 磺胺嘧啶 + 磺胺甲噁唑　　　　　　　B. 磺胺嘧啶 + 丙磺舒
　C. 磺胺甲噁唑 + 阿昔洛韦　　　　　　　D. 磺胺甲噁唑 + 甲氧苄啶

3. 磺胺类药物能对抗细菌生长所必需的是（　　）。
　A. 对氨基苯甲酸　　　B. 多巴胺　　　　　C. 组氨酸　　　　　　D. 叶酸

4. 下列药物为抗菌增效剂的是（　　）。
　A. 氧氟沙星　　　　　B. 环丙沙星　　　　C. 磺胺嘧啶　　　　　D. 甲氧苄啶

5. 下列结构式为诺氟沙星的是（　　）。

A.

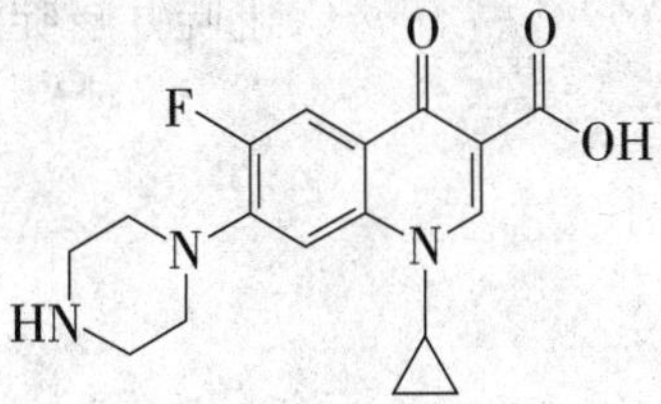

B.

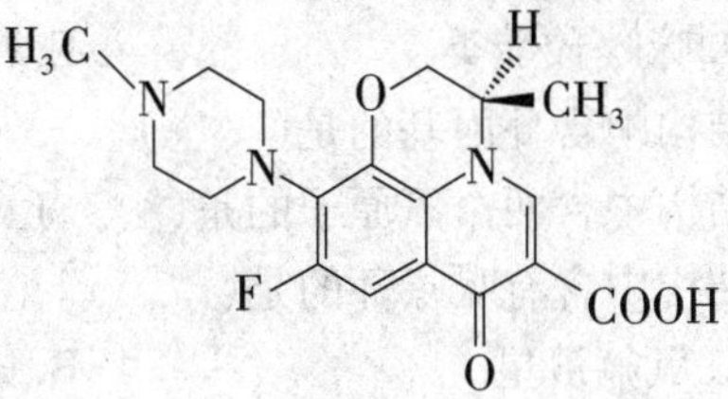

C.

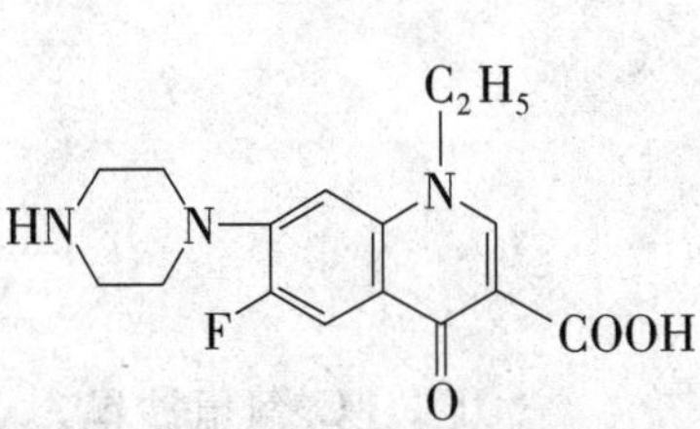

D.

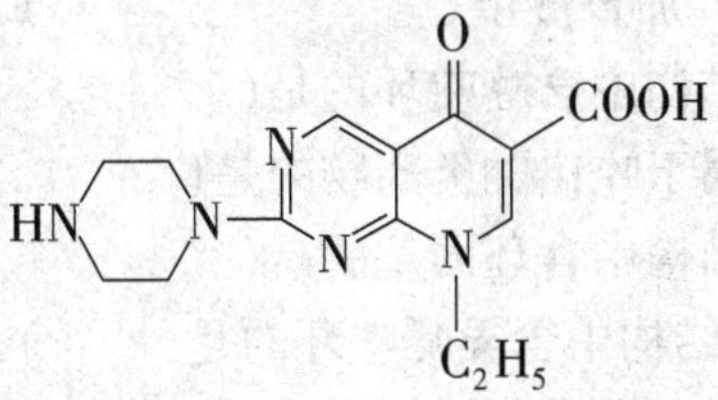

6. 异烟肼遇光易氧化变色是由于其结构中存在（　　）。
　A. 吡啶环　　　　　　B. 吩噻嗪环　　　　C. 酚羟基　　　　　　D. 酰肼基

7. 下列具有三氮唑结构的抗真菌药物是（　　）。
　A. 酮康唑　　　　　　B. 氟康唑　　　　　C. 克霉唑　　　　　　D. 两性霉素 B

8. 磺胺类药物的作用机制是抑制（　　）。

A. 二氢叶酸合成酶　　B. 二氢叶酸还原酶　　C. 叶酸合成酶　　　　D. 叶酸还原酶

9. 药用的乙胺丁醇为(　　　)。

A. 右旋体　　　　　　　B. 内消旋体　　　　　　C. 左旋体　　　　　　D. 外消旋体

10. 下列不属于第三代喹诺酮类抗菌药的是(　　　)。

A. 诺氟沙星　　　　　　B. 环丙沙星　　　　　　C. 氧氟沙星　　　　　D. 加替沙星

11. 我国科学家发现的抗绦虫药鹤草酚属于(　　　)。

A. 哌嗪类　　　　　　　B. 三萜类　　　　　　　C. 咪唑类　　　　　　D. 酚类

12. 代谢产物具有色素基团,其尿液、粪便、唾液及汗液呈橘红色的是(　　　)。

A. 异烟肼　　　　　　　B. 乙胺丁醇　　　　　　C. 黄连素　　　　　　D. 利福平

13. 有关抗结核药的描述不正确的是(　　　)。

A. 利福喷汀是利福平哌嗪环上甲基被环戊基取代的衍生物

B. 链霉素由链霉胍、链霉糖和 N-甲基葡萄糖胺三部分组成

C. 对氨基水杨酸钠排泄快、用量大,需与其他抗结核药合用

D. 利福平是由 27 个原子组成的大环内酯类抗生素

14. 由奎宁结构改造得到的合成抗疟药是(　　　)。

A. 奎尼丁　　　　　　　B. 氯喹　　　　　　　　C. 青蒿素　　　　　　D. 蒿甲醚

15. 异烟肼保存不当时,产生的毒性加大的物质是(　　　)。

A. 异烟酸　　　　　　　B. 异烟腙　　　　　　　C. 游离肼　　　　　　D. 异烟酸酰胺

(二)B 型题(每小组 5 个备选答案,备选答案可重复,可不选)

1. 氧氟沙星属于(　　　)。

2. 环丙沙星属于(　　　)。

3. 吡哌酸属于(　　　)。

A. 萘啶羧酸类　　　　　　　　　B. 喹啉羧酸类　　　　　　　C. 吡啶并嘧啶羧酸类

D. 咪唑羧酸类　　　　　　　　　E. 吲哚羧酸类

4. 结构中含环丙基的是(　　　)。

5. 结构中含两个氟原子的是(　　　)。

6. 结构中含有噁嗪环的是(　　　)。

A. 氧氟沙星　　　　　　　　　　B. 诺氟沙星　　　　　　　　C. 环丙沙星

D. 加替沙星　　　　　　　　　　E. 司帕沙星

7. 结构中含嘧啶环的是(　　　)。

8. 属于喹诺酮类药物的是(　　　)。

9. 结构中含环丙基的是(　　　)。

10. 结构中含异噁唑环的是(　　　)。

A. 诺氟沙星　　　　　　　　　　B. 环丙沙星　　　　　　　　C. 氧氟沙星

D. 甲氧苄啶　　　　　　　　　　E. 磺胺甲噁唑

(三)X 型题(多项选择题)

1. 下列关于喹诺酮类药物构效关系的描述正确的是(　　　)。

A. 吡酮酸环是抗菌作用必需的基本结构

B. 2 位上引入取代基活性增加

C. 3 位羧基和 4 位酮基是抗菌活性的必需基团

D. 在 6 位上引入氟原子抗菌活性增加

E. 在 7 位上引入哌嗪基活性增加

2. 防治磺胺类药物损害泌尿系统的措施有（　　　　　）。

 A. 多饮水   B. 碱化尿液   C. 避免长期用药

 D. 定期检查尿常规   E. 避免光照

3. 有关利巴韦林的描述正确的有（　　　　　）。

 A. 又名三氮唑核苷   B. 又名无环鸟苷   C. 广谱抗病毒药

 D. 为三环胺类化合物   E. 分子中有鸟嘌呤结构

4. 含有哌嗪环的抗菌药有（　　　　　）。

 A. 氧氟沙星   B. 环丙沙星   C. 异烟肼

 D. 诺氟沙星   E. 司帕沙星

5. 属于抗生素类抗结核病的药物有（　　　　　）。

 A. 链霉素   B. 利福平   C. 异烟肼

 D. 对氨基水杨酸钠   E. 利福喷汀

6. 属于第三代喹诺酮类抗菌药的有（　　　　　）。

 A. 环丙沙星   B. 加替沙星   C. 诺氟沙星

 D. 氧氟沙星   E. 吡哌酸

7. 具有抗真菌活性的药物有（　　　　　）。

 A. 氟康唑   B. 诺氟沙星   C. 克霉唑

 D. 益康唑   E. 甲硝唑

8. 抗病毒药物依据其结构可分为（　　　　　）。

 A. 核苷类   B. 非核苷类   C. 干扰病毒核酸复制的药

 D. 抑制蛋白酶的药物   E. 抗生素类

9. 磺胺类药物具有的结构特点包括（　　　　　）。

 A. 芳伯氨基   B. 磺酰胺基   C. 苯环

 D. 溴原子   E. 异噁唑环

10. 氟喹诺酮类抗菌药物的贮存方法包括（　　　　　）。

 A. 将该类药物制成水溶液并密封

 B. 将该类药物制成固体制剂并可暴露于空气中

 C. 采取避光措施

 D. 密封、阴凉处保存

 E. 加抗氧剂

11. 喹诺酮类抗菌药物的结构类型有（　　　　　）。

 A. 萘啶羧酸类   B. 吡唑酮酸类   C. 吲哚乙酸类

 D. 吡啶并嘧啶羧酸类   E. 喹啉羧酸类

12. 具有酸碱两性的药物有（　　　　　）。

 A. 甲氧苄啶   B. 诺氟沙星   C. 左氧氟沙星

 D. 磺胺甲噁唑   E. 环丙沙星

13. 不宜与钙、锌及铁制剂合用的药物有（　　　　　）。

A. 盐酸环丙沙星　　　　　B. 左氧氟沙星　　　　　　C. 磺胺甲噁唑

D. 乙胺丁醇　　　　　　　E. 司帕沙星

14. 与左氧氟沙星的叙述有关的是(　　　　　)。

A. 为第三代喹诺酮类抗菌药　　　B. 化学结构中有一个手性中心,本品为左旋体

C. 为喹啉羧酸类　　　　　　　　D. 临床上主要用于革兰氏阴性菌所致的感染

E. 抗菌活性为氧氟沙星的两倍

15. 下列性质与阿昔洛韦相符的是(　　　　　)。

A. 具有三氮唑核苷的结构　　　　B. 作用与其抗代谢有关

C. 分子中有核糖的核苷　　　　　D. 含有鸟嘌呤结构

E. 为广抗病毒药

二、用化学方法区别下列各组药物

1. 诺氟沙星与磺胺嘧啶。

2. 磺胺嘧啶与甲氧苄氨嘧啶。

3. 环丙沙星与异烟肼。

三、问答题

1. 影响磺胺类药物稳定性的因素有哪些?要提高稳定性须采取什么措施?

2. 简述代谢拮抗和前药的概念以及"抗代谢学说"的基本要点。

3. 根据喹诺酮类抗菌药的结构特点和构效关系,说明该类药物使用时应注意的问题、喹诺酮类抗菌药的口服方法。

四、案例分析

某患者诊断为流行性脑膜炎,医生开出了如下处方:

10%磺胺嘧啶钠注射液 2 mL,维生素 C 注射液 5 mL,10% 葡萄糖液 500 mL,Sig. i. v. gtt(混合)。

分析处方,判断其是否合理并说明原因,如不合理,需采取什么措施?

第 3 章 抗生素

📖 【学习目标】

1. 掌握抗生素类药物的分类，β-内酰胺类、大环内酯类、氨基糖苷类、四环素类抗生素的结构特征及化学稳定性与毒副作用之间的关系。

2. 掌握代表药青霉素钠、阿莫西林、氨苄西林、头孢噻肟钠的名称、化学结构、理化性质及临床用途。

3. 熟悉头孢克洛、头孢哌酮钠、盐酸多西环素、红霉素、链霉素、克拉维酸、阿奇霉素的结构特点及临床用途。

4. 了解抗生素的发展及其他抗生素。

抗生素是微生物的次级代谢产物，或是用化学方法合成的相同结构或结构修饰物，它能以极低的浓度抑制或杀灭微生物，且对宿主不产生严重毒性。在临床应用上，多数抗生素抑制病原微生物的生长，用于治疗细菌感染性疾病。抗生素的功能远不止如此，某些抗生素还具有抗肿瘤活性，用于肿瘤的化学治疗，如阿霉素。抗生素不仅用于医疗，而且还应用于农业、畜牧业和食品工业方面，如赤霉素具有免疫抑制和刺激植物生长的作用。因此，无论是从抗生素的来源，还是从它的应用范围来看，狭义的抗生素概念已经不能全面表达抗生素目前在临床上的实际应用情况。

由微生物代谢产生的天然抗生素具有较强的抗菌作用，但存在化学稳定性差、抗菌谱窄等缺陷。后研究发现，通过结构改造，可增加稳定性、降低毒副作用、扩大抗菌谱、减少耐药性、改善生物利用度、提高治疗效力或改变用药途径，解决了天然抗生素存在的不足，获得了较适合于临床应用的半合成抗生素，如阿莫西林、替莫西林、氨苄西林、头孢氨苄、头孢克肟等。抗生素的抑菌或杀菌作用，主要是针对"细菌有而人（或其他高等动植物）没有"的机制进行杀伤。

自 20 世纪 40 年代青霉素应用于临床以来，抗生素为人类的健康立下了不朽的功勋，抗生素的种类已达几千种，在临床上常用的亦有几百种。虽然抗生素的使用使某些微生物产生了耐药性，但抗生素依然是目前最常用的药物。抗生素的种类繁多，根据化学结构的不同，可分为：①β-内酰胺类；②大环内酯类；③氨基糖苷类；④四环素类；⑤其他类。

3.1 β-内酰胺类抗生素

3.1.1 概述

1)β-内酰胺类抗生素的应用发展

β-内酰胺类抗生素是临床上最常用的抗菌药物。1928年,英国细菌学家亚历山大·弗莱明(Alexander Fleming)发现,在经空气传播的青霉菌的周围有一个区域可以抑制细菌的生长。1939年,钱恩(Chain)与弗洛里(Florey)提纯青霉素成功。1945年,头孢菌素C被发现。青霉素及头孢菌素的结构中均含有β-内酰胺环,为β-内酰胺类抗生素的代表药物。20世纪60—70年代,以6-氨基青霉烷酸(6-APA)及7-氨基头孢烷酸(7-ACA)为基本母核的半合成青霉素类及头孢菌素类抗生素被发现。此后,克拉维酸(又称棒酸)、硫霉素等相继被发现。在此基础上,单环β-内酰胺类、氧青霉烯、碳青霉烯、碳头孢烯等一系列非典型β-内酰胺类抗生素分别被发展了出来。β-内酰胺类抗生素在世界抗生素市场上占据主导地位,为人类健康作出了巨大的贡献,因其高效、低毒,至今仍是治疗革兰氏阳性球菌感染的首选药物。

2)β-内酰胺类抗生素的分类

(1)青霉素类

①天然青霉素,代表药物:注射用青霉素G。

②半合成青霉素,代表药物:阿莫西林。

(2)头孢菌素类

①第一代头孢菌素,代表药物:注射、口服用头孢拉定和口服用头孢氨苄。

②第二代头孢菌素,代表药物:注射用头孢呋辛和口服用头孢克洛。

③第三代头孢菌素,代表药物:注射用头孢哌酮、头孢噻肟和口服用头孢克肟。

④第四代头孢菌素,代表药物:注射用头孢匹罗。

(3)非经典β-内酰胺类

①碳青霉烯类,代表药物:亚胺培南和美罗培南。

②青霉烯类,代表药物:法罗培南。

③单环β-内酰胺类,代表药物:氨曲南。

(4)β-内酰胺酶抑制药

①氧青霉烷类,代表药物:克拉维酸。

②青霉烷砜类,代表药物:舒巴坦和他唑巴坦。

3)β-内酰胺类抗生素作用机制

β-内酰胺类抗生素具有很强的抗菌活性,这与其作用机制有关。β-内酰胺类抗生素可以通过抑制D-丙氨酸-D-丙氨酸转肽酶(粘肽转肽酶)来抑制细菌细胞壁的合成。粘肽(Mucopeptide）是一些具有网状结构的含糖多肽,由 N-乙酰葡萄糖胺（NAG）和 N-乙酰胞壁酸（NAM）交替组成线状聚糖链短肽。粘肽是细菌细胞壁的主要成分,是细胞壁结构中最硬的坚韧层,起维持细胞外形和坚韧性的作用。青霉素和头孢菌素 C 抑制粘肽合成的最后阶段,主要抑制粘肽转肽酶催化的转肽（交联）反应,使线性高聚物不能转化成交联结构,从而阻碍细菌细胞壁的形成,使细胞不能定型和承受细胞内的高渗透压,进而引起溶菌,导致细菌死亡。由于哺乳动物细胞无细胞壁,因此 β-内酰胺类抗生素对人体细胞几乎无影响,毒性很低。

4) β-内酰胺类抗生素的结构

β-内酰胺类抗生素是化学结构中具有四元 β-内酰胺环的一大类抗生素,包括临床最常用的青霉素与头孢菌素:青霉素类的母核是由 β-内酰胺环骈合五元氢化噻唑环而成;头孢菌素为 β-内酰胺骈合六元氢化噻嗪环而成。本类抗生素均含羧基,可成水溶性的钠盐、钾盐,或与普鲁卡因等有机碱成盐,提高稳定性。

此外,还有新发展的头霉素类、硫霉素类、单环 β-内酰胺类等其他非典型 β-内酰胺类抗生素。此类抗生素具有杀菌活性强、毒性低、适应症广及临床疗效好的优点。对本类药物进行结构改造,特别是侧链的改造形成了许多有不同抗菌谱和抗菌作用及各种临床药理学特性的抗生素。

青霉素类　　　　　头孢菌素类

碳青霉烯　　　青霉烯　　　单环 β-内酰胺

3.1.2 青霉素类抗生素

自 1943 年青霉素投入使用以来,该类抗生素就因其疗效好,对人体细胞毒性小且价格低廉而被广泛应用,临床主要用于 G^+ 菌所致的感染。按其抗菌作用可分为:①主要抗 G^+ 菌的窄谱青霉素,如天然青霉素 G,耐青霉素酶的半合成青霉素甲氧西林、氯唑西林、氟氯西林等;②主要作用于 G^- 菌的窄谱青霉素,如美西林、替莫西林等;③广谱青霉素,如氨苄西林、阿莫西林等;④抗绿脓杆菌的广谱青霉素,如羧苄西林、替卡西林、哌拉西林、阿洛西林等。

1) 天然青霉素

天然青霉素是从青霉菌培养液中提取获得的,共有 7 种,包括青霉素 G,F,X,K,V,N 及双氢青霉素。其中青霉素 G（Penicillin G）,也称苄青霉素（Benzylpenicillin）,其化学性质相对稳定、抗菌作用强,是临床常用的青霉素。青霉素 G 亦为不稳定的有机酸,且难溶于水,其钾盐和钠盐易溶于水,临床常用青霉素 G 的钠盐。

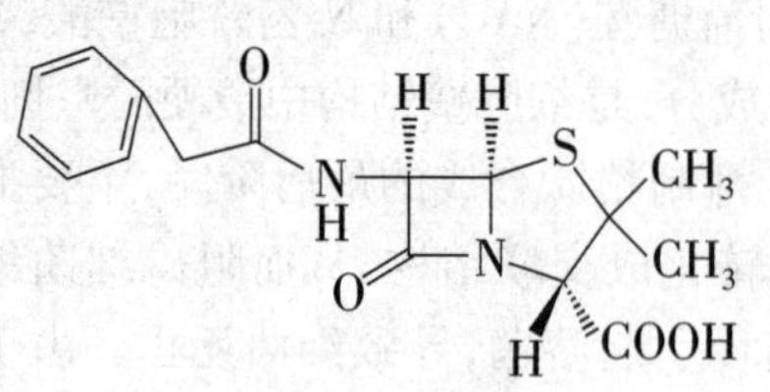

青霉素G

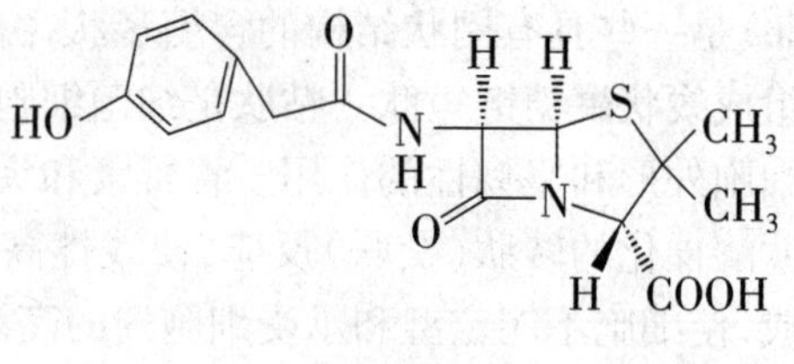

青霉素X

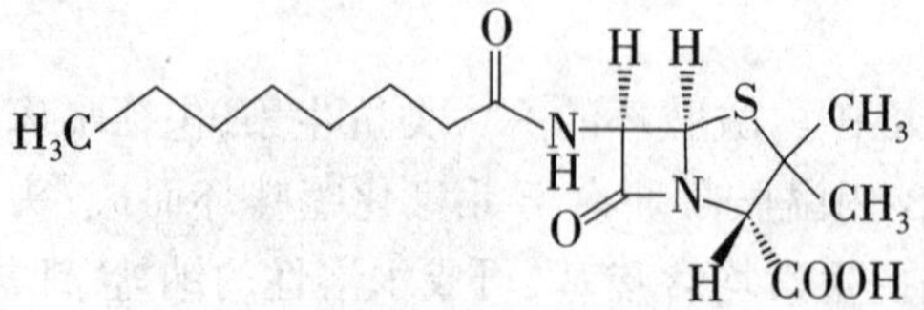

青霉素K

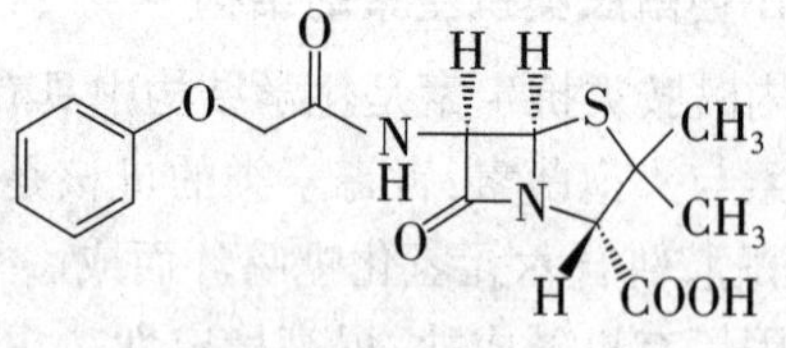

青霉素V

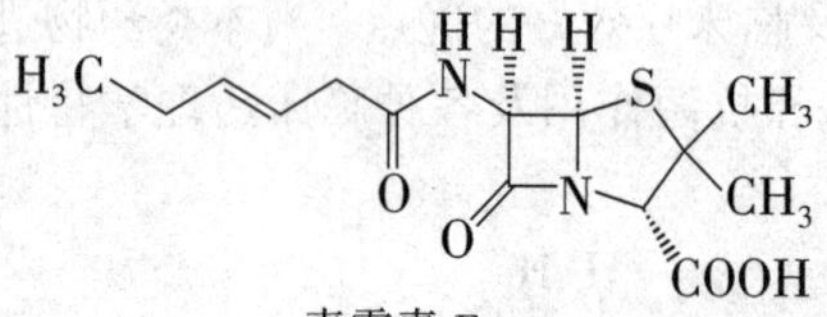

青霉素F

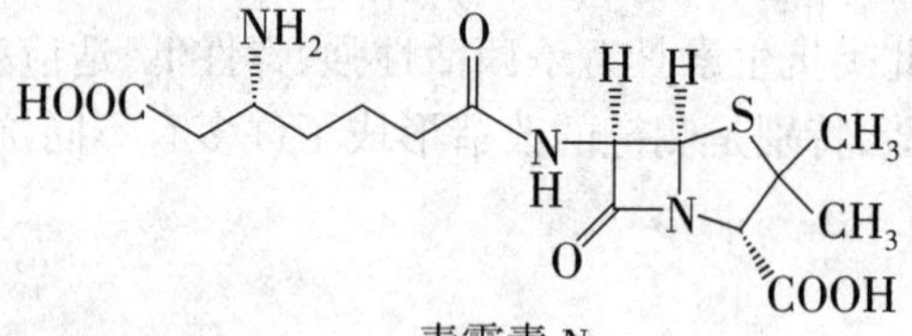

青霉素 N

青霉素钠　Benzylpenicillin Sodium

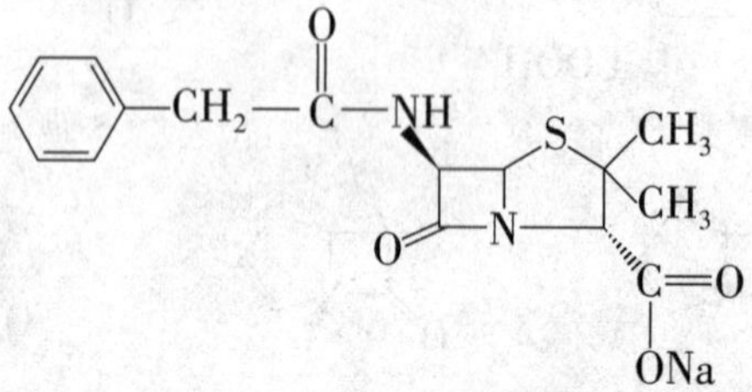

化学名:(2S,5R,6R)-3,3-二甲基-6-(2-苯乙酰氨基)-7-氧代-4-硫杂-1-氮杂双环[3.2.0]庚烷-2-甲酸钠盐,又名苄青霉素钠、青霉素 G 钠。

本品为白色结晶性粉末;有引湿性;极易溶于水,溶于乙醇,不溶于脂肪油。

青霉素类的母核是由 β-内酰胺环骈合四氢噻唑环而成,由于张力较大且两个环不共平面,易受到亲核或亲电试剂的进攻,导致 β-内酰胺环开环。故本品水溶液极不稳定,遇酸、碱、醇、重金属离子、氧化剂及青霉素酶易被破坏,室温放置 24 小时基本失效。因此,本品不宜口服,需做成粉针剂,临用前配制,并避免配伍禁忌。

本品对稀酸不稳定,会发生重排,生成青霉二酸,进一步生成青霉醛和青霉胺。

青霉醛 + 青霉胺 ← 分解 — 青霉二酸

本品在碱性溶液中亦不稳定,β-内酰胺环开环,生成青霉噻唑酸,进一步生成青霉醛和青霉胺。

青霉素 $\xrightarrow{H^+ \text{或} HgCl_2}$ 青霉噻唑酸 $\xrightarrow[\triangle]{-CO_2}$ 青霉醛 + 青霉胺

本品经注射给药后,很快便以游离酸的形式经肾脏排出。为延长青霉素在体内的作用时间,可将其与丙磺舒合用,竞争肾小管分泌,以降低青霉素排泄速度;或将其与分子量较大的有机胺制成难溶性盐,以较长时间维持血液中有效浓度,如普鲁卡因青霉素和苄星青霉素;还可将青霉素的羧基酯化,使其在体内缓慢释放出青霉素。

2) 半合成青霉素

青霉素在长期的临床应用中,除了毒性低的优点,也暴露出了许多缺点:①不稳定、不耐酸,只能注射给药,不能口服;②不耐青霉素酶,易产生耐药性;③有严重的过敏性反应。引起过敏的是合成、生产过程中引入的杂质青霉噻唑等高聚物。而过敏原的主要抗原决定簇是 β-内酰胺类抗生素在生物合成时裂解生成的一些青霉噻唑酸与蛋白的结合物。次要抗原决定簇是其他分解产物,如青霉醛、青霉胺等。另外,在生产、贮存和使用过程中,β-内酰胺环开环自身聚合生成的高分子聚合物也可诱发过敏反应;青霉素的 β-内酰胺环开环后所产生的衍生物,会形成二聚、三聚、四聚和五聚体,聚合程度越高,过敏反应越强。因此,青霉素类抗生素之间也存在交叉过敏反应。

针对青霉素的上述问题,通过对母核 6-氨基青霉烷酸进行化学改造,引入不同侧链,得到一系列半合成衍生物。这些"半合成青霉素"耐酸和耐酶性能增加,抗菌谱扩大。

（1）耐酸半合成青霉素

在青霉素 6 位侧链酰胺基 α 位上引入吸电子基团（如苯氧基），可降低羰基氧的电子云密度，降低羰基电子向β-内酰胺环的转移。阻碍了青霉素在酸性条件下的电子转移重排，增加了对酸的稳定性，如非奈西林、奈夫西林等。非奈西林耐酸性强于青霉素Ⅴ，可口服，临床主要用于治疗肺炎、咽炎、扁桃体炎等感染；奈夫西林对酸稳定，用于治疗耐酸性金黄色葡萄球菌感染。

非奈西林　　　　　　　　　　　　　　　　奈夫西林

（2）耐酶半合成青霉素

在青霉素酰胺侧链上引入体积较大的基团，使酶作用的适应性降低，保护 β-内酰胺环不被 β-内酰胺酶进攻，从而增加了 β-内酰胺环的稳定性，如氯唑西林、替莫西林等。

氯唑西林　　　　　　　　　　　　　　　　替莫西林

（3）广谱半合成青霉素

在青霉素酰胺侧链的 α 碳原子位引入极性基团，如苄位（羰基的 α 位）引入氨基、羧基、磺酸基等亲水基团；或将苄位氨基酰化，改变分子的极性，使药物容易透过细菌细胞膜，故扩大了抗菌谱。如阿莫西林、氨苄西林、羧苄西林、磺苄西林等。

3）典型药物

（1）氨苄西林

氨苄西林　Ampicillin

化学名：(2S,5R,6R)-3,3-二甲基-6-[（R）-2-氨基-2-苯乙酰氨基]-7-氧代-4-硫杂-1-氮杂双环[3.2.0]庚烷-2-甲酸三水合物。

本品为白色或类白色粉末或结晶性粉末；有引湿性；味微苦；微溶于水，不溶于乙醇、乙醚、氯仿，易溶于稀酸或稀碱溶液。氨苄西林有无水物和三水合物两种形式，市售为三水合物，临床上用其钠盐。

本品对酸稳定，可口服给药，其钠盐用于注射给药，大部分药物以原形从尿中排出。

本品水溶液在碱性条件下不稳定,可发生青霉素的分解反应,另外,其侧链游离氨基可使β-内酰胺环开环发生聚合反应。本品是第一个用于临床的广谱半合成青霉素,虽然有耐酸特性,但因生物利用度低,口服疗效不佳,临床仍使用粉针剂(氨苄西林钠),对流感杆菌、痢疾杆菌、伤寒杆菌、变形杆菌均有效,临床用于心内膜炎、脑膜炎及败血症等的治疗。

（2）阿莫西林

阿莫西林　Amoxicillin

化学名:(2S,5R,6R)-3,3-二甲基-6-[R-(-)-2-氨基-2-(4-羟基苯基)乙酰氨基]-7-氧代-4-硫杂-1-氮杂双环[3.2.0]庚烷-2-甲酸三水合物,又名羟氨苄青霉素。

本品为白色或类白色结晶性粉末;味微苦;微溶于水,几乎不溶于乙醇。在水中(2 mg/mL)比旋度为 +290° ~ +315°。

本品分子结构中既有酸性基团酚羟基、羧基,又有碱性基团氨基。侧链 α-氨基具有强亲核性,易进攻另一分子 β-内酰胺环的羰基,引起多聚合反应,且开环聚合反应速度比氨苄西林更快。

本品口服吸收比氨苄西林更迅速而完全,腹泻副作用也比氨苄西林低,为广谱、耐酸半合成青霉素,可口服,但不耐酶。临床主要用于泌尿系统、呼吸系统、胆道等的感染治疗。

（3）苯唑西林钠

苯唑西林钠　Oxacillin sodium

化学名:(2S,5R,6R)-3,3-二甲基-6-(5-甲基-3-苯基-4-异噁唑甲酰氨基)-7-氧代-4-硫杂-1-氮杂双环[3.2.0]庚烷-2-甲酸钠盐一水合物。

本品为白色粉末或结晶性粉末;无臭或微臭;易溶于水,极微溶于丙酮或丁醇,几乎不溶于石油醚。在水中(10 mg/mL)比旋度为 +195° ~ +214°。

本品根据电子等排原理以异噁唑环取代侧链苯环,同时在异噁唑环的 C-3 和 C-5 分别以苯基和甲基取代,其中苯基兼有吸电子和空间位阻的作用,因此本品耐酸耐酶。

本品不被金黄色葡萄球菌所产生的青霉素酶破坏,对产酶金黄色葡萄球菌株有效;但对不产酶菌株的抗菌作用不如青霉素 G。临床主要用于耐青霉素 G 的金黄色葡萄球菌和表皮葡萄球菌的周围感染,包括内脏、皮肤和软组织等部位的感染,对中枢感染一般不适用。

4）青霉素的构效关系

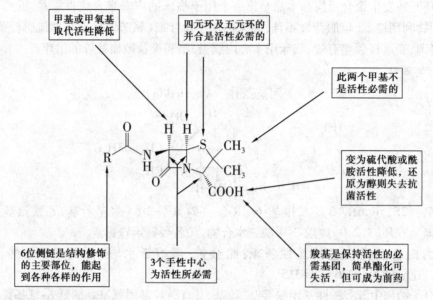

5）半合成青霉素的合成

大多数青霉素类抗生素都具有 6-APA 这一基本结构，所以半合成青霉素都以其为基本原料与各种酰基侧链缩合得到。大量的 6-APA 常通过青霉素 G 经酰化酶进行酶解或化学裂解得到，其中，以酶解法更具实用价值。

3.1.3 头孢类抗生素

1）概述

头孢菌素是 20 世纪 50 年代开始应用的抗生素，为 7-氨基头孢烷酸的衍生物。头孢菌素比青霉素的 β-内酰胺环张力小，故较青霉素稳定，并且具有抗菌谱广、杀菌力强、抗青霉素酶和过敏反应少的特点。目前，头孢菌素抗生素已从第一代发展到第四代，头孢烯类和氧头孢烯类已使头孢菌素从具有抗菌作用发展到具有抗需氧菌和厌氧菌的双重广谱作用。

头孢菌素 C

头孢菌素 C 的母核为四元 β-内酰胺环并六元氢化噻嗪环,分子中 C-2 和 C-3 之间的双键与 β-内酰胺环的氮原子上的孤电子对形成共轭,分子张力较小,使 β-内酰胺环趋于稳定。但由于 C-3 位乙酰氧基是一个较好的离去基团,在固态或者溶液状态下,受酸、碱和酶的催化,容易接受亲核试剂对内酰胺羰基的进攻而使 C-3 位乙酰氧基带负电荷离去,导致 β-内酰胺环开环,这是头孢菌素药物活性降低的主要原因。

因此,针对以上问题,从天然头孢菌素的结构出发对其进行结构改造,半合成头孢菌素主要结构改造部位如下:

①7-酰胺部分:酰胺为抗菌谱的决定性基团,对扩大抗菌谱、提高抗菌活性有重要作用。

②7α 氢原子:若甲氧基取代,可增强对 β-内酰胺酶的稳定性。

③环中的硫原子:对抗菌活性有较大影响。

④3-位取代基:以甲基、卤素或杂环取代,可明显改变抗菌活性和药代动力学性质。

2)典型药物

(1)第一代头孢菌素

第一代头孢菌素虽耐青霉素酶,但不耐许多革兰氏阴性菌所产生的 β-内酰胺酶。临床上主要用于治疗耐青酶素酶的金黄色葡萄球菌等敏感革兰氏阳性球菌和某些革兰氏阴性球菌的感染。主要药物有头孢氨苄、头孢唑啉、头孢拉定、头孢羟氨苄等。

头孢氨苄 Cefalexin

化学名:(6R,7R)-3-甲基-7-[(R)-2-氨基-2-苯基乙酰氨基]-8-氧代-5-硫杂-1-氮杂双环[4.2.0]辛-2-烯-2-甲酸一水合物,又名先锋霉素Ⅳ、头孢力新。

本品为白色或微黄色结晶性粉末;微臭;微溶于水,不溶于乙醇、乙醚、氯仿;在水中(5 mg/mL)比旋度为 +149°～+158°。

本品分子 C-7 位氨基上为苯甘氨酸侧链,C-3 位上为甲基,干燥状态稳定。但其水溶液在pH 值为 9 以上迅速被破坏,强酸、强碱、加热及光照条件下均易水解;在温度升高和湿度加大的条件下易生成高聚物,从而引起过敏反应,对有青霉素过敏史的患者应进行相应的过敏反应试验。

本品可口服,对呼吸道、扁桃体、咽喉、皮肤、软组织和生殖器官等部位的感染有效。

头孢羟氨苄　Cefadroxil

化学名:(6R,7R)-3-甲基-7-[R-2-氨基-2-(4-羟基苯基)乙酰氨基]-8-氧代-5-硫杂-1-氮杂双环[4.2.0]辛-2-烯-2-甲酸一水合物。

本品为白色或类白色结晶性粉末;有特异性臭味;微溶于水,几乎不溶于乙醇、乙醚、氯仿。

本品侧链改为对羟基苯甘氨酸后,口服吸收比头孢氨苄好,在尿中排泄速度较慢,作用时间较长。

本品临床主要用于呼吸道、扁桃体、咽喉和生殖器官等部位引起的感染。

(2)第二代头孢菌素

第二代头孢菌素:抗菌谱较第一代有所扩大,对β-内酰胺酶稳定,但对革兰氏阳性菌的抗菌效能与第一代相近或较低,对革兰氏阴性菌作用较第一代强,对绿脓杆菌无效,如头孢呋辛、头孢孟多、头孢克洛等,主要表现为耐酶性能强、抗菌谱广。

头孢克洛　Cefaclor

化学名:(6R,7R)-7-[(R)-2-氨基-2-苯乙酰氨基]-3-氯-8-氧代-5-硫杂-1-氮杂双环[4.2.0]辛-2-烯-2-甲酸一水合物。

本品为白色至微黄色粉末或结晶性粉末;微臭,味苦;微溶于水,几乎不溶于乙醇、甲醇或二氯甲烷。

本品分子结构与头孢氨苄相似,C-3位以氯原子替代甲基,口服吸收优于氨苄西林,对革兰氏阳性菌的活性与头孢氨苄相当,对革兰氏阴性菌的活性比头孢氨苄强。

本品主要用于呼吸道感染、耳鼻科感染、泌尿系统感染、皮肤及软组织感染等。

(3)第三代头孢菌素

第三代头孢菌素对革兰氏阳性菌的抗菌效能普遍低于第一代,对革兰氏阴性菌作用较第二代更强,抗菌谱扩大,对铜绿假单胞菌、沙雷杆菌、不动杆菌等有效;耐酶性强,可用于对第一代或第二代头孢菌素类耐药的一些革兰氏阴性菌株。如头孢哌酮、头孢曲松、头孢克肟、头孢噻肟等。

头孢噻肟钠　Cefotaxime Sodium

化学名:(6R,7R)-3-[(乙酰氧基)甲基]-7-[2-(2-氨基-噻唑-4-基)-2-(甲氧亚氨基)乙酰氨基]-8-氧代-5-硫杂-1-氮杂双环[4.2.0]辛-2-烯-2-甲酸钠盐。

本品为白色至微黄色结晶或粉末;无臭或微有特殊臭;在水中易溶,在乙醇中微溶;在水中(10 mg/mL)比旋度为 +58° ~ +64°。

本品分子引入 2-氨基噻唑基,可以增加药物与细菌青霉素结合蛋白的亲和力。

本品 α 位的顺式甲肟基对 β-内酰胺酶有高度的稳定作用,但在光照下会发生顺反异构体的转化,顺式结构的活性是反式结构的 40 ~ 100 倍,因此本品需避光保存,临用前加灭菌注射用水溶解后,立即使用,注射时应避光、快速滴注。

本品具有耐酶和广谱的特点,用于敏感菌所致的呼吸道、泌尿道、骨和关节、皮肤和软组织等部位感染的治疗。

头孢哌酮钠　Cefoperazone Sodium

化学名:(6R,7R)-3-[[(1-甲基-1H-四唑-5-基)硫]甲基]-7-[(R)-2-(4-乙基-2,3-二氧代-1-哌嗪碳酰氨基)-2-对羟基苯基-乙酰氨基]-8-氧代-5-硫杂-1-氮杂双环[4.2.0]辛-2-烯-2-甲酸钠盐。

本品为白色至微黄色结晶性粉末;无臭;有引湿性;易溶于水,略溶于甲醇,极微溶于乙醇,不溶于丙酮。水溶液因浓度不同,颜色由无色到浅黄色。

本品 3 位的(1-甲基四氮唑)-硫甲基取代扩大了抗菌谱,对 β-内酰胺酶稳定,半衰期长;本品 7 位取代基上含有不对称碳原子,R 构型活性强,对铜绿假单胞菌的作用较强。

本品可干扰维生素 K 的代谢,有引起出血的倾向。临床用于敏感菌所致的呼吸道、泌尿道、腹膜、胸膜、骨和关节、皮肤和软组织、五官等感染的治疗。

(4)第四代头孢菌素

第四代头孢菌素 3 位含有带正电荷的季铵基团,正电荷能使药物更快地透过革兰氏阴性菌外膜孔道扩散到细菌间质并维持高浓度,对青霉素结合蛋白亲和力强,并对细菌的 β-内酰胺酶稳定,穿透力强。因此,表现出较强的抗菌活性,尤其是对金黄色葡萄球菌等革兰氏阳性菌,如头孢匹罗、头孢吡肟等。

头孢匹罗和头孢吡肟含有正电荷的季铵基团,正电荷使药物能更快地透过革兰氏阴性杆菌的外膜,并与细菌细胞的 1 个或多个青霉素结合蛋白(PBPs)结合,发挥作用。口服几乎不吸收,肌内注射生物利用度高;抗菌谱广,对甲氧西林敏感的葡萄球菌、耐青霉素的肺炎链球菌及产生 β-内酰胺酶的革兰氏阴性杆菌有较好的活性。

头孢吡肟   头孢匹罗

3.1.4 非经典的 β-内酰胺抗生素

碳青霉烯、青霉烯、氧青霉烷和单环 β-内酰胺类抗生素通常称为非经典的 β-内酰胺抗生素,即利用电子等排原理以—O—、—CH₂—替代了与四元 β-内酰胺环骈合的五元或六元含硫杂环中的硫原子。

1) 单环β-内酰胺类

单环β-内酰胺类又称单环菌素,由于在体内不能生成引起过敏反应的氢化噻唑蛋白等聚合物,故与青霉素类和头孢菌素类都不发生交叉过敏反应,对 β-内酰胺酶稳定。氨曲南是第一个上市的全合成的单环 β-内酰胺类抗生素。

氨曲南

氨曲南分子中,N 原子上强吸电子基团磺酸基有利于 β-内酰胺环开环,C-2 的 α-甲基增加了氨曲南对 β-内酰胺酶的稳定性。对需氧的革兰氏阴性菌包括铜绿假单胞菌活性强,对需氧的革兰氏阳性菌和厌氧菌作用较小,对各种 β-内酰胺酶稳定,能透过血脑屏障,副反应少,是寻找真正无过敏反应、高效、广谱 β-内酰胺抗生素的一个新方向。

2) 碳青霉烯类

20 世纪 70 年代中期,Merck 公司研究人员在筛选能作用于细胞壁生物合成抑制剂的过程中,从链霉菌 Streptomyces cattleya 发酵液中分离得到了第一个碳青霉烯化合物,即沙纳霉素(Thienamycin),又称硫霉素。沙纳霉素与青霉素类抗生素在结构上的差别在于噻唑环上的硫原子被亚甲基取代,沙纳霉素不稳定,易开环失活,未能在临床使用。

通过对沙纳霉素进行结构改造,得到亚胺培南(Imipenem)。亚胺培南是具有碳青霉烯环的硫霉素类抗生素;具有较好的耐酶性能,与其他 β-内酰胺类药物间较少出现交叉耐药性;具有抗菌活性高、抗菌谱广、耐酶等特点。亚胺培南单独使用时,在肾脏受肾肽酶代谢而分解失活。临床上亚胺培南通常和肾肽酶抑制剂西司他丁(Cilastatin)合并使用,以增加疗效,减少肾毒性。

沙纳霉素　　　　　　　　亚胺培南

美罗培南(Meropenem)是临床上第一个能单独使用的碳青霉烯类抗生素。对肾脱氢肽酶稳定,对革兰氏阳性菌和阴性菌均敏感,尤其对革兰氏阴性菌有很强的抗菌活性。

美罗培南

3)β-内酰胺酶抑制剂(抗菌增效剂)

多数 β-内酰胺酶抑制剂属于非经典的 β-内酰胺抗生素,对β-内酰胺酶有很强的抑制作用,通过和不耐酶的 β-内酰胺抗生素联合使用提高疗效,是一类抗菌增效剂。临床上常用的β-内酰胺酶抑制剂按照结构类型可分为氧青霉烷类和青霉烷砜类。

(1)氧青霉烷类

氧青霉烷类的典型药物是克拉维酸钾。克拉维酸钾是从链霉菌发酵液中得到的非经典的β-内酰胺抗生素,也是第一个用于临床的 β-内酰胺酶抑制剂。

克拉维酸钾　Clavulanate Potassium

化学名:(Z)-(2S,5R)-3-(2-羟乙烯基)-7-氧代-4-氧杂-1-氮杂双环-[3.2.0]-庚烷-2-甲酸钾,又名棒酸钾。

本品为白色至微黄色结晶性粉末;微臭;极易引湿;在水中极易溶解,在甲醇中易溶,在乙醇中微溶,在乙醚中不溶;在水中(10 mg/mL)比旋度为 +55°～ +60°。

本品分子由 β-内酰胺环与氢化噁唑骈合而成,含乙烯基醇结构,C-6 位无酰胺侧链,性质高度不稳定,极易降解。克拉维酸钾是 β-内酰胺酶的不可逆抑制剂,能对 β-内酰胺酶的活性部位如羟基或氨基进行不可逆酰化,是一种自杀机制的酶抑制剂。

本品抗菌活性微弱,单独使用无效,常与 β-内酰胺抗生素联合应用以提高疗效,如与阿莫西林组成复方制剂奥格门汀。奥格门汀为阿莫西林与克拉维酸按2:1制成的复合制剂,供口服(每片含阿莫西林0.25 g,克拉维酸钾0.125 g);另有注射剂(含阿莫西林1.0 g,克拉维酸钾0.2 g)供静脉给药,可使阿莫西林增效130 倍。

（2）青霉烷砜类

青霉烷砜类具有青霉烷酸的基本结构,将分子中的硫原子氧化成砜的结构,则成为广谱的、不可逆竞争性 β-内酰胺酶抑制剂。可使 β-内酰胺酶失活,除去抑制剂,酶的活性也不能恢复。舒巴坦是此类结构药物的代表,其活性比克拉维酸低,但稳定性却比它强很多。

舒巴坦钠　Sulbactam Sodium

化学名:(2S,5R)-3,3-二甲基-7-氧代-4-硫杂-1-氮杂双环[3.2.0]庚烷-2-甲酸钠-4,4-二氧化物,又称青霉烷砜。

本品为白色或类白色结晶性粉末;微有特臭,味微苦;易溶于水,微溶于甲醇,极微溶于乙醇,几乎不溶于丙酮或醋酸乙酯;在水溶液中有一定的稳定性。

舒巴坦钠口服吸收很少,通常将其与氨苄西林钠以 1:2 的比例混合,形成溶于水的粉末供注射使用。但这种混合物不太稳定,极易被破坏失效。为了改变其口服吸收能力,将舒巴坦与氨苄西林以 1:1 的比例通过亚甲基相连形成双酯结构的前药——舒他西林,口服后可迅速吸收,在体内非特定酶作用下释放出具有较高血药浓度的氨苄西林和舒巴坦。

课堂思考

试比较青霉素类抗生素和头孢类抗生素结构的相同点和不同点,并依据结构的不同解释稳定性的区别。

3.2　大环内酯类抗生素

大环内酯类抗生素的结构特征是,分子中含有一个 14 元至 16 元的大环内酯,并通过内酯环上的羟基与去氧氨基糖或 6-去氧糖缩合成碱性苷。红霉素类(Erythromycins)及其衍生物属于 14 元大环内酯类抗生素;半合成的阿奇霉素(Azithromycin)属于 15 元大环内酯类抗生素;麦迪霉素类(Midecamycins)、螺旋霉素类(Spiramycins)属于 16 元大环内酯类抗生素。

大环内酯类抗生素具有共同的化学结构特征和相似的化学性质,对酸、碱都不稳定;在酸性条件下苷键水解,碱性条件下内酯环开环;在体内也易被酶分解而丧失或降低抗菌活性。

大环内酯类抗生素的作用机理主要为抑制细菌蛋白质的合成。与其他抗生素无交叉耐药性,但细菌对同类药物仍可产生耐药性。毒性较低,无严重不良反应。

3.2.1 红霉素及其衍生物

1)红霉素

红霉素是 1952 年发现的第一个大环内酯类抗生素,由红色链丝菌培养液分离产生,有 3 种结构相似的组分,其中,红霉素 A 为抗菌主要部分。由于红霉素 B 和红霉素 C 的活性弱、毒性大,故国产红霉素是指红霉素 A,红霉素 B 和红霉素 C 被视为杂质。

红霉素 A　R=OH　R_1=CH_3

红霉素 B　R=H　R_1=CH_3

红霉素 C　R=OH　R_1=H

该类抗生素结构特点:14 元红霉内酯;3 位通过氧连克拉定糖;5 位通过氧连脱氧氨基糖;1,9 位酮基,有多个羟基。

红霉素　Erythromycin

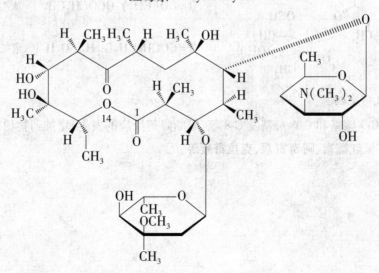

化学名:5-(4-二甲氨四氢-3-羟基-6-甲基-2-吡喃氧基)-6,11,12,13-四羟基-2,4,6,8,10,12-六甲基-9-氧代-3-(四氢-5-羟基-4-甲氧基-4,6-二甲基-2-吡喃氧基)十五烷酸-μ-内酯。

本品为白色或类白色的结晶或粉末;无臭、味苦;在空气中有吸湿性;易溶于乙醇、氯仿、丙酮及醚等,极微溶于水;在无水乙醇溶液中(10 mg/mL)比旋度为 -78° ~ -70°。

本品是红霉内酯与去氧氨基糖和红霉糖缩合而成的碱性苷。结构中含多个羟基,在酸性条件下,9 位上羰基与 C-6 位羟基易发生分子内脱水环合形成半缩酮,并进一步分解,失去抗菌活性。

本品在干燥状态下较稳定,水溶液在冷藏下较稳定,室温时效价即逐渐降低;水溶性较小,宜口服,但在酸中不稳定,易被胃酸破坏;与乳糖酸成盐,水溶性增加,可供注射用,碱性弱,药用乳糖酸盐(粉针剂)。

本品对各种革兰氏阳性菌和某些阴性菌、支原体有较强的抗菌作用,为治疗耐药的金黄色葡萄球菌和溶血性链环菌引起的感染的首选药物。与 β-内酰胺类药物连用,可发生降效作用。

2)红霉素的衍生物

(1)成酯(前药)、成盐

为增加红霉素的稳定性和水溶性,将红霉素 5 位氨基糖上的 2″羟基与各种酸制成各种酯,如可配制混悬剂供儿童服用的红霉素碳酸乙酯、在酸中较稳定并适于口服的红霉素硬脂酸酯和依托红霉素、可使苦味消失的琥乙红霉素等。

R = COOCH$_2$CH$_3$　　　　　　红霉素碳酸乙酯

R = CO(CH$_2$)$_{16}$CH$_3$　　　　　红霉素硬脂酸酯

R = CO(CH$_2$)$_2$OCOCH$_2$CH$_3$　　琥乙红霉素

R = COCH$_2$CH$_3$C$_{12}$H$_{25}$SO$_3$H　　依托红霉素

(2)半合成衍生物

通过改变 C-9 羰基和 C-6 羟基及 C-8 氢,阻断降解反应的发生,增加药物稳定性和抗菌活性,代表药物有罗红霉素、阿奇霉素、克拉霉素等。

罗红霉素 Roxithromycin

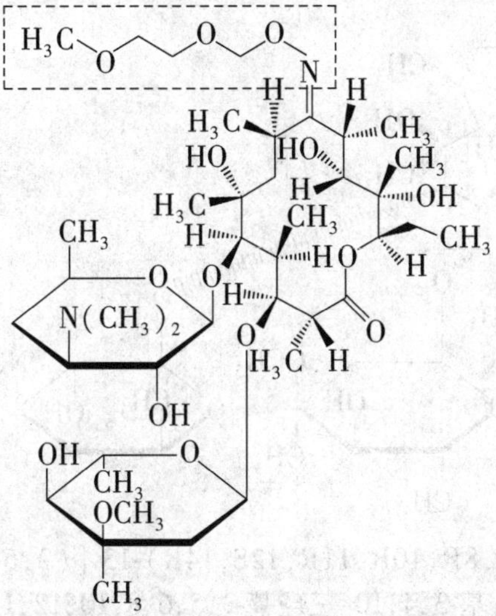

化学名:9-[O-[(2-甲氧基乙氧基)甲基]肟]红霉素。

本品为白色或类白色的结晶性粉末;无臭;略有引湿性;在乙醇或丙酮中易溶,在甲醇中溶解,在乙腈中略溶,在水中几乎不溶。

将C-9位羰基与羟胺形成肟后阻止了与C-6羟基的缩合反应,增加了本品对酸的稳定性,但体外抗菌活性较弱。进一步取代肟羟基可得到罗红霉素,罗红霉素可明显改变药物的口服生物利用度。红霉素C-9肟的衍生物,是一系列O-取代红霉素肟衍生物中活性最好的一个,具有较好的化学稳定性,抗菌作用比红霉素强,特别是在肺组织中浓度比较高,作用时间也优于红霉素。

本品主要用于敏感菌所致的呼吸道、泌尿道、皮肤和软组织、五官科等感染的治疗。

克拉霉素 Clarithromycin

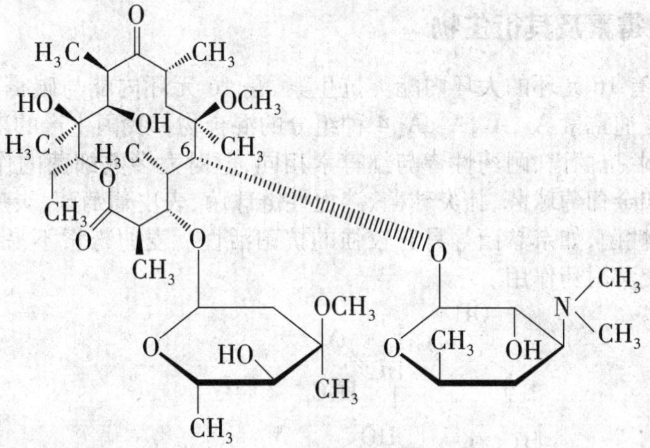

化学名:6-O-甲基红霉素。

本品为白色或类白色结晶性粉末;无臭;在丙酮或乙酸乙酯中溶解,在甲醇或乙醇中微溶,在水中不溶。

将红霉素C-6位羟基甲基化得克拉霉素。克拉霉素在酸中稳定性增加,血药浓度高而持久,对需氧菌、厌氧菌、支原体、衣原体等病原微生物有效。克拉霉素对细胞色素酶有抑制作用,和其他药物一起使用时需注意。

阿奇霉素　Azithromycin

化学名:(2R,3S,4R,5R,8R,10R,11R,12S,14R)-13-[(2,6-二脱氧-3-C-甲基-3-O-甲基-α-L-核-己吡喃糖基)氧]-2-乙基-3,4,10-三羟基-3,5,6,8,10,12,14-[七甲基-11-[[3,4,6-三脱氧-3-(二甲氨基)-β-D-木-己吡喃糖基]氧]-1-氧杂-6-氮杂环十五烷-15-酮。

本品为白色或类白色结晶性粉末;无臭;微有引湿性;在甲醇、丙酮、无水乙醇或稀盐酸中易溶,在乙腈中溶解,在水中几乎不溶。

将红霉素 C-9 羰基还原成 C-9 肟,C-9 肟经贝克曼重排扩环成 15 环,得到阿奇霉素。

本品是氮原子引入大环内酯骨架中制得的第一个环内含氮的 15 元环的大环内酯抗生素。在大环内酯的 9α 位嵌入一个甲氨基,阻止了分子内部半缩醛酮反应的发生,增加了对胃酸的稳定性,活性更强,半衰期更长。抗菌谱与红霉素相近,但作用强于红霉素,有较好的药代动力学性能,对许多革兰氏阴性杆菌有较大活性,可用于多种病原微生物所致的感染的治疗。

3.2.2　麦迪霉素及其衍生物

麦迪霉素是含有 16 元环的大环内酯类抗生素,是 16 元环内酯与碳霉胺糖和碳霉糖结合而成的碱性苷,是麦迪霉素 A_1,A_2,A_3,A_4 4 种组分的混合物。我国生产的麦迪霉素以 A_1 为主要成分,其作用机制、抗菌谱、耐药性皆与红霉素相同,但对大多数细菌的作用较红霉素略弱。对革兰氏阳性菌,如金葡萄球菌、肺炎球菌、溶血性链球菌、表皮葡萄菌、炭疽杆菌、白喉杆菌等以及某些革兰氏阴性菌,如奈瑟菌等具有较强的抗菌活性。麦迪霉素不易诱导细菌产生耐药性,但与红霉素有交叉耐药作用。

麦迪霉素 A_1

3.3 氨基糖苷类抗生素

3.3.1 概述

氨基糖苷类抗生素是由链霉菌、小单孢菌或经半合成制得的具有氨基糖苷类结构的抗生素。用于临床的主要有链霉素、卡那霉素、庆大霉素、阿米卡星和核糖霉素等。

这类抗生素是由碱性多元环己醇和氨基糖缩合而成,有共同的结构特征,因此表现出相似的理化性质。具体如下:

①结构中具有苷键,易发生水解反应。

②含多个羟基,极性大、水溶性较大、脂溶性低,在胃肠道很难吸收,需注射给药。

③由于结构中含碱性功能基,临床用其硫酸盐或盐酸盐。

④除链霉素中链霉糖上的醛基易被氧化外,本类药物的固体性质稳定。

⑤细菌易对本类抗生素产生钝化酶,从而易导致耐药性。

氨基糖苷类抗生素的抗菌谱广,对葡萄球菌、革兰氏阴性杆菌、结核分枝杆菌等有很好的抗菌活性。但此类抗生素毒性较大,绝大多数在体内不代谢失活,以原药经肾小球滤过排出,具肾脏毒性,并对第八对颅脑神经有损害,可引起不可逆的听力损害,甚至耳聋,尤其对儿童的毒性更大。

3.3.2 典型药物

硫酸链霉素　Streptomycin Sulfate

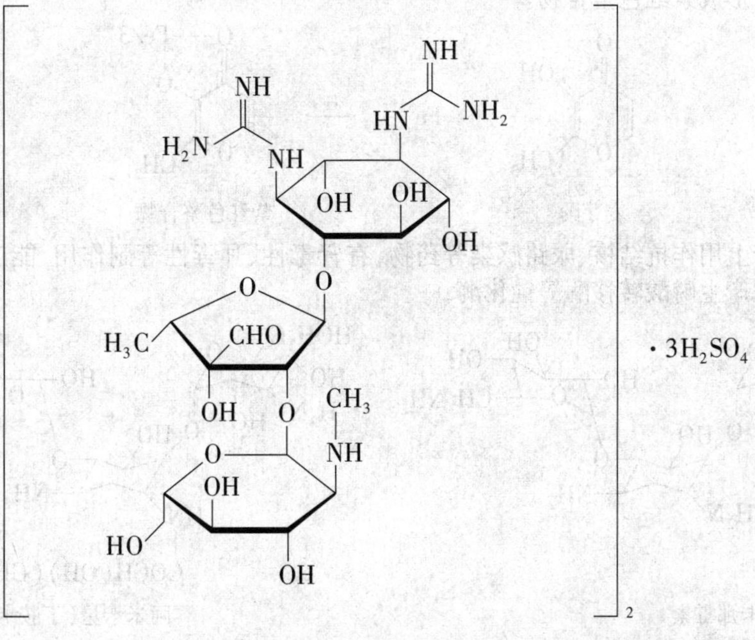

· $3H_2SO_4$

化学名:O-2-甲氨基-2-脱氧-α-L-葡吡喃糖基-(1→2)-O-5-脱氧-3-C-甲酰基-α-L-来苏呋喃糖基-(1→4)-N^1,N^3-二脒基-D-链霉胺硫酸盐。

本品为白色或类白色粉末;无臭或几乎无臭,味微苦;有引湿性;易溶于水,不溶于乙醇或三氯甲烷。

本品分子结构中有 N-甲基葡萄糖胺、链霉糖、链霉胍,含 1 个仲氨基、2 个脒基、1 个醛基。有 3 个碱性中心,临床用其硫酸盐。分子中含—CHO 基团,具有氧化还原性:能氧化成无活性的链霉素,也可以被还原为有活性的双氢链霉素。

本品可以发生苷键的水解反应——在酸性条件下分步水解:

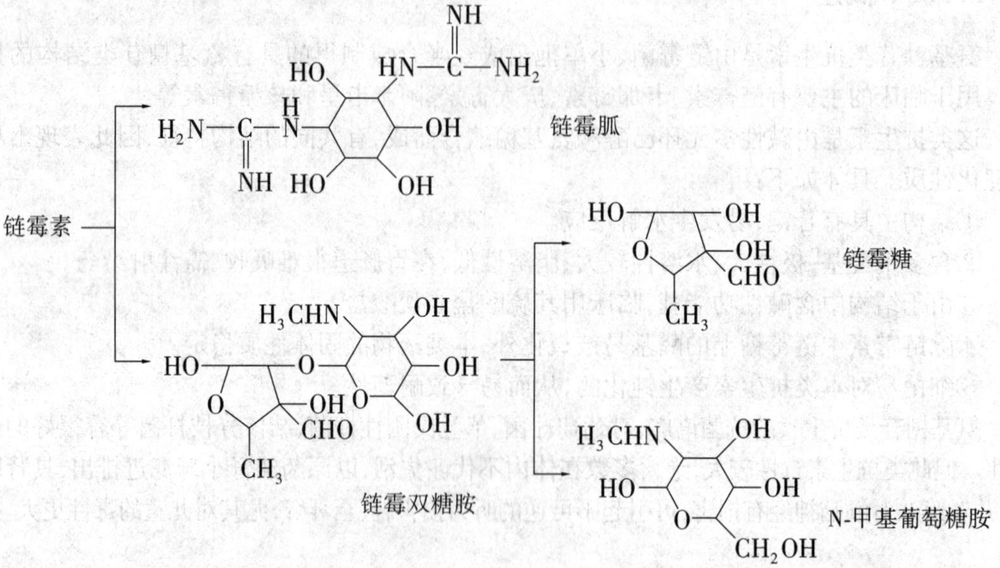

上述反应的水解产物链霉胍与8-羟基喹啉乙醇液和次溴酸钠试液反应,显橙红色。此反应也称坂口氏反应,可用于鉴别链霉素。

在碱性条件下快速水解生成的链霉糖经脱水重排,产生麦芽酚。在微酸性溶液中,麦芽酚与三价铁离子形成紫红色螯合物。

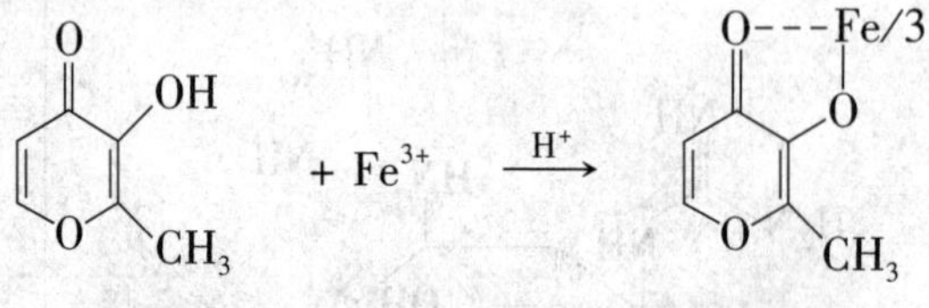

麦芽酚　　　　　　　　　　　紫红色螯合物

本品临床上用作抗结核、尿路感染等药物,有肾毒性、耳毒性等副作用,能产生耐药性,耐药原因是细菌产生磷酸转移酶等钝化酶。

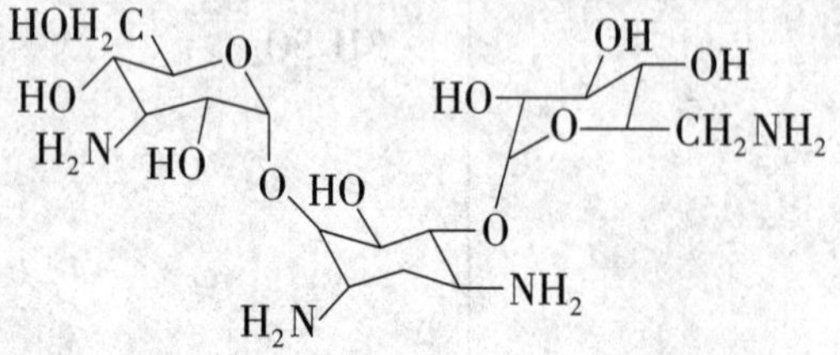

卡那霉素 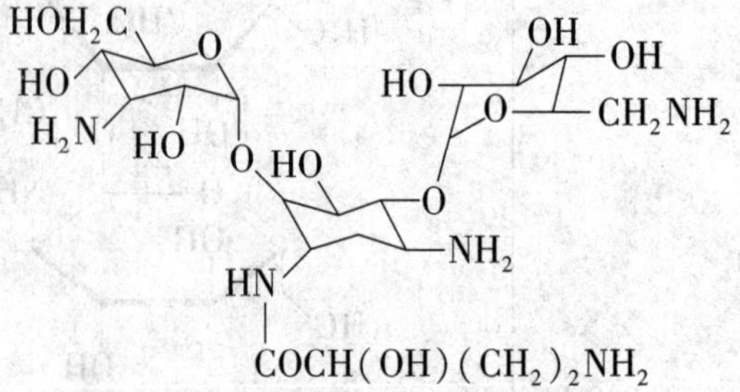　　　　　　　　　　阿米卡星(丁胺卡那霉素)

卡那霉素对革兰氏阴性杆菌、阳性菌和结核杆菌都有效。为了减少酶的作用,克服耐药性,对卡那霉素的氨基进行结构改造,将氨基羟丁酰基侧链引入卡那霉素分子的链霉胺部分得到阿米卡星。

阿米卡星为白色或类白色结晶性粉末;几乎无臭,无味;在水中易溶,在乙醇中几乎不溶。阿米卡星最突出的优点是对许多肠道革兰氏阴性杆菌所产生的氨基糖苷类钝化酶稳定,不会被此类酶钝化而失去抗菌活性。

3.4　四环素类抗生素

四环素类抗生素(Tetracycline Antibiotcs)是由放线菌属产生的一类广谱抗生素,由 A,B,C,D 4 个环组成,是氢化并四苯的衍生物,包括天然四环素类抗生素和半合成四环素类抗生素。

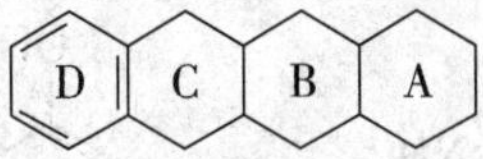

氢化并四苯

3.4.1　天然四环素类抗生素

天然四环素主要有金霉素、土霉素和四环素(结构式如下),它们具有相似的理化性质:

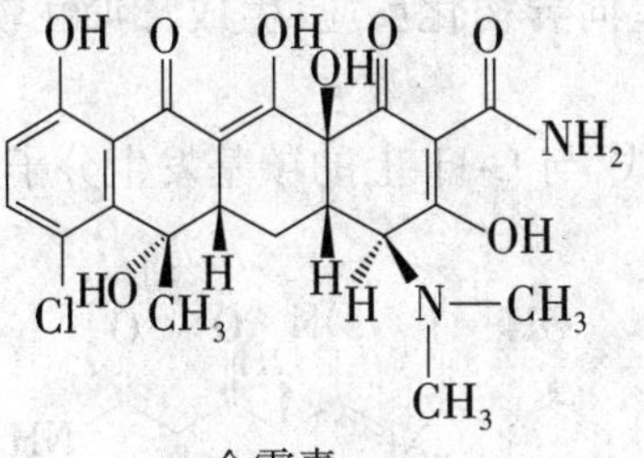

金霉素 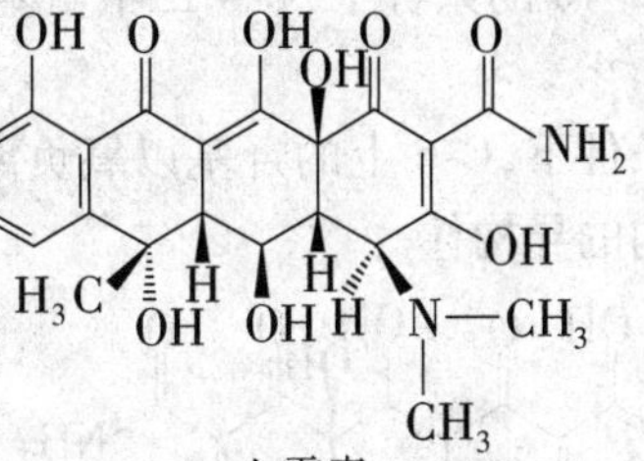　　　　　　　　　　　土霉素

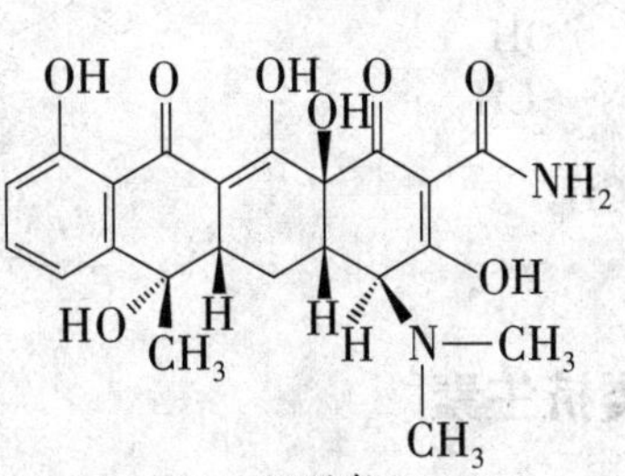

四环素

①黄色结晶性粉末;味苦;不易溶于水。
②能与钙、铁、锌等金属离子形成极稳定的螯合物,沉积于牙体组织中,使牙着色,故该类药物不宜与含金属离子的药物一起服用。孕妇及儿童也不宜使用。

③两性化合物:含酸性基团酚羟基、烯醇羟基;含碱性基团二甲氨基(制备成盐酸盐供临床应用)。

④稳定性:四环素类药物在干燥条件下稳定,但遇光色加深。在酸性或碱性溶液中不够稳定,或药效显著降低,或产生毒性,因此应密闭、防潮、避光保存。

⑤6位羟基是天然四环素发生脱水及重排反应的重要原因。在酸性条件下C-6位上的羟基与C-5α位上氢发生消除反应生成橙黄色无活性的脱水物。

四环素   无水四环素

在 pH＝2～6 的条件下,C-4 二甲氨基可发生差向异构化反应,生成肾毒性较大的差向异构体。

在碱性条件下,C-6 上的羟基以氧负离子的形式,与 C-11 上的羰基发生分子内亲核反应,生成内酯结构的异构体。

3.4.2　半合成四环素类抗生素

在对天然四环素类药物进行研究的过程中,研究人员发现,C-6 位上的羟基是不稳定(差向、脱水等)和吸收差的主要原因,且不是必需基团。因此改造此部位去掉 C-6 位上的羟基,得到了对酸、碱较稳定的强力霉素(去羟基土霉素),活性、吸收性均增强。另外,C-6 位上的甲基也不是必需基团,去掉羟基和甲基,同时在 C-7 位引入二甲氨基,得到米诺霉素。米诺霉素对耐药的金葡萄球菌、链球菌及大肠杆菌敏感,临床用于尿路、妇科、眼及耳鼻喉等感染。

盐酸多西环素 Doxycycline Hydrochloride

$$\cdot HCl \cdot \frac{1}{2}C_2H_5OH \cdot \frac{1}{2}H_2O$$

化学名:6-甲基-4-(二甲氨基)-3,5,10,12,12α,-五羟基-1,11-二氧代-1,4,4α,5,5α,6,11,12α-八氢-2-并四苯甲酰胺盐酸盐半乙醇半水合物,又名盐酸去氧土霉素、盐酸强力霉素等。

本品为淡黄色或黄色结晶性粉末;无臭,味苦;在水或甲醇中易溶,在乙醇或丙酮中微溶,在氯仿中几乎不溶;微有引湿性,室温下稳定,遇光变色。

本品含有酸性的酚羟基和烯醇羟基及碱性的二甲氨基,为两性化合物。在 pH = 2 ~ 6 的条件下,C-4 上的二甲氨基易发生可逆差向异构化,生成差向异构体,活性降低,毒性增大。磷酸根、枸橼酸根、醋酸根等离子的存在可使差向异构化反应加速。

本品分子中含多个羟基、烯醇羟基及羧基,在近中性条件下能与多种金属离子形成不溶性螯合物,活性降低,并致牙齿变色及骨骼生长抑制,小儿和孕妇应慎用或禁用。

本品为广谱抗菌药,临床用于呼吸道感染、泌尿系统感染、慢性支气管炎和肺炎等,但细菌耐药现象较严重,毒副作用较大。

课 堂 思 考

四环素类药物在临床使用中有哪些禁忌?

3.5 其他类抗生素

1)氯霉素类抗生素

氯霉素是 1947 年从委内瑞拉链霉菌培养液中得到的。氯霉素确立分子式后次年用化学方法合成,而且是第一个全合成并在临床使用的抗生素。

氯霉素 Chloramphenicol

化学名:D-苏式-(−)-N-[α-(羟基甲基)-β-羟基对硝基苯乙基]-2,2-二氯乙酰胺。

本品为白色针状或微带黄绿色的针状、长片状结晶或结晶性粉末;味苦;易溶于甲醇、乙醇、丙酮、丙二醇,微溶于水;配制注射液时可用丙二醇助溶。

本品的结构中含有两个手性碳原子,有 4 个光学异构体。临床应用为 1R,2R-(－)-或 D-苏阿糖型。

D-(－)-苏阿糖型　　　L-(＋)-苏阿糖型　　　D-(＋)-赤鲜糖型　　　L-(－)-赤鲜糖型

本品性质稳定、耐热,在干燥状态下可保持抗菌活性 5 年以上;水溶液冷藏几个月,煮沸 5 h 不影响抗菌活性;但在强酸、强碱性的水溶液中均可水解失效。

本品长期和多次使用可引起再生障碍性贫血,但在控制伤寒、斑疹伤寒方面仍是首选药,且对衣原体、支原体有特效作用,是其他抗生素所不能代替的。本品对革兰氏阳性菌的作用不及青霉素和四环素类药物。

2) 多肽类抗生素

环孢素　Ciclosporin

化学名:环[[(E)-(2S,3R,4R)-3-羟基-4-甲基-2-(甲氨基)-6-辛烯酰]-L-2-氨基丁酰-N-甲基甘氨酰-N-甲基-L-亮氨酰-L-缬氨酰-N-甲基-L-亮氨酰-L-丙氨酰-D-丙氨酰-N-甲基-L-亮氨

酰-N-甲基-L-亮氨酰-N-甲基-L-缬氨酰]。

本品为白色或类白色粉末;无臭;在甲醇、乙醇或乙腈中极易溶解,在乙酸乙酯中易溶,在丙酮或乙醚中溶解,在水中几乎不溶。

环孢素,又称环孢素 A,是含有 11 个氨基酸的环状多肽。临床用于器官移植或组织移植后排异反应的防治和自身免疫性疾病的治疗。

3) 林可霉素及其衍生物

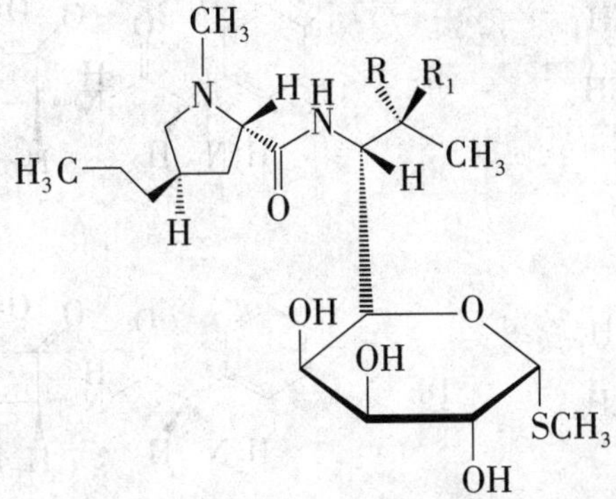

R =OH　　R₁ =H　　　　林可霉素

R =H　　　R₁ =Cl　　　克林霉素

林可霉素临床主要用于治疗败血症、呼吸道感染、五官感染等,口服吸收较差,易受食物影响。

克林霉素是通过去除林可霉素结构中 7 位的羟基,并以 7(S)构型的氯取代后得到的半合成衍生物。其抗菌活性较林可霉素强 4 ~ 8 倍,口服吸收好,对胃酸稳定,不受食物影响,常制成磷酸酯的前药。

4) 万古霉素

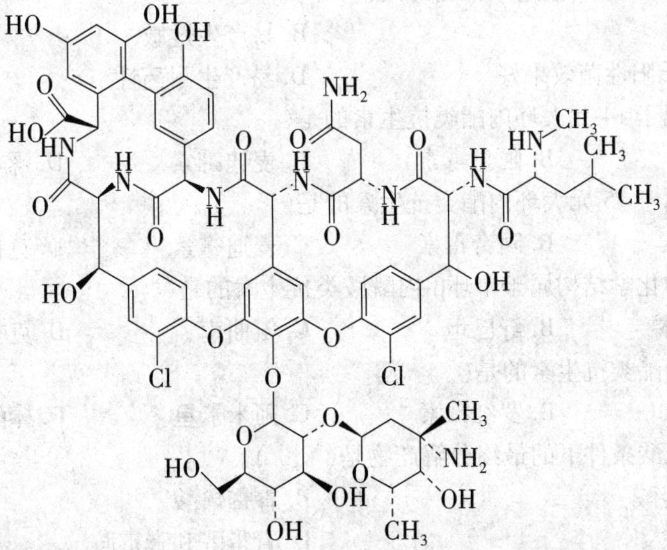

万古霉素属于糖肽类大分子抗生素,药力较强,在其他抗生素对病菌无效时使用。抗菌谱广、毒性低,可抑制细菌细胞壁的合成。与其他抗生素无交叉耐药性,极少耐药菌株。主要用于葡萄球菌(包括耐青霉素和耐新青霉素株)、难辨梭状芽孢杆菌等所致的系统感染和肠道感染,如心内膜炎、败血症、伪膜性肠炎等。

本章习题

一、单项选择题

1. 阿莫西林的化学结构式为（　　　）。

A.

B.

C.

D.

2. β-内酰胺类抗生素的作用靶点是（　　　）。
 A. β-内酰胺酶   B. 粘肽转肽酶
 C. RNA 聚合酶   D. 二氢叶酸还原酶

3. 骈合成青霉素母核的两个环是（　　　）。
 A. β-内酰胺环和氢化噻嗪环   B. β-内酰胺环和氢化噻唑环
 C. β-内酰胺环和氢化嘧嗪环   D. β-内酰胺环和氢化吡嗪环

4. 对于青霉素 G，下列描述不正确的是（　　　）。
 A. 能口服   B. 易产生过敏
 C. 对革兰氏阳性菌效果好   D. 易产生耐药性

5. 下列药物属于 14 元大环内酯类抗生素的是（　　　）。
 A. 红霉素   B. 阿奇霉素   C. 麦迪霉素   D. 螺旋霉素

6. 下列药物属于 15 元大环内酯类抗生素的是（　　　）。
 A. 罗红霉素   B. 阿奇霉素   C. 麦迪霉素   D. 克拉霉素

7. 下列药物的化学结构属于单环β-内酰胺类抗生素的是（　　　）。
 A. 苯唑西林   B. 舒巴坦   C. 氨曲南   D. 克拉维酸

8. 属于大环内酯类抗生素的是（　　　）。
 A. 多西环素   B. 罗红霉素   C. 阿米卡星   D. 棒酸

9. 青霉素在强酸条件下的最终分解产物是（　　　）。
 A. 青霉噻唑酸   B. 青霉烯酸
 C. 青霉二酸   D. 青霉醛和青霉胺

10. 在碱性条件下能够发生麦芽酚反应的药物是（　　　）。
 A. 青霉素 G 钠   B. 链霉素   C. 卡那霉素   D. 红霉素

11. 耐酸青霉素的结构特点是（　　　）。
 A. 6 位酰胺侧链引入强吸电子基团   B. 6 位酰胺侧链引入供电子基团

C. 5 位引入大的空间位阻　　　　　　　D. 5 位引入大的供电基团

12. 半合成头孢菌素的原料是(　　　)。

A. 6-ACA　　　　　B. 7-APA　　　　　C. 6-APA　　　　　D. 7-ACA

13. 固体粉末具有颜色的药物是(　　　)。

A. 链霉素　　　　　B. 红霉素　　　　　C. 青霉素　　　　　D. 利福平

14. 细菌对青霉素产生耐药性的原因是:细菌产生一种酶使(　　　)。

A. 噻唑环开环　　　　　　　　　　　B. β-内酰胺环开环

C. 酰胺侧链水解　　　　　　　　　　D. 噻唑环氧化

15. 临床应用的氯霉素为(　　　)。

A. D-(−)苏阿糖型　B. L-(＋)苏阿糖型　C. D-(＋)赤藓糖型　D. L-(−)赤藓糖型

16. 红霉素水溶液遇酸、碱及热不稳定,是由于其化学结构中存在(　　　)。

A. 糖苷键　　　　　B. 酯键　　　　　C. 叔醇基　　　　　D. A,B,C 3 项

17. 抗生素阿米卡星属于(　　　)。

A. 大环内酯类　　　　　　　　　　　B. 氨基苷类

C. 磷霉素类　　　　　　　　　　　　D. 四环素类

18. 能引起永久耳聋的抗生素药物是(　　　)。

A. 四环素类抗生素　　　　　　　　　B. 氨基苷类抗生素

C. β-内酰胺类抗生素　　　　　　　　D. 红霉素类抗生素

19. 具有如下化学结构的药物是(　　　)。

A. 头孢氨苄　　　　B. 头孢哌酮　　　　C. 头孢噻肟　　　　D. 阿莫西林

二、多项选择题

1. 下列说法错误的有(　　　　　　)。

A. 红霉素显红色　　　B. 白霉素显白色　　　C. 氯霉素显绿色

D. 四环素显黄色　　　E. 青霉素钠显白色

2. 下列说法错误的有(　　　　　　)。

A. 克拉霉素属于大环内酯类抗生素　　　　　B. 链霉素属于四环素类抗生素

C. 头孢哌酮属于 β-内酰胺类抗生素　　　　　D. 磷霉素属于氨基苷类抗生素

E. 环孢素属于头孢菌素类抗生素

3. 以下药物中,具有酸碱两性的有(　　　　　　)。

A. 四环素　　　B. 磺胺嘧啶　　　C. 青霉素　　　D. 头孢氨苄　　　E. 万古霉素

4. 天然青霉素的缺点有(　　　　　　)。

A. 不能口服　　　　B. 易发生过敏反应　　　C. β-内酰胺环易开环水解变质

D. 易产生耐药性　　　E. 耳毒性

5. 由 β-内酰胺环和氢化噻嗪环拼合而成的药物有(　　　　　　)。

A. 哌拉西林　　B. 头孢哌酮　　C. 阿莫西林　　D. 头孢噻肟　　E. 头孢克洛

6. 含酰胺结构的抗生素药物有（　　　　　）。

　　A. 头孢菌素类　B. 青霉素类　　C. 大环内酯类　D. 氯霉素类　E. 氨基苷类

7. β-内酰胺酶抑制剂有（　　　　　）。

　　A. 氨苄青霉素　　　　　B. 克拉维酸　　　　　C. 头孢氨苄

　　D. 舒巴坦(青霉烷砜酸)　E. 阿莫西林

8. 与红霉素叙述相符的是（　　　　　）。

　　A. 大环内酯类抗生素　　B. 显碱性　　　　　C. 酸性条件下不稳定

　　D. 含有苷键　　　　　　E. 对耐药的金黄色葡萄球菌有效

9. 红霉素的衍生物有（　　　　　）。

　　A. 阿奇霉素　　B. 克林霉素　　C. 柔红霉素　　D. 克拉霉素　E. 罗红霉素

10. 某患者青霉素皮试呈阳性，以下药物不能使用的有（　　　　　）。

　　A. 头孢克洛　B. 氨苄西林　　C. 哌拉西林　　D. 阿莫西林　E. 替莫西林

三、简答题

1. 为什么青霉素 G 不能口服？其钠盐为什么必须做成灭菌粉末应用于临床？

2. 耐酸青霉素、耐酶青霉素及广谱青霉素的结构特征是什么？

3. 从结构特征上分析头孢菌素类抗生素和青霉素类抗生素的稳定性差异。

4. 头孢噻肟钠避光贮存的原因是什么？

5. 简述大环内酯类抗生素的结构改造。

第 4 章　中枢神经系统药物

📖【学习目标】

【学习目标】

1. 掌握地西泮、苯巴比妥、苯妥英钠、盐酸氯丙嗪、盐酸吗啡、盐酸哌替啶的化学结构、理化性质及用途。熟练应用药物的结构特点和性质,解决药物的生产、检验、运输、贮存等相关问题。

2. 熟悉镇静催眠药、抗癫痫药、抗精神失常药的分类、结构及作用特点;熟悉巴比妥类药物的基本结构;熟悉苯二氮䓬类、巴比妥类、吩噻嗪类药物的构效关系。

3. 了解镇静催眠药、抗癫痫药、抗精神失常药的发展。

中枢神经系统药物对中枢神经活动起抑制或兴奋作用,用于相关疾病的治疗。按照药物的作用分类,主要有镇静催眠药、抗精神失常药、抗癫痫药、改善脑代谢药和镇痛药(见第 5 章)均属于调节中枢神经系统的药物。

4.1　镇静催眠药

镇静药可使人处于安静或思睡状态,催眠药可引起类似正常的睡眠,两者并没有明显界限,常因剂量不同而产生不同效果——通常小剂量时镇静,较大剂量时催眠,大剂量时则起麻醉、抗惊厥作用,超大剂量时致死。镇静药和催眠药统称镇静催眠药,长期使用可产生耐受性和依赖性,突然停药时可引起戒断综合征。多数镇静催眠药属于国家特殊管理的第二类精神药品,因此该药的处方、使用、保管必须严加管理,临床应用时要严格控制药量,避免长期应用。

镇静催眠药可按化学结构分为三类:巴比妥类(第一代);苯二氮䓬类(第二代);其他类(第三代)。

4.1.1　巴比妥类药物

1)基本结构及分类

巴比妥类药物是巴比妥酸的衍生物,巴比妥酸是由丙二酸二乙酯和尿素缩合而成的环状酰脲,又称丙二酰脲。巴比妥酸本身并无活性,只是 5 位次甲基上的两个氢原子被其他基团取代后才呈现活性。1903 年费希尔等确证了巴比妥类药物的药效后,相继合成了一系列巴比妥类镇静催眠药。

丙二酸二乙酯　　　　　尿素　　　　　丙二酰脲

知识链接

巴比妥类药物疗效确切、生产简便,抑制脑桥网状结构,减少眼快动睡眠,停药会引起眼快动睡眠的反跳,表现为噩梦连绵。所以,一旦服用此类药物,往往会较难停下,有成瘾性、耐药性,过量使用会引起中毒,甚至死亡。

巴比妥类药物的基本结构

根据巴比妥酸5位亚(次)甲基上的两个氢原子被取代的基团不同,此类药物分为长效(6~8小时)、中效(4~6小时)、短效(1~4小时)、超短效(0.25~1小时)4种类型。

常见巴比妥类催眠药的pK_a、未解离百分率及作用特点见表4.1。

表4.1　常见巴比妥类催眠药的pK_a、未解离百分率及作用特点

名　称	pK_a	未解离百分率	作用特点
巴比妥酸	4.12	0.052	无效
5-苯巴比妥酸	3.75	0.022	无效
苯巴比妥	7.29	43.70	长效
异戊巴比妥	7.9	75.97	中效
戊巴比妥	8.0	79.92	短效
海索巴比妥	8.40	90.91	超短效

注:pK_a为酸性解离常数。

2)构效关系

巴比妥类药物镇静催眠作用的强弱和起效的快慢取决于药物的解离常数和脂水分配系数,作用时间的长短则与药物在体内的代谢难易有关。

(1)解离常数对药物的影响

$$AB \rightleftharpoons A^+ + B^-$$

分子型(透过生物膜)　离子型(转运、发挥药效)

药物通常以分子形式透过生物膜(脂),以离子形式发挥药效,这就要求药物应当具有合适的解离度。巴比妥类药物的解离常数不同,透过细胞膜和血脑屏障进入脑内的药物量也有差异,因此镇静催眠作用的强弱和作用时间的快慢也就不同。巴比妥酸衍生物解离常数与其5位上取代基的数目有关,巴比妥酸(无取代基)和5-苯巴比妥酸(只有一个取代基),在生理pH条件下几乎全部被电离,以离子状态存在,不能透过生物膜和血脑屏障,无镇静作用。因此,巴比妥类药物必须5位双取代才有效。

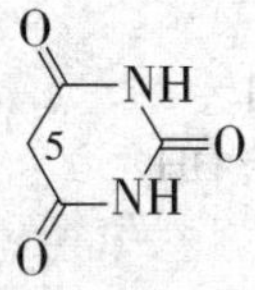

巴比妥酸 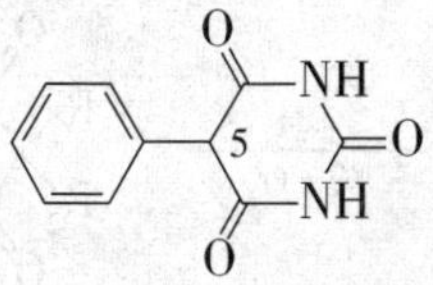　　　　5-苯巴比妥酸 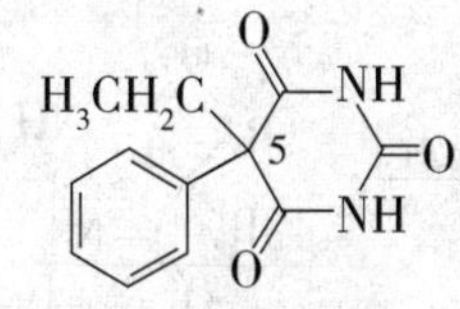　　　　苯巴比妥 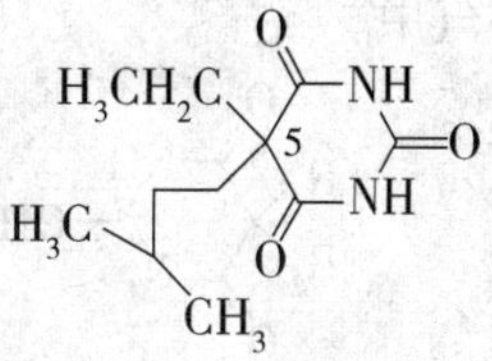　　　　异戊巴比妥

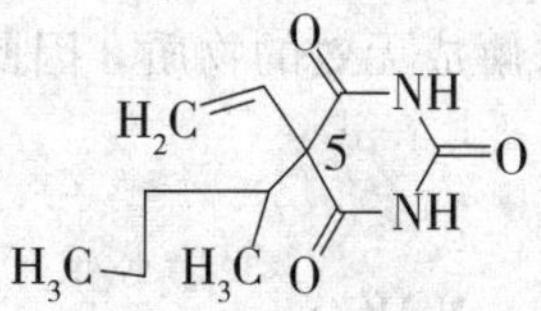

司可巴比妥 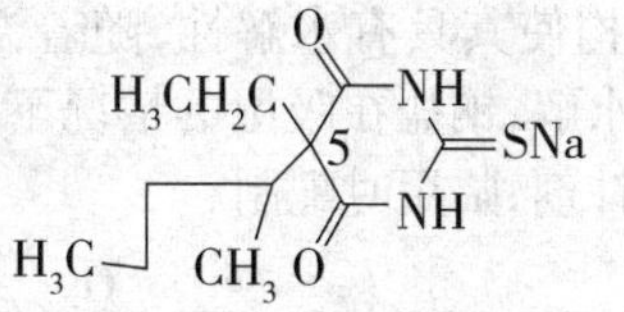　　　　硫喷妥钠 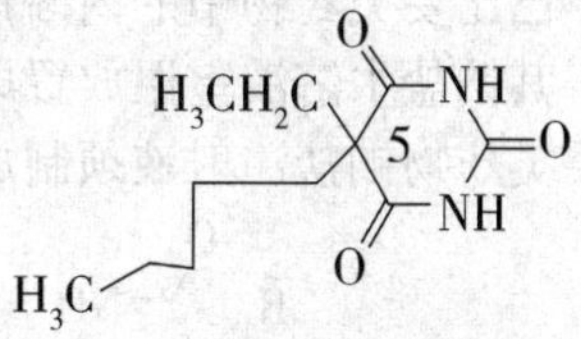　　　　戊巴比妥

（2）脂水分配系数对药物的影响

药物具有水溶性才能转运、扩散至血液、体液,具有脂溶性才能通过脂质双分子层,到达作用部位,故药物必须有适当的脂水分配系数。不同位置的不同取代基对脂水分配系数的影响不同:

①2位碳上氧原子以硫原子代替(如硫喷妥钠),脂溶性增加,起效快;同时也易于再分布到其他组织,持续作用时间短。若为2,4-二硫或2,4,6-三硫代物,则作用降低或消失。

②3位N上引入甲基(如海索巴比妥),增加脂溶性,降低酸性,故起效快;若两个N上均引入烷基,则转为惊厥作用。

③5位上需有两个亲脂性取代基,且取代基的碳原子总数为4~10,最好是7~8。

（3）药物在体内代谢难易对作用时间的影响

巴比妥酸5位上的取代基的氧化反应是代谢的主要途径:

①为饱和直链烷烃或芳烃时,在体内不易氧化,则作用时间长,如苯巴比妥。

②为支链烷烃或不饱和烃基时,在体内易氧化,则作用时间短,如异戊巴比妥和司可巴比妥。

3）一般性质

巴比妥类药物一般为白色结晶或结晶性粉末;加热多能升华,不溶于水,易溶于乙醇及有机溶剂;含硫巴比妥类药物,有不适臭味。

（1）弱酸性

巴比妥类药物结构存在互变异构现象,即丙二酰脲的内酰胺(酮式)和内酰亚胺醇(烯醇式)互变异构,故显弱酸性;能溶于氢氧化钠或碳酸钠溶液中形成钠盐,但不溶于碳酸氢钠溶液,故可利用此性质,采用酸碱滴定法测定其含量。其钠盐易溶于水,可作注射用药。

巴比妥类药物的酸性比碳酸酸性弱。其钠盐水溶液与酸性药物接触或吸收空气中的 CO_2，可析出该药物，使溶液浑浊，故本类药物钠盐注射液不能与酸性药物配伍使用或暴露于空气中。

（2）水解性

巴比妥类药物中的内酰脲结构使其具有水解性，随着温度和 pH 值的升高，水解速度加快。其钠盐水溶液室温放置即可水解，钠盐在吸湿的情况下也能水解成无效的物质。因此巴比妥类药物钠盐注射液须制成粉针剂，临用时配制。

（3）与金属离子反应

巴比妥类药物具有丙二酰脲结构，可用丙二酰脲类药物的一般鉴别实验进行鉴别。

①与吡啶和硫酸铜试液作用，生成紫蓝色的络合物。该试剂与含硫的巴比妥类显绿色，可用于区别含硫的巴比妥类药物，类似双缩脲反应。

②在碳酸钠溶液中与硝酸银作用，加入少量硝酸银试液，生成一银盐，生成的一银盐可溶于 $NaHCO_3$，形成可溶性的银钠盐；加入过量的硝酸银试液，可生成白色不溶的二银盐沉淀。

4）典型药物

苯巴比妥 Phenobarbital

化学名：5-乙基-5-苯基-2,4,6-(1H,3H,5H)嘧啶三酮，又名鲁米那。

本品为白色有光泽的结晶性粉末；无臭，味微苦；在乙醇或乙醚中溶解，在氯仿中略溶，在水中极微溶解，在氢氧化钠或碳酸钠溶液中溶解；熔点为 174.5~178 ℃。

本品饱和水溶液呈弱酸性，酸性比碳酸弱，其钠盐水溶液在空气中不稳定，易吸收二氧化碳而析出苯巴比妥沉淀使溶液变浑浊，因此要现用现配。苯巴比妥钠遇酸可析出苯巴比妥沉淀，使溶液变浑浊，因此苯巴比妥钠注射液也不能与酸性药物配伍使用。

本品具有镇静催眠和抗惊厥作用，临床上用于治疗焦虑、失眠，也可用于治疗惊厥及癫痫大发作。主要有用药后有头晕和困倦等副作用，久用可产生耐受性和依赖性，多次连用可出现蓄积中毒以及呼吸抑制等症状。

课 堂 思 考

苯巴比妥钠注射液为什么要现用现配,它能否与酸性药物配伍使用?

4.1.2 苯二氮䓬类药物

1) 概述

苯二氮䓬类药物为最近50余年来发展起来的一类镇静、催眠、抗焦虑药,同时还有中枢性肌肉松弛、抗惊厥作用。由于其具有较好的抗焦虑和镇静催眠作用,且安全范围大、毒副作用小,目前已基本取代传统的巴比妥类药物而成为镇静、催眠、抗焦虑的首选药物。

氯氮䓬(又名利眠宁)是第一个用于临床治疗失眠的药物。此后,人们进一步研究发现氯氮䓬分子中的脒基及氮上的氧并非生理活性所必需的。于是对分子中的活性基团进行拼环等改造,开发出了副作用更小、在体内更稳定的苯二氮䓬类药物地西泮(Diazepam),是目前临床上的常用药物。

目前临床上有许多地西泮的同类型物和类似物,常用的镇静催眠药物有氯硝西泮、奥沙西泮、艾司唑仑、阿普唑仑、三唑仑等。

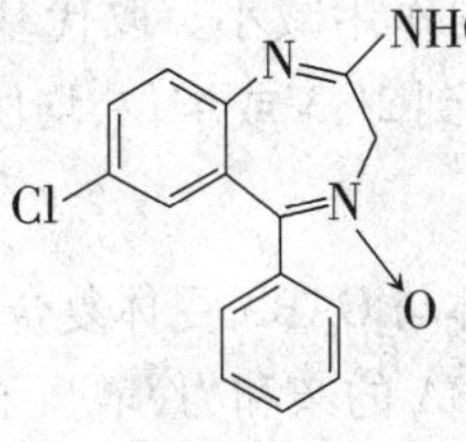

氯氮䓬 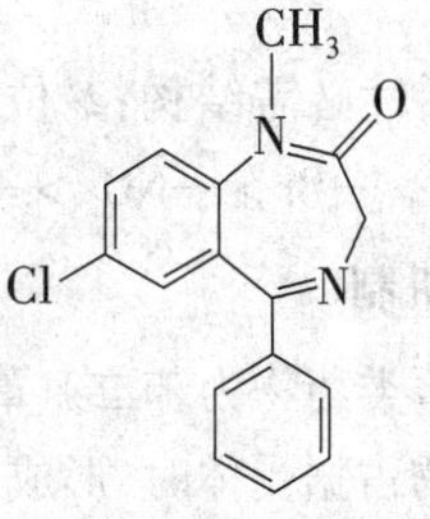　　　　　　　　　地西泮

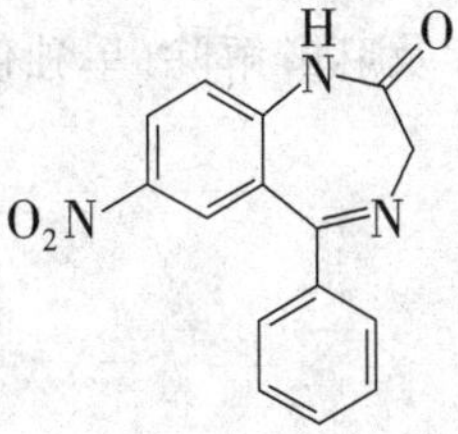

硝西泮 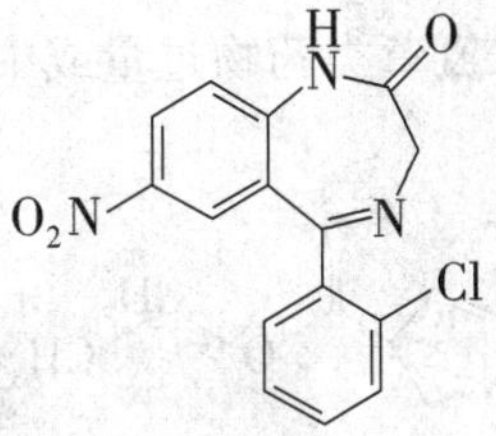　　　　　氯硝西泮 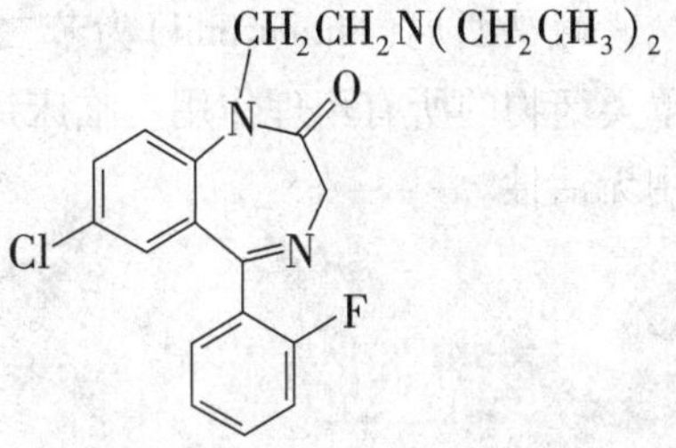　　　　　氟西泮

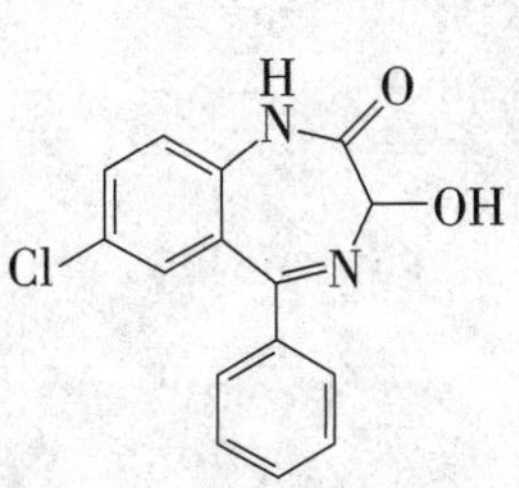

奥沙西泮 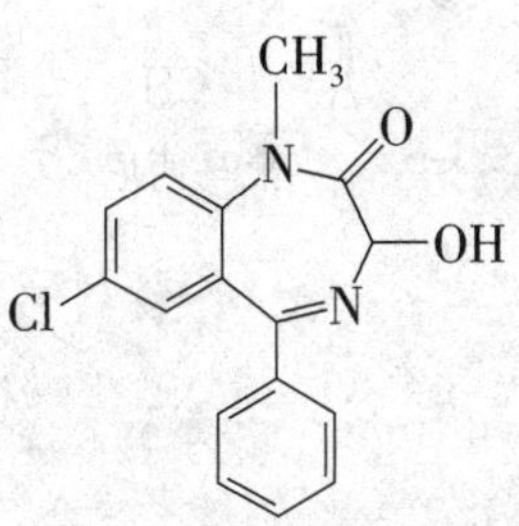　　　　　替马西泮 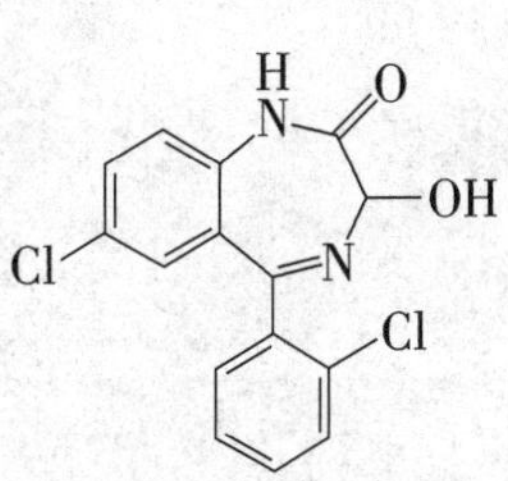　　　　　劳拉西泮

2) 构效关系

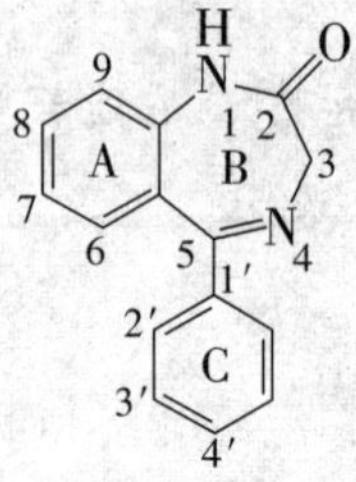

(1) A 环

A 环 7 位引入吸电子取代基,活性增强,如氟硝西泮。此位置上取代基的活性顺序为—NO$_2$>—Br>—CF$_3$>—Cl;在 6,8 或 9 位引入这些取代基则活性降低;苯环被其他芳杂环,如噻吩、吡啶等取代,仍有较好活性,其他芳杂环活性下降。

(2) B 环

B 环是活性必需结构:1 位 N 上可以引入甲基、二乙胺乙基等基团;2 位羰基氧以硫取代,或变为甲氨基,活性下降;3 位引入羟基,作用强度相同,副作用低,如奥沙西泮、替马西泮;在 4,5 位上并入四氢噁唑环可增加药物稳定性;5 位苯环专属性很高,代以其他基团则活性降低;1,2 位或 4,5 位并入杂环可提高活性。

(3) C 环

C 环是活性必需结构:2′位引入吸电子基,活性增强,副作用减小。取代基的活性顺序为—Cl>—F>—Br>—NO$_2$>—CF$_3$>—H;其他取代基引入到 2′,3′或 4′位,均使活性降低。

3) 作用机制

苯二氮䓬类药物为苯二氮䓬类受体激动剂,苯二氮䓬受体与 GABA 受体复合,产生中枢抑制作用。药物占据受体时,形成了复合物,增强了受体与 GABA 的亲和力,增强了 GABA 的作用,从而产生镇静、催眠、抗焦虑、抗惊厥的作用。

氟马西尼(Flumazenil)为苯二氮䓬类药物拮抗剂,能与苯二氮䓬类受体结合,阻断苯二氮䓬类药物的所有药理作用。临床用于苯二氮䓬类药物过量或中毒的治疗及麻醉解除,单独使用无活性。

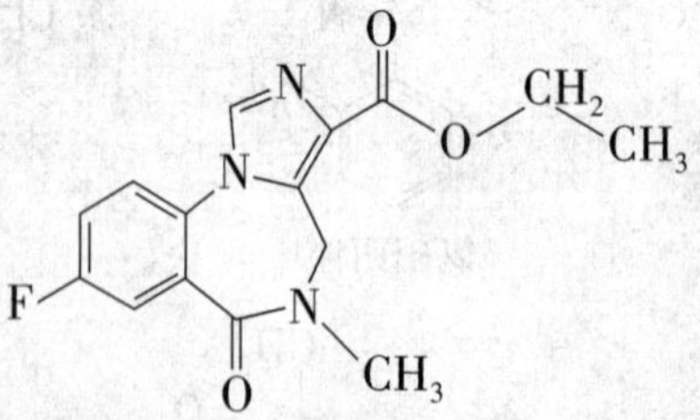

氟马西尼

4)典型药物

(1)地西泮

地西泮 Diazepam

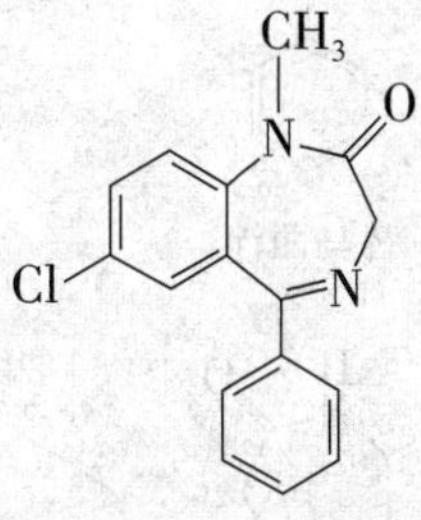

化学名:1-甲基-5-苯基-7-氯-1,3-二氢-2*H*-1,4-苯并二氮杂䓬-2-酮,又名安定。

本品为白色或类白色结晶性粉末;无臭,味微苦;易溶于三氯甲烷、丙酮,可溶于乙醇,几乎不溶于水。

本品溶于硫酸,在紫外光灯(365 nm)下检视,显黄绿色荧光;溶于稀盐酸,加碘化铋钾试剂,即产生橙红色沉淀,放置颜色加深。

本品具有抗焦虑、镇静、催眠、抗癫痫等作用,临床用于治疗焦虑症、失眠及各种神经症。口服后,在胃酸作用下,4,5 位水解开环;开环后,化学物进入碱性的肠道后又闭环成原药。因此,4,5 位开环反应是可逆的,不影响药物的生物利用度。

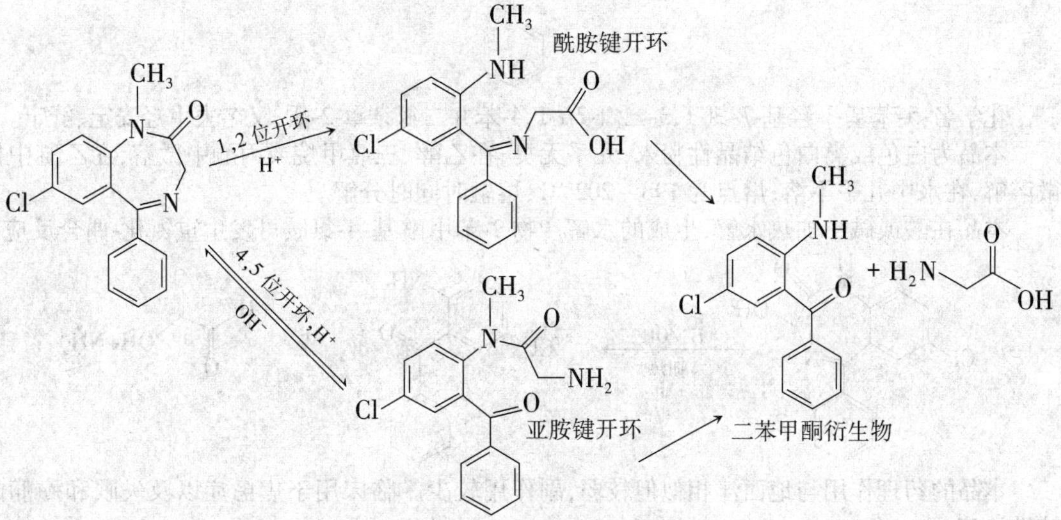

地西泮的体内代谢在肝脏内进行,代谢途径为 N-1 位去甲基,C-3 位羟基化,代谢产物仍有活性,且毒性降低,被开发成药物使用,即为替马西泮、奥沙西泮。这两个药物的催眠作用较弱、副作用较小、半衰期较短,适宜老年人和肝肾功能不良者使用。

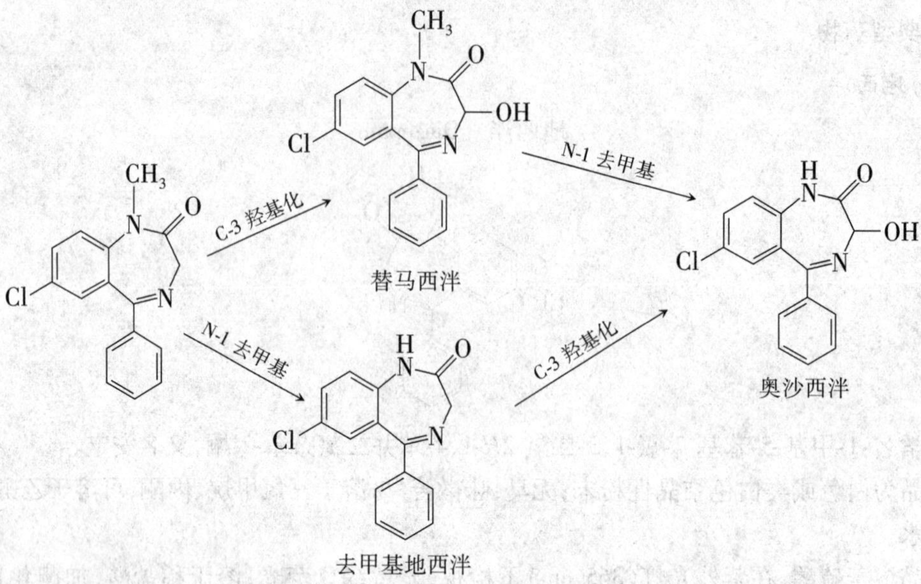

替马西泮

去甲基地西泮

奥沙西泮

(2) 奥沙西泮

奥沙西泮 Oxazepam

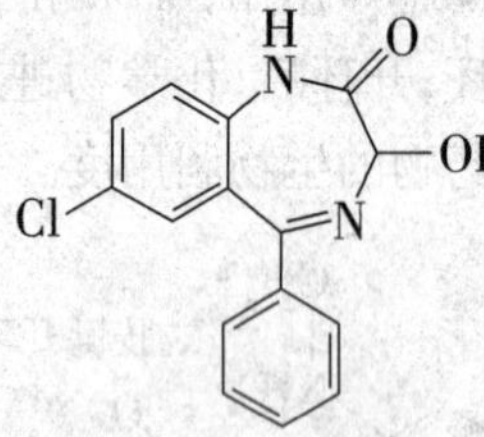

化学名:5-苯基-3-羟基-7-氯-1,3-二氢-2*H*-1,4-苯并二氮杂䓬-2-酮,又名去甲羟安定、舒宁。

本品为白色或类白色结晶性粉末;几乎无臭;在乙醇、三氯甲烷或丙酮中微溶,在乙醚中极微溶解,在水中几乎不溶;熔点为198～202 ℃,熔融时同时分解。

本品在酸或碱中加热水解,生成的水解产物2-苯甲酰基-4-氯胺可发生重氮化-偶合反应。

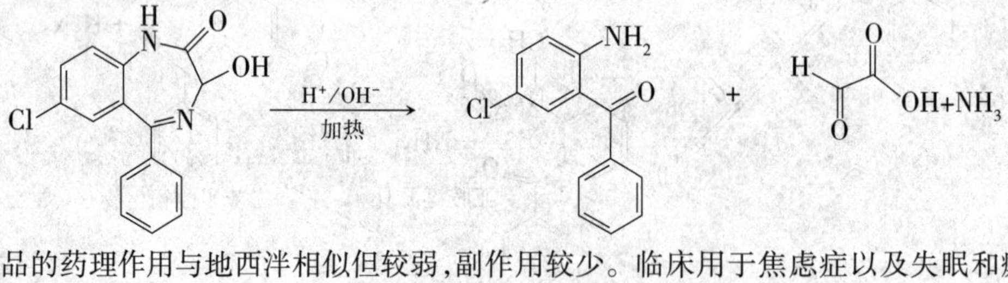

本品的药理作用与地西泮相似但较弱,副作用较少。临床用于焦虑症以及失眠和癫痫的辅助治疗。

艾司唑仑 Estazolam

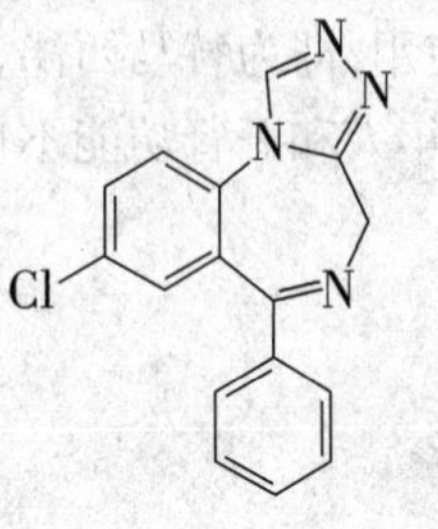

化学名:6-苯基-8-氯-4*H*-[1,2,4]-三氮唑[4,3-a][1,4]苯并二氮杂䓬,又名舒乐安定。

本品为白色或类白色的结晶性粉末;无臭,味微苦;在醋酐或氯仿中易溶,在甲醇中溶解,在醋酸乙酯或乙醇中略溶,在水中几乎不溶;熔点为229~232 ℃。

本品在稀盐酸溶液中加热煮沸,放冷后能发生重氮化-偶合反应。

本品为强力安眠镇定用药,致眠效果是安定的50~100倍。每次用药0.25~0.5 mg,可持续6个小时以上。临床用于失眠、紧张、焦虑及癫痫发作等。

阿普唑仑　　　　　　　　　　　　　　三唑仑

阿普唑仑与地西泮药理作用相似,抗焦虑作用比地西泮强10倍,主要用于治疗焦虑。

三唑仑,又名海乐神,是常用的有效催眠药之一,也可用于焦虑及神经紧张等。没有任何味道,见效迅速,故俗称迷药、蒙汗药,属我国严格管制的一类精神药品。

4.1.3　其他类镇静催眠药

(1)酒石酸唑吡坦

酒石酸唑吡坦　Zolpidem Tartrate

化学名:N,N,6-三甲基-2-(4-甲基苯基)-咪唑并[1,2-a]吡啶-3-乙酰胺-L-(+)-酒石酸盐。

本品为白色或类白色结晶性粉末;无臭;略有引湿性;在甲醇中略溶,在水或乙醇中微溶,在三氯甲烷或二氯甲烷中几乎不溶;在0.1 mol/L盐酸溶液中溶解。

本品的固体对光和热较稳定,在pH=1.5~7.4的水溶液中稳定。分子中的酰胺键在酸、碱催化下发生水解,药效会降低。

本品是第一个上市的咪唑并吡啶类镇静催眠药,属于新结构类型的催眠药,可选择性地激动苯二氮杂䓬受体,具有较强镇静催眠作用,较弱抗焦虑、肌肉松弛和抗惊厥作用,无呼吸抑制作用。

本品用药剂量小,作用时间短,极少产生耐受性和成瘾性。临床用于各种失眠症的治疗,目前已成为欧美国家的主要镇静催眠药。

（2）佐匹克隆

佐匹克隆　Zopiclone

化学名:6-(5-氯吡啶-2-基)-7-[(4-甲基哌嗪-1-基)甲酰氧基]-5,6-二氢吡咯并[3,4-b]吡嗪-5-酮,又名吡唑酮。

本品为白色至淡黄色结晶性粉末;无臭、味苦;在二氯乙烷中易溶,在甲醇或 N,N-二甲基甲酰胺中略溶,在乙醇中微溶,在水中几乎不溶,在稀盐酸中微溶;熔点为175～178 ℃。

本品为速效催眠药,能延长睡眠时间,提高睡眠质量,减少夜间觉醒和早醒次数。临床用于各种失眠症的治疗。

4.2　抗癫痫药

4.2.1　概述

癫痫,即俗称的"羊角风"或"羊癫风",是大脑局部神经元过度兴奋,产生阵发性放电所导致的慢性、反复性和突发性大脑功能障碍。癫痫是由遗传因素、脑部疾病、全身或系统性疾病等引起的,临床表现为发作性运动、感觉、自主神经、意识及精神障碍。

抗癫痫药(Antiepileptic Drugs)可抑制大脑神经的兴奋性,用于防止和控制癫痫的发作。抗癫痫药的作用方式可通过两种方式实现:一是抑制中枢病灶神经元过度放电;二是提高正常脑组织的兴奋阈,从而减弱来自病灶的兴奋扩散,遏制异常放电。

理想的抗癫痫药应该对各种类型的癫痫发作都高度有效,用药后起效快、持效长、不复发,且在治疗剂量下可以完全控制癫痫的发作而不产生镇静或其他中枢神经系统的毒副作用。但抗癫痫药发展较慢,自1912年发现苯巴比妥后,直到1938年才发现苯妥英,这两种传统药物至今仍在使用;1964年又发现了丙戊酸钠。近20余年,又合成了很多新的药物,但仍停留在对症治疗水平,病人需要长期服用抗癫痫药控制症状。

抗癫痫药物主要有:

①巴比妥类及其同型物:苯巴比妥、苯妥英(Ⅰ)、扑米酮。

②苯并二氮杂䓬类:地西泮、氯硝西泮。

③二苯并氮杂䓬类:卡马西平(Ⅱ)、奥卡西平。

④脂肪羧酸类:丙戊酸钠(Ⅲ)。

⑤噁唑烷酮类:三甲双酮。

⑥丁二酰亚胺类:苯琥胺、甲琥胺、乙琥胺。

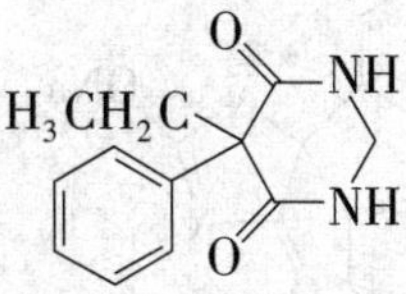

| 扑米酮 | 苯妥英 | 三甲双酮 | 苯琥胺 |

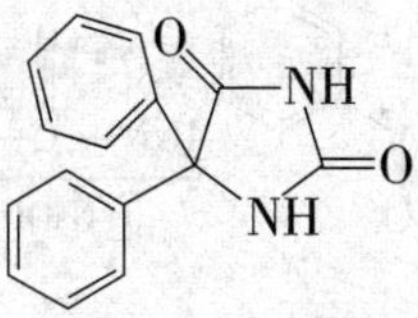

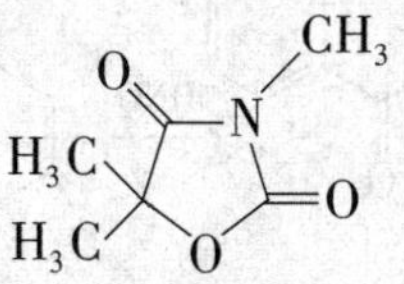

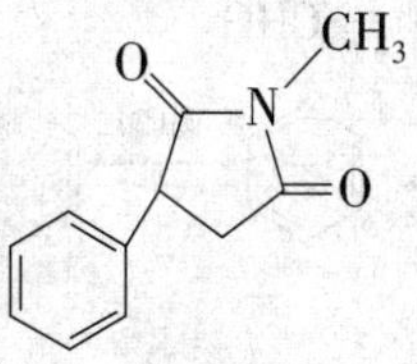

4.2.2 典型药物

(1) 苯妥英钠

苯妥英钠 Phenytoin Sodium

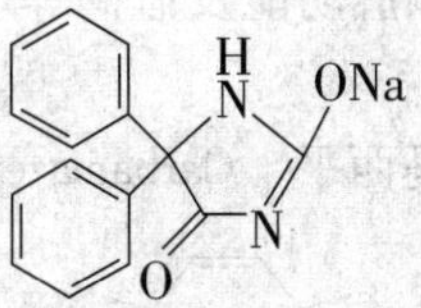

化学名:5,5-二苯基-2,4-咪唑烷二酮钠盐,又名大伦丁钠。

本品为白色粉末;无臭,味苦;易溶于水,溶于乙醇,几乎不溶于乙醚和三氯甲烷;微有引湿性。

本品水溶液呈碱性,在空气中渐渐吸收 CO_2,析出苯妥英,水溶液变浑浊,故本品及其水溶液都要密闭保存或现配现用。

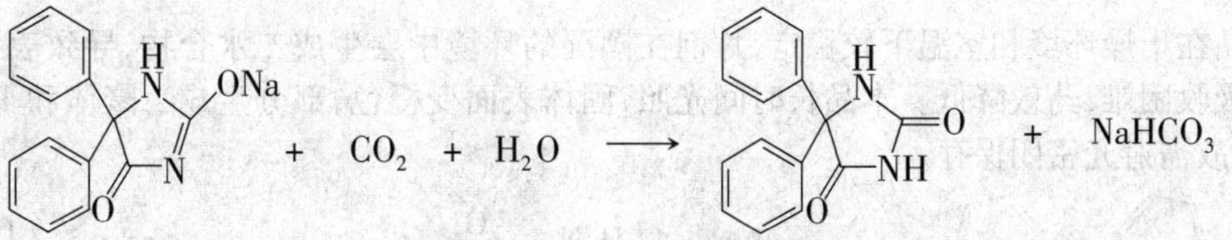

本品分子中含有环状酰脲结构,与碱共热易水解,生成二苯基脲基乙酸,最后生成二苯基氨基乙酸并放出 NH_3,可用于鉴别苯妥英钠。

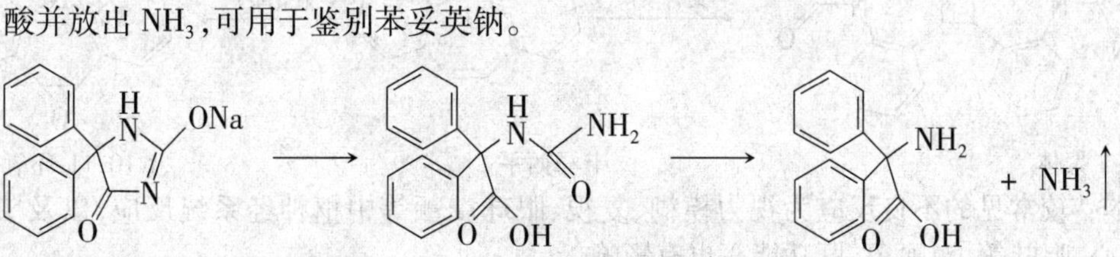

本品水溶液加氯化汞试液,可产生不溶于氨溶液的白色汞盐沉淀。

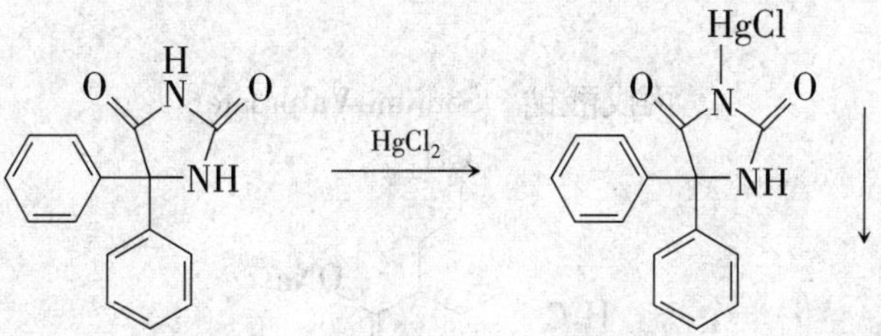

苯妥英钠的合成:

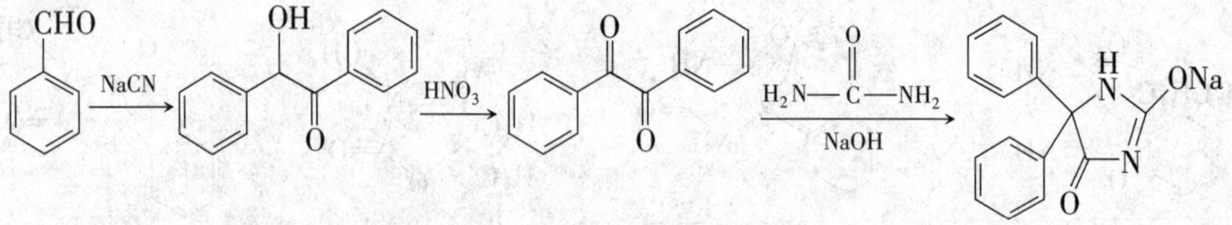

苯妥英钠在肝脏被肝微粒体酶代谢，主要代谢产物为苯环对位羟基化的产物，没有活性。其代谢具"饱和代谢动力学"的特点，在短期内反复使用或用量过大，可使代谢酶饱和，代谢速度将显著减慢，易产生毒性反应。因患者个体差异大，需监测血药浓度来决定其每日的给药次数和用量。

本品具有抗癫痫和抗心律失常作用，对癫痫大发作效果好；也可用于三叉神经痛及某些类型的心律不齐。使用本品后，较常见的不良反应有行为改变、笨拙或步态不稳、思维混乱、发音不清，手抖神经质或烦躁易怒，对血象、肝功能及血钙等均有影响。

(2)卡马西平

卡马西平　Carbamazepine

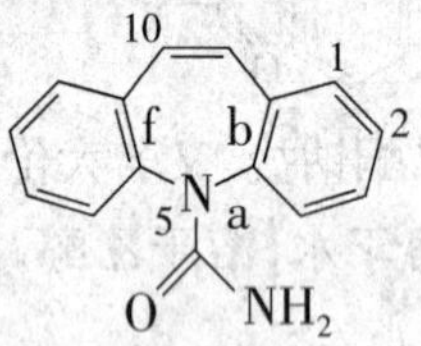

化学名：5*H*-二苯并[b,f]氮杂䓬-5-甲酰胺。

本品为白色或类白色的结晶性粉末；几乎无臭；易溶于三氯甲烷，略溶于乙醇，几乎不溶于水或乙醚。

本品在干燥环境和室温下较稳定，片剂在潮湿的环境中会生成二水合物，导致表面硬化，溶解和吸收困难，药效降低。本品长时间光照，固体表面变橙色，部分生成二聚体和10,11-环氧化物，故需避光密闭保存。

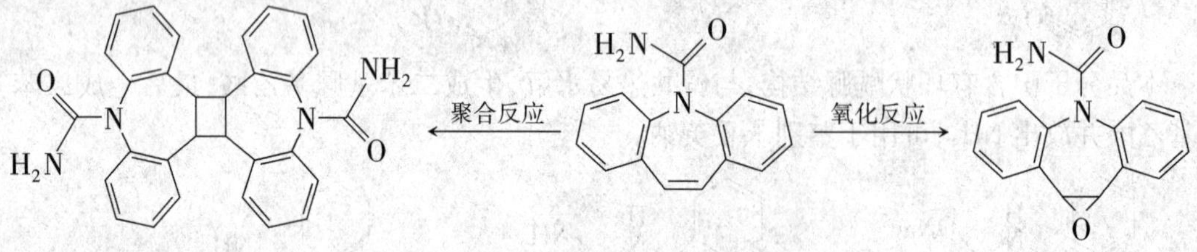

二聚体　　卡马西平　　10,11-环氧化物

本品较常见的不良反应为视力模糊、复视、眼球震颤等中枢神经系统反应，以及头晕、乏力、恶心、呕吐等，对血象、肝功能等也有影响。

本品临床上用于癫痫大发作和综合性、局灶性发作的治疗。

(3)丙戊酸钠

丙戊酸钠　Sodium Valproate

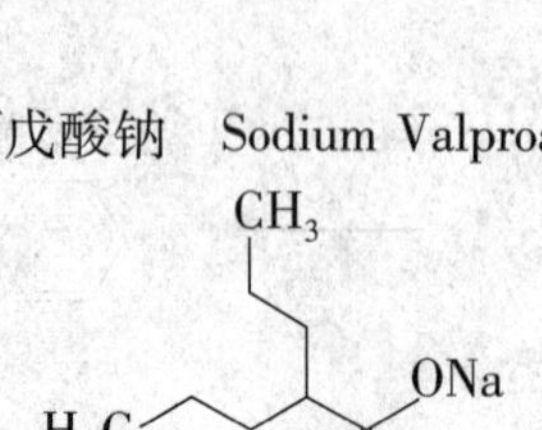

化学名:2-丙基戊酸钠。

本品为白色或类白色晶体性粉末或颗粒;极易溶于水,易溶于乙醇、甲醇,几乎不溶于丙酮;具有较强的吸湿性。

本品为广谱抗癫痫药,临床上主要用于单纯或复杂失神发作、癫痫大发作的治疗。

4.3　抗精神失常药

精神失常是由多种原因引起的精神活动障碍的一类疾病。抗精神病药对神经活动具有较强的选择性抑制,可在不影响意识清醒的条件下,控制兴奋、躁动、妄想、幻觉、情感淡漠和思维贫乏等症状。

按照是否易发生锥体外系反应,可将抗精神病药分为经典的抗精神病药和非经典的抗精神病药。根据药物的主要适应症,可分为抗精神病药(主要治疗精神分裂症,故又称抗精神分裂症药、强安定药)、抗抑郁药、抗焦虑药(催眠镇静药)及抗躁狂药。

4.3.1　经典的抗精神病药

精神分裂症是脑内多巴胺(DA)神经系统的功能亢进,使脑部多巴胺过量所致,或者是体内多巴胺受体超敏所致。药物的抗精神分裂症作用主要与阻断多巴胺受体有关。抗精神病作用是药物的选择性对抗和治疗,而不是镇静作用,但此类药物具有不同程度的镇静作用,长期应用一般不产生成瘾性。

经典的抗精神病药按照结构不同可分为吩噻嗪类、丁酰苯类、硫杂蒽类、苯甲酰胺类和二苯丁基哌啶类等。

1) 吩噻嗪类

早在20世纪40年代人们就已发现某些抗组胺药具有镇静作用,在研究吩噻嗪类抗组胺药异丙嗪的构效关系时发现了氯丙嗪。

异丙嗪　　　　　　　　　　　　氯丙嗪

氯丙嗪是第一个用于治疗精神病的吩噻嗪类药物,虽然具有较好的疗效,但其毒性和副作用也较大。

盐酸氯丙嗪　　*Chlorpromazine Hydrochlorde*

化学名:N,N-二甲基-2-氯-10*H*-吩噻嗪-10-丙胺盐酸盐,又名冬眠灵。

本品为白色或乳白色结晶性粉末;有微臭,味极苦;有引湿性;易溶于水、乙醇或氯仿,不溶于乙醚或苯;遇光渐变色。

本品水溶液呈酸性,注射液的 pH 为 3.0 ~ 5.0,遇碱会析出氯丙嗪沉淀,故不宜与碱性药物配伍使用。本品分子中吩噻嗪母核易氧化,在空气或日光中放置渐变红色,故制剂时需采用防氧化措施,如加连二亚硫酸钠、亚硫酸氢钠或维生素 C 等抗氧剂。

本品注射剂在日光下易变质,pH 下降;而且部分病人用药后在日光下会发生严重的光毒性反应,主要副作用有口干、视物不清、上腹部不适、乏力、嗜睡、便秘等。对肝功能有一定影响,长期使用可引起锥体外系反应。对产生光毒性反应的病人,在服药期间要避免阳光的过度照射。

本品为多巴胺受体拮抗剂,临床用于精神分裂症和躁狂症的治疗,大剂量时可用于镇吐、强化麻醉及人工冬眠。

为了寻找毒副作用小、疗效好的新药,对氯丙嗪进行了结构改造,得到了三氟丙嗪、三氟拉嗪、奋乃静、氟奋乃静等丙嗪类抗精神病药。

三氟丙嗪　　　　　　　　　　　　　三氟拉嗪

奋乃静

氟奋乃静

三氟丙嗪作用与氯丙嗪相似,抗精神病作用较氯丙嗪强。三氟拉嗪抗精神病作用和催吐作用比氯丙嗪强,作用快而持久。奋乃静作用与氯丙嗪相似,镇吐作用较强、镇静作用较弱、毒性较低。氟奋乃静抗精神病作用比奋乃静强,且更持久,镇静、催吐作用微弱。

将吩噻嗪类侧链含有羟基的药物与长链脂肪酸成酯,改变药物脂溶性,可延长药物作用时间,成为长效的抗精神病药,如氟奋乃静庚酸酯、葵氟奋乃静等。

氟奋乃静庚酸酯

葵氟奋乃静

2)丁酰苯类

通过对 4-苯基哌啶类化合物进行系统的研究,合成了许多 N-取代的衍生物,当用丙酰苯基代替哌替啶氮上的甲基后,发现该类似物镇痛效果较吗啡强 100 倍;延长丙酰基得到丁酰苯基化合物,其镇痛效果仍比吗啡强,同时也惊奇地发现该化合物还有类似氯丙嗪的作用。当用简单的—OH 代替羧酸酯基后,发现化合物的阿片样作用消失,而抗精神病活性增强,和氯丙嗪相比无论在活性还是强度上均相当。

氟哌啶醇是最早用于临床的丁酰苯类药物,药理作用类似吩噻嗪类抗精神病药物,但无吩噻嗪类药物的毒性反应,对躁狂症和忧郁症都有效,副作用以锥体外系反应最多见。

氟哌啶醇　Haloperidol

化学名:1-(4-氟苯基)-4-[4-(4-氯苯基)-4-羟基-1-哌啶基]-1-丁酮。

本品为白色或类白色结晶性粉末;无臭无味;几乎不溶于水,微溶于乙醚,溶于三氯甲烷,略溶于乙醇;本品的熔点为 149～153 ℃。

本品是最早用于临床的丁酰苯类药物,临床用于精神分裂症、躁狂症的治疗。对氟哌啶醇进行结构改造,得到了一些丁酰苯类抗精神病药,如三氟哌多、氟哌利多等。

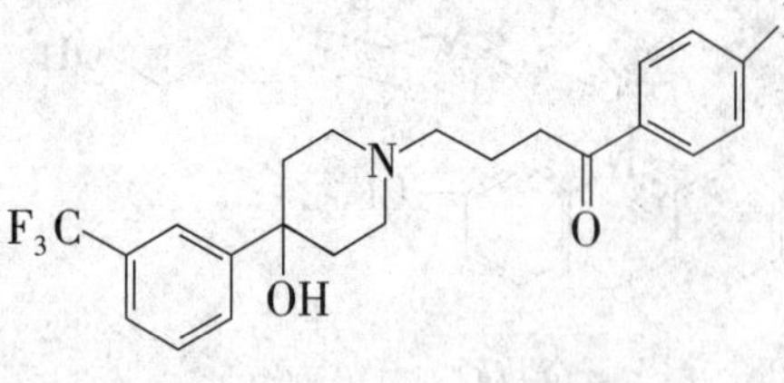

三氟哌多 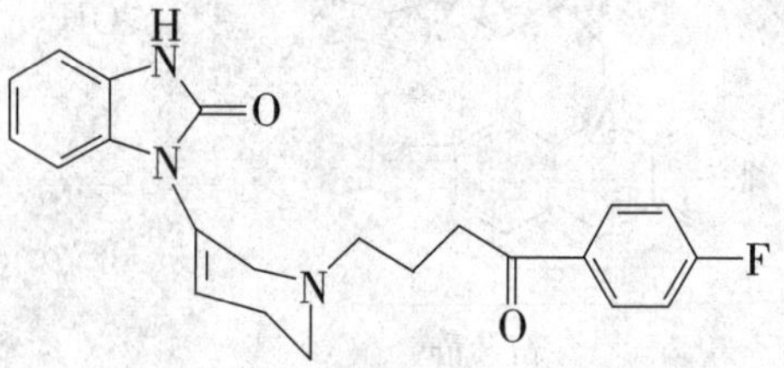　　　　　　　　　　　　　　　　　氟哌利多

三氟哌多药理作用同氟哌啶醇,但作用快而强;氟哌利多药理作用也同氟哌啶醇,体内代谢快,作用维持时间短。

3) 硫杂蒽类

将吩噻嗪类药物 10 位氮原子以碳原子替代,并通过双键与碱性侧链相连,得到硫杂蒽类抗精神病药,如氯普噻吨、珠氯噻醇等。

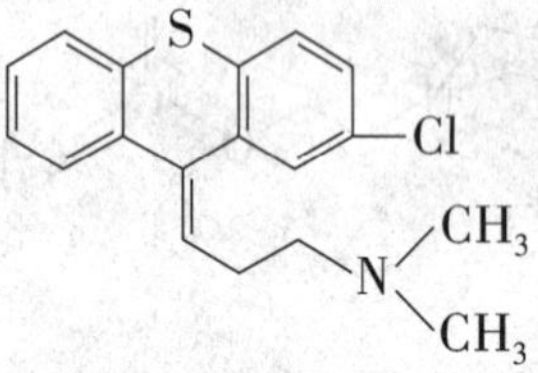

氯普噻吨 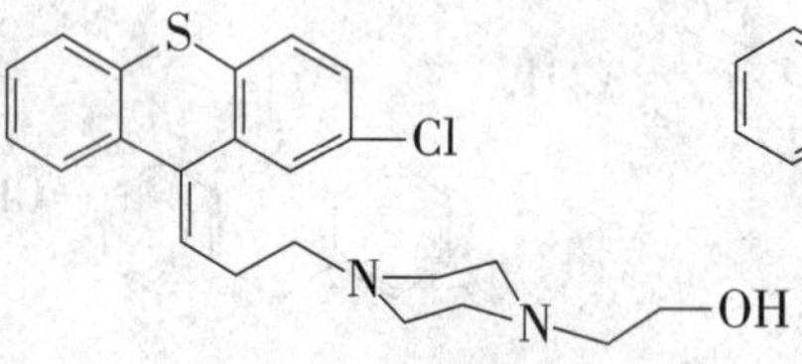　　　　　　　　　珠氯噻醇 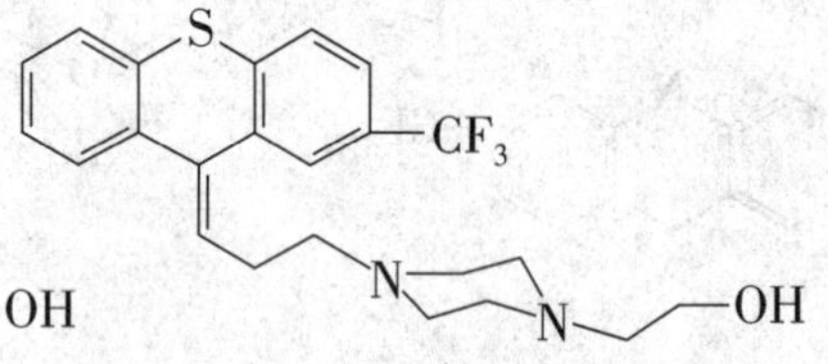　　　　　　　　　氟哌噻吨

氯普噻吨药理作用与氯丙嗪类似,较氯丙嗪弱,镇静作用较强,副作用比氯丙嗪小,用于精神分裂症和神经官能症的治疗。

珠氯噻醇类似奋乃静的结构,抗精神病作用与氯丙嗪相似,镇静作用较强。

氟哌噻吨具有较强的抗精神病作用,比氯普噻吨强 4 ~ 8 倍,而镇静作用较弱。同时还有抗焦虑、抗抑郁作用。适用于急、慢性精神分裂症,忧郁症及忧郁性神经官能症,有首过效应。

4) 苯甲酰胺类

舒必利　Sulpiride

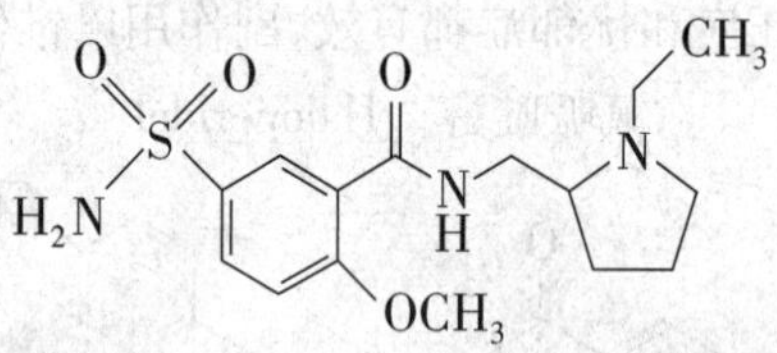

化学名:N-[(1-乙基-2-吡咯烷基)-甲基]-2-甲氧基-5-(氨基磺酰基)苯甲酰胺。

本品为白色或类白色结晶性粉末;无臭,味微苦;几乎不溶于水,微溶于乙醇或丙酮,极微溶于三氯甲烷。

本品结构中具有手性碳,故具有光学异构体,左旋体 S-(－)具有抗精神病活性,临床上使用外消旋体。本品很少有锥体外系副作用,止吐作用是氯丙嗪的 166 倍。

本品用于精神分裂症及焦虑性神经官能症的治疗,也可用于止吐。

5) 二苯丁基哌啶类

匹莫齐特、五氟利多均为长效抗精神病药。前者对急性精神分裂症有效,后者药理作用与氟哌啶醇类似,抗精神病作用起效慢、持续时间久。

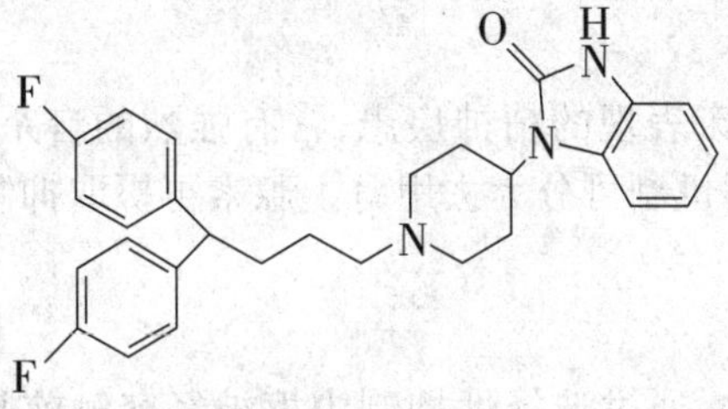

匹莫齐特 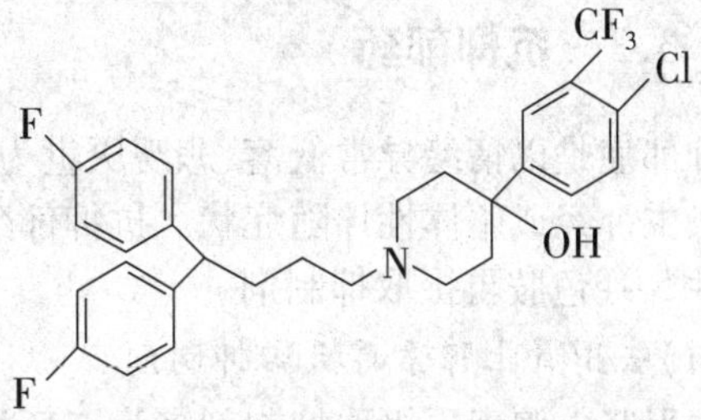 　　　　　　　　　　　　　　　五氟利多

4.3.2 非经典的抗精神病药

20世纪60年代氯氮平用于抗精神分裂症,其作用机制与经典的抗精神病药物不同,锥体外系反应及迟发性运动障碍等毒副作用较轻。对多巴胺受体和5-羟色胺受体具有双向调节作用,为区别于经典的抗精神病药物,即称之为非经典的抗精神病药,又称第二代抗精神病药。对氯氮平进行结构改造,又得到了奥氮平和利培酮等非经典的抗精神病药。

非经典的抗精神病药有二苯二氮䓬类,如氯氮平。

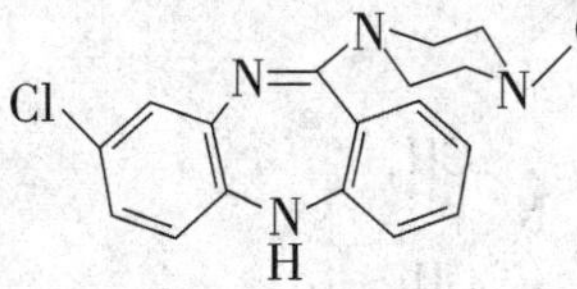

氯氮平 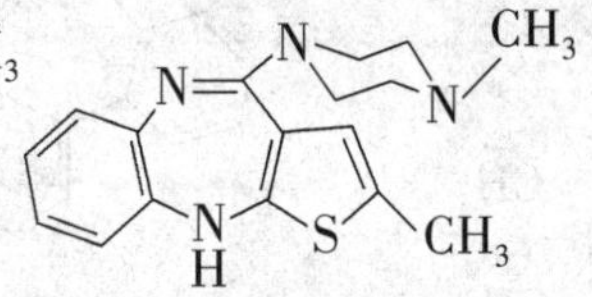 　　　　　　　　　　奥氮平 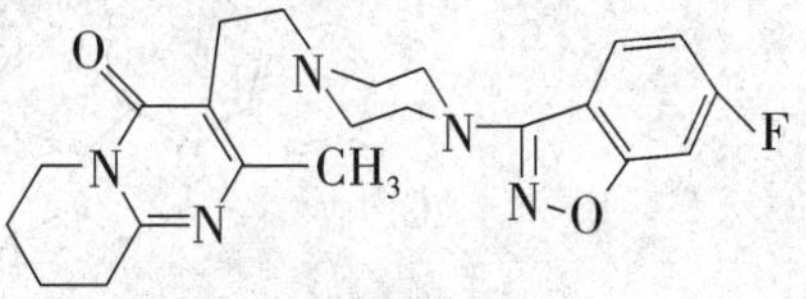 　　　　　　　　　　利培酮

氯氮平 Clozapine

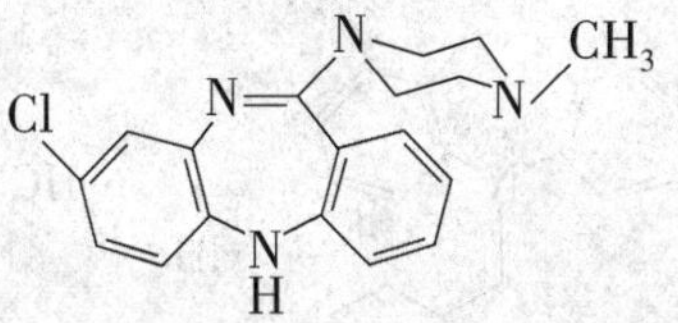

化学名:8-氯-11-(4-甲基-1-哌嗪基)-5H-二苯并[b,e][1,4]二氮杂䓬。

本品为淡黄色结晶性粉末;无臭,无味;在氯仿中易溶,在乙醇中溶解,在水中几乎不溶。

本品特异性地作用于中脑皮层的多巴胺神经元,与多巴胺受体-D_2的结合率约为50%,比一般经典抗精神病药物低;但氯氮平与多巴胺受体-D_1的结合比任何抗精神病药物都高,而且很少产生锥体外系副作用。

本品不仅对精神病阳性症状(幻觉、妄想等)有效,对阴性症状(思维贫乏、情感冷漠等)也有一定效果,适用于急性与慢性精神分裂症的各个亚型,也可以减轻与精神分裂症有关的情感症状(如抑郁、负罪感、焦虑)。对一些用传统抗精神病药治疗无效或疗效不好的病人,改用本品可能有效。本品也用于治疗躁狂症或其他精神病性障碍的兴奋躁动和幻觉妄想。

4.3.3 抗抑郁药

抑郁症是以情绪异常低落、悲观厌世为主要临床表现的精神疾患,常有强烈的自杀倾向,伴有自主神经或躯体性伴随症状。抗抑郁药按作用机制可分为去甲肾上腺素再摄取抑制剂和选择性 5-羟色胺再摄取抑制剂。

(1)去甲肾上腺素再摄取抑制剂

去甲肾上腺素再摄取抑制剂多为三环类化合物,通过选择性抑制中枢神经突触前膜对去甲肾上腺素再摄取,增强中枢神经系统去甲肾上腺素的功能,从而起到抗抑郁的作用。丙咪嗪是最早用于忧郁症治疗的药物。通过对丙咪嗪进行结构改造,得到阿米替林、氯米帕明、多塞平等药物。

丙咪嗪　　　　　　　　　　　　阿米替林

氯米帕明　　　　　　　　　　　多塞平

盐酸丙米嗪　Imipramine Hydrohlorde

化学名:N,N-二甲基-10,11-二氢-5H-二苯并[b,f]氮杂䓬-5-丙胺盐酸盐。

本品为白色或类白色结晶性粉末;无臭或几乎无臭;易溶于水、乙醇、三氯甲烷,几乎不溶于乙醚。本品遇光渐变色,因此应密闭避光保存。

本品有较强的振奋作用,用于治疗内源性抑郁症、反应性抑郁症、更年期抑郁症及小儿遗尿等。

(2)选择性 5-羟色胺再摄取抑制剂

选择性 5-羟色胺再摄取抑制剂可选择性抑制突触前膜对 5-羟色胺再摄取,提高突触间隙中 5-羟色胺的浓度,从而起到抗抑郁的作用。此类药物具有口服吸收好、生物利用度高、耐受性好等优点,疗效与三环类抗抑郁药物相当,不良反应较三环类药物少,较少心脏毒性,现已成为临床主要应用的抗抑郁药。氟西汀、氟伏沙明、帕罗西汀、西酞普兰、舍曲林,这 5 种药物被我国精神医学界形象地称为抗抑郁药的"五朵金花"。

氟西汀

氟伏沙明

帕罗西汀

西酞普兰

舍曲林

盐酸氟西汀　Fluoxetine Hydrochloride

· HCl

化学名:N-甲基-3-苯基-3-(4-三氟甲基苯氧基)丙胺盐酸盐。

本品为白色或类白色结晶性粉末;微溶于水,易溶于甲醇。

本品结构中有手性碳原子,具有一对光学异构体,其中 S-异构体的活性较强。临床使用其外消旋体,通过拆分可降低毒性和副作用,安全性更高,可治疗各类抑郁症、强迫症、神经厌食症。本品在胃肠道吸收,在肝脏代谢成活性的去甲氟西汀,在肾脏消除。

4.4　抗老年痴呆及改善脑代谢药

随着我国人口老龄化的日益严重,老年性痴呆越来越成为一个严重的社会问题。老年性痴呆是老年人中最常见的神经退行性疾病,主要表现为渐进性记忆障碍、认知功能障碍、人格改变及语言障碍等神经精神症状,严重影响社交、职业与生活功能。老年性痴呆是老年人发生的痴呆之统称,其中最常见的是阿尔茨海默病,占所有痴呆 70% 以上,抗老年性痴呆药物的研究集中在抗阿尔茨海默病药物上。

阿尔茨海默病的病因及发病机制尚未得到阐明,目前临床使用的抗阿尔茨海默病药物主要有两类:①乙酰胆碱酯酶抑制剂,如多奈哌齐、石杉碱甲等。这类药物可以延缓突触间隙乙酰胆碱的降解,提高乙酰胆碱含量,主要用于改善轻、中度阿尔茨海默病的认知损害症状。②N-甲基-D-天冬氨酸(NMDA)受体拮抗剂,如美金刚等。这类药物可抑制钙超载,减少神经元死亡,用于治疗中、重度阿尔茨海默病。

改善脑代谢药主要用于治疗脑创伤、脑血管意外引起的功能损伤,其中一些药物也可用于治疗老年性痴呆,如吡拉西坦、石杉碱甲等。

（1）吡拉西坦

吡拉西坦　Piracetam

化学名:2-氧代-1-吡咯烷基乙酰胺,又名脑复康、酰胺吡酮。

本品为白色或类白色结晶性粉末;无臭,味苦;在水中易溶,在乙醇中略溶,在乙醚中几乎不溶。

本品为中枢兴奋药,对中枢作用的选择性强,仅限于脑功能(记忆、意识等)的改善。精神兴奋的作用弱,无精神药物的副作用,无成瘾性。

本品可直接作用于大脑皮质,具有激活、保护和修复神经细胞的作用。临床用于老年精神衰退综合征、老年性痴呆,也可用于脑外伤所致的记忆障碍及儿童弱智等。

（2）石杉碱甲

石杉碱甲　Huperzine-A

化学名:(5R,9R,11E)-5-氨基-11-亚乙基-5,8,9,10-四氢-7-甲基-5,9-亚甲基环辛四烯并[b]吡啶-2-(1H)-酮。

本品为白色或类白色的结晶性粉末;无臭;有引湿性;在甲醇中易溶,在乙醇中溶解,在水中不溶;在 0.01 mol/L 盐酸溶液中微溶。

本品是我国科学家从石杉属植物千层塔中提取得到的生物碱,具有较强的胆碱酯酶抑制作用。生物活性高,有较高的脂溶性,易透过血脑屏障,进入中枢后较多地分布于大脑的额叶、颞叶、海马等与学习和记忆有密切联系的脑区,起到提高认知功能、增强记忆、保持和促进记忆再现的作用。

本品用于良性记忆障碍及各型痴呆、记忆认知功能及情绪行为障碍的治疗,也用于治疗重症肌无力。

（3）氢溴酸加兰他敏

氢溴酸加兰他敏　Galantamine Hydrobromide

化学名:11-甲基-3-甲氧基-4α,5,9,10,11,12-六氢-6H-苯并呋喃[3a,3,2-e,f][2]苯并氮杂䓬-6-醇氢溴酸盐。

本品为白色或类白色结晶性粉末;无臭,味苦;溶于水,微溶于乙醇,不溶于氯仿、乙醚、苯或丙酮。

本品是从石蒜科植物石蒜中提取的一种生物碱,具有抗乙酰胆碱酯酶作用。临床用其氢溴酸盐注射液治疗小儿麻痹后遗症、进行性肌营养不良症及重症肌无力等,已使用多年。

本品易透过血脑屏障,故对中枢神经系统作用较强,使受阻碍的神经肌肉传导恢复,改善各种末梢神经肌肉障碍的麻痹状态。本品治疗范围广、毒性较小、病人较易耐受,2000年开始用于治疗老年痴呆症。

本品用于治疗轻、中度阿尔茨海默病,也用于治疗重症肌无力、脊髓灰质炎后遗症等,还可用于儿童脑型麻痹、外伤性感觉运动障碍及多发性神经炎等。

(4)盐酸多奈哌齐

盐酸多奈哌齐　Donepezil Hydrochloride

化学名:(±)-2-[(1-苄基-4-哌啶基)甲基]-5,6-二甲氧基-1-茚酮盐酸盐。

本品为白色或类白色结晶性粉末;在三氯甲烷中易溶,在水中溶解,在乙醇中略溶;在盐酸溶液(1:1 000)中略溶。

本品为强效可逆性非竞争性乙酰胆碱酯酶抑制剂,对轻、中度阿尔茨海默病患者的临床症状有较好的改善作用,对血管性痴呆患者也有显著疗效。本品还有改善患者的精神状态和保持脑功能活性的作用。

本品是一种长效的阿尔茨海默病的对症治疗药,是美国食品与药物管理局(FDA)批准的用于治疗阿尔茨海默病的药物,用于轻度或中度阿尔茨海默型痴呆症的治疗,能改善记忆,更快恢复认知功能。

本章习题

一、单项选择题

1.巴比妥类药物具有弱酸性是因为分子中具有(　　　)。

    A.羰基　　　　　　B.二酰亚胺基　　　　C.氨基　　　　　　　D.嘧啶环

2.与巴比妥类药物作用时间持续长短有关的是(　　　)。

    A.与5,5取代基的碳原子数目有关　　　　B.与解离常数有关

    C.与5,5取代基在体内代谢稳定性有关　　D.与脂水分配系数有关

3.苯二氮䓬类镇静催眠药在酸、碱中可发生水解反应是因为分子中具有(　　　)。

    A.羰基　　　　　　B.酯基　　　　　　　C.七元环　　　　　　D.内酰胺基

4.氯丙嗪在空气或日光中放置,逐渐变为红色,结构中易氧化的部分是(　　　)。

    A.二甲基氨基　　　B.侧链部分　　　　　C.酚羟基　　　　　　D.吩噻嗪环

5.巴比妥类药物的钠盐及苯妥英钠水溶液放置过程中变浑浊,是与空气中(　　　)气体接触引起的。

A. 氮气 B. 氧气 C. 二氧化碳 D. 二氧化硫

6. 氯丙嗪属于( )。

　　A. 镇静催眠药 B. 抗癫痫药 C. 抗精神病药 D. 中枢兴奋药

7. 可用于改善脑代谢的药物是( )。

　　A. 吡拉西坦 B. 佐匹克隆 C. 氟哌啶醇 D. 氟西汀

8. 下列描述与艾司唑仑不相符的是( )。

　　A. 在酸溶液中,受热水解,水解产物可发生重氮化-偶合反应

　　B. 与吡啶-硫酸铜试液作用显紫色

　　C. 为苯二氮䓬环在1,2位并入杂环的衍生物

　　D. 结构具有三氮唑环

9. 与吡啶-硫酸铜试液作用显绿色的药物是( )。

　　A. 苯巴比妥 B. 艾司唑仑 C. 苯妥英钠 D. 硫喷妥钠

10. 临床用于治疗抑郁症的药物是( )。

　　A. 盐酸丙咪嗪 B. 盐酸氯丙嗪 C. 卡马西平 D. 氟哌啶醇

11. 氯丙嗪的结构是( )。

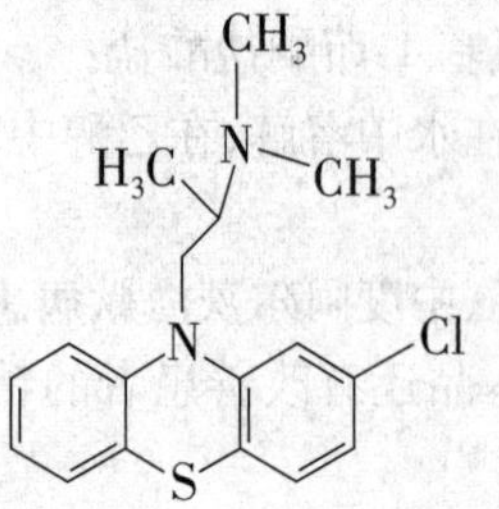

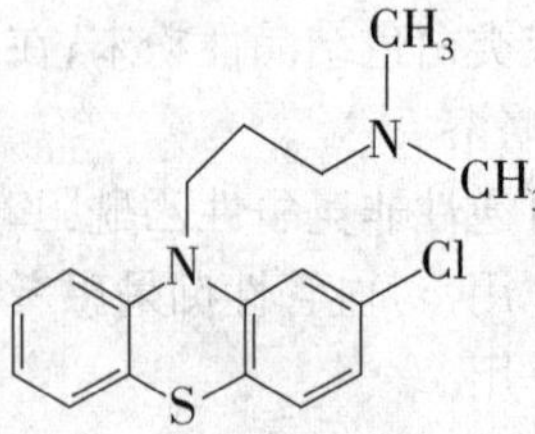

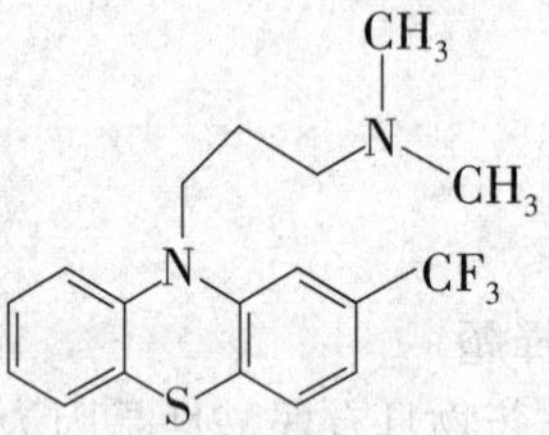

二、多项选择题

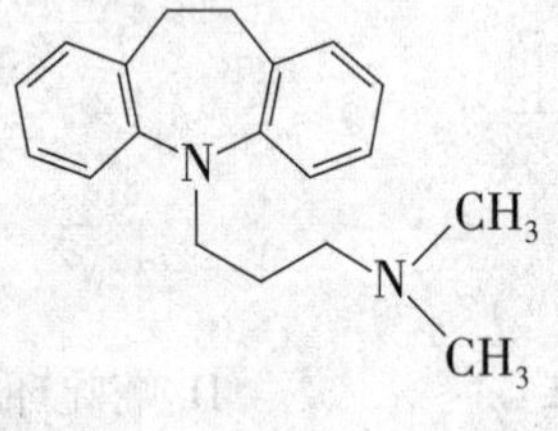

1. 下列描述与地西泮相符的有( )。

　　A. 在酸或碱性溶液中,受热易水解,水解产物可发生重氮化-偶合反应

　　B. 与吡啶-硫酸铜试液作用显紫色

　　C. 属于苯二氮䓬类镇静催眠药

　　D. 代谢产物仍有活性

　　E. 可用于治疗焦虑症

2. 由地西泮代谢产物开发使用的药物有( )。

　　A. 奥沙西泮 B. 三唑仑 C. 硝西泮 D. 氯硝西泮 E. 替马西泮

3. 属于苯二氮䓬类镇静催眠药的有（　　　）。

A. 三唑仑　　　B. 替马西泮　　C. 苯巴比妥　　D. 地西泮　　　E. 艾司唑仑

4. 可用于抗癫痫的药物有（　　　）。

A. 苯妥英钠　　B. 丙戊酸钠　　C. 苯巴比妥　　D. 石杉碱甲　　E. 卡马西平

5. 下列描述与苯妥英钠相符的有（　　　）。

A. 其水溶液在空气中放置，可析出白色沉淀

B. 与吡啶-硫酸铜试液作用显紫色

C. 具有内酰脲结构，可发生水解反应

D. 可与酸性药物配伍使用

E. 具有抗癫痫和抗心律失常作用

6. 下列描述与盐酸氯丙嗪相符的有（　　　）。

A. 属于吩噻嗪类抗精神病药

B. 2位上氯原子用三氟甲基取代，抗精神病作用增强

C. 在空气或日光中放置，逐渐变为红色

D. 可与碱性药物配伍使用

E. 又名冬眠灵

7. 下列描述与酒石酸唑吡坦相符的有（　　　）。

A. 具有酯键，可发生水解反应

B. 属于苯二氮䓬类镇静催眠药

C. 极少产生成瘾性

D. 可用于治疗各种失眠症

E. 可口服给药

8. 用于治疗阿尔茨海默病的药物有（　　　）。

A. 盐酸多奈哌齐　　　B. 氢溴酸加兰他敏　　C. 石杉碱甲

D. 咖啡因　　　　　　E. 吡拉西坦

9. 经典的抗精神病药主要分有（　　　）。

A. 吩噻嗪类　　　　　B. 丁酰苯类　　　　　C. 二苯丁基哌啶类

D. 苯甲酰胺类　　　　E. 硫杂蒽类

10. 属于镇静催眠药的有（　　　）。

A. 苯巴比妥类　B. 吩噻嗪类　　C. 苯二氮䓬类　D. 苯基哌啶类　E. 二苯并氮䓬类

三、问答题

1. 苯二氮䓬类药物有哪些优缺点？

2. 试分析比较苯巴比妥与苯妥英的结构和性质有何异同？如何用化学方法区别？

3. 简述巴比妥类药物、苯二氮䓬类药物的构效关系。

4. 巴比妥类药物的钠盐及苯妥英钠为何常制成粉针剂？

5. 苯二氮䓬类药物的水解是否影响其生物利用度？为避免水解失效如何进行结构改造？

第 5 章　镇痛药和镇咳祛痰药

【学习目标】

1. 掌握盐酸吗啡、盐酸哌替啶、喷他佐辛、盐酸美沙酮的结构特点、理化性质及临床应用。

2. 熟悉枸橼酸芬太尼、布托啡诺及盐酸右美沙芬的结构特点、理化性质、临床应用、用药注意事项及贮存保管。

3. 了解镇痛药、镇咳祛痰药的分类;了解磷酸苯丙哌林、盐酸氨溴索及盐酸溴己新的结构特点和作用。

5.1　镇痛药

疼痛是作用于身体的伤害性刺激在脑内的反应,是一种保护性警觉机能,也是许多疾病的常见症状。剧烈疼痛不仅使患者感到痛苦,引起血压降低、呼吸衰竭,甚至导致休克而危及生命,所以在很多情况下需要对患者进行镇痛治疗。

镇痛药是作用于神经系统,对痛觉中枢选择性地抑制,使疼痛减轻或消除的一类药物。其作用机制是作用于阿片受体,抑制痛觉中枢,并产生其他中枢神经方面的作用,如麻醉作用和呼吸抑制作用等。所以镇痛药又称为麻醉性镇痛药(不同于全身麻醉药),它不影响意识、触觉、听觉,不干扰神经冲动的传导。

另一类常用于镇痛的药物是非甾体抗炎药(见第 6 章),其作用机制是抑制前列腺素的生物合成过程。临床上主要用于外周性的钝痛,如肌肉痛、关节痛、牙痛等的止痛。非甾体抗炎药与镇痛药有很大的区别,不易产生耐受性及成瘾性。

镇痛药按照结构和来源分为吗啡生物碱及其衍生物、合成镇痛药和内源性阿片样镇痛物。

5.1.1　吗啡生物碱及其衍生物

阿片是罂粟科植物罂粟(Papaver Somniferum) 未成熟果实的浆汁,具有镇痛止咳作用,为最早应用的镇痛药。阿片中含生物碱至少 25 种,其中吗啡的含量最高(20%),为主要镇痛成分。从植物罂粟的浆果浓缩物即阿片中可提取得到粗品吗啡,经精制后成盐酸盐,可作药用。

阿片受体的发现提示脑内可能存在内源性阿片样镇痛物质。经研究,最早在哺乳动物脑内发现了两个具有阿片样镇痛活性的多肽,称为脑啡肽,即亮氨酸脑啡肽和甲硫氨酸脑啡肽。脑啡肽在脑内的分布与阿片受体的分布相似,与阿片受体结合后产生吗啡样作用,在体内易被肽酶水解失去活性,不能用于临床。继脑啡肽后,陆续发现20多种有镇痛作用的多肽类物质,统称内啡肽。

1)吗啡

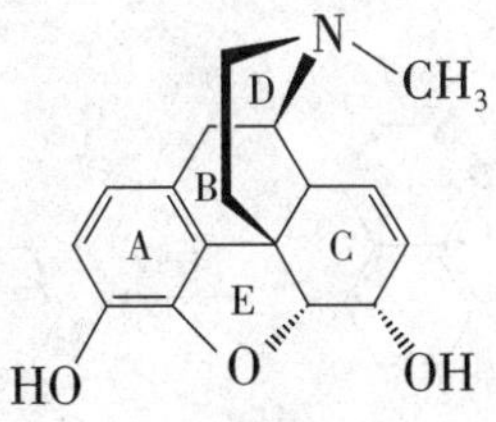

吗啡 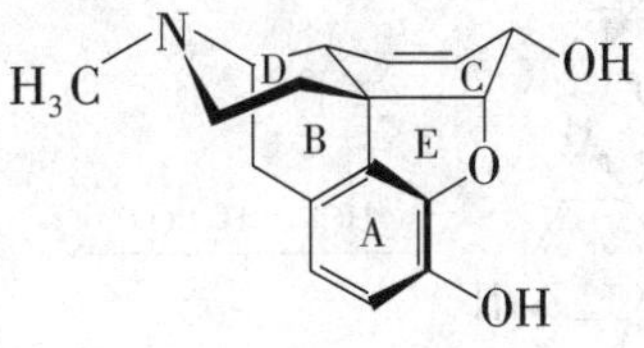　　　　　　　　　　　吗啡的立体构象

　　吗啡分子由5个环稠合而成,含有部分氢化菲环,每个环上有固定的编号。吗啡的立体构象呈三维的"T"形,环 A、B、E 构成"T"形的垂直部分,环 C、D 为其水平部分。吗啡的镇痛作用与其立体构象关系密切,化学合成的吗啡为右旋体,无镇痛活性。

　　　　　盐酸吗啡　Morphine Hydrochloride

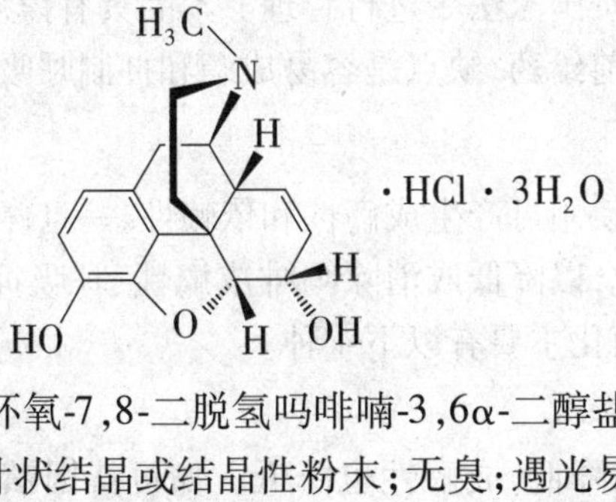

$\cdot HCl \cdot 3H_2O$

化学名:17-甲基-4,5α-环氧-7,8-二脱氢吗啡喃-3,6α-二醇盐酸盐三水合物。

本品为白色、有丝光的针状结晶或结晶性粉末;无臭;遇光易变质;在水中溶解,在乙醇中略溶,在氯仿或乙醚中几乎不溶;药用左旋体。

吗啡具有酸碱两性,酚羟基具有酸性,叔氨基具有碱性,药用盐酸盐。吗啡及其盐类的化学性质不稳定,在光照下能被空气氧化而变质,这与吗啡具有苯酚结构有关。氧化后生成伪吗啡和 N-氧化吗啡。伪吗啡亦称双吗啡,是吗啡的二聚物,毒性增大。故本品应避光、密封保存。

伪吗啡   N-氧化吗啡

本品的水溶液在酸性条件下稳定,在中性或碱性下易被氧化,故配制注射剂时应将 pH 调整至 3~5,充入 N_2,加入焦亚硫酸钠、亚硫酸氢钠等抗氧剂和 EDTA-2Na 作稳定剂。

本品在酸性溶液中加热,脱水并进行分子重排,生成阿扑吗啡(Apomorphine)。阿扑吗啡为多巴胺激动剂,可兴奋中枢的呕吐中心,临床上用作催吐剂。阿扑吗啡具有邻苯二酚结构,极易被氧化,可被稀硝酸氧化为邻苯二醌而呈红色;也可在碱性条件下被碘试液氧化。

阿扑吗啡   红色邻苯二醌

本品加甲醛硫酸试液,显紫堇色,称为 Marquis 反应。本品与钼硫酸试液反应呈紫色,继而变为蓝色,最后变为棕绿色,此显色反应称为 Frohde 反应。这两个显色反应为吗啡生物碱的呈色反应。

本品为成瘾性麻醉药,须按国家法令进行管理。本品具有镇痛、镇咳、镇静的作用,主要用于抑制剧烈疼痛,也用于麻醉前给药,缺点是容易成瘾和抑制呼吸中枢。

2)吗啡的半合成衍生物

吗啡毒副作用较多,连续使用可产生成瘾性和依赖性,一旦停药即可出现戒断症状。所以需对吗啡进行结构改造或简化,以降低或消除吗啡成瘾性、呼吸抑制等副作用,得到更好的镇痛药。对吗啡结构的改造或简化主要有以下 4 种。

(1)将吗啡的 3 位酚羟基醚化

该结构改造导致镇痛活性降低,成瘾性也降低。如可待因镇痛作用只有吗啡的 20%,镇咳作用较好,呼吸抑制、耐受性和成瘾性等都较吗啡轻,临床上用其磷酸盐,常含有一个半分子的水。临床主要用于中枢性镇咳药,也用于治疗中等程度的疼痛,口服或肌注均吸收良好。

(2)将吗啡的 3、6 位两个羟基乙酰化

该结构改造使镇痛活性及成瘾性均增加。如海洛因,其镇痛作用是吗啡的 5~10 倍,但成瘾性更为严重,为禁用的毒品。

（3）将吗啡的 7、8 位双键氢化还原,同时 6 位羟基氧化成酮

该结构改造可得到氢吗啡酮,镇痛作用为吗啡的 8 倍,更易成瘾,被定为禁用的毒品。

可待因　　　　　　　海洛因　　　　　　　氢吗啡酮

（4）将 17 位氮上的甲基取代

对 N-甲基的研究表明,氮原子形成的叔胺结构是必需的,而甲基并不是必要的。将 17 位氮上的甲基用 N-烯丙基取代,或引入 N-环丙甲基,导致吗啡对受体的作用逆转,镇痛作用减弱,成为拮抗性占优势的药物。如烯丙吗啡是阿片受体的部分激动剂,其镇痛作用极弱,有较强的拮抗吗啡的中枢抑制作用,几乎无成瘾性,临床上作为吗啡中毒解救剂。纳洛酮和纳曲酮是阿片受体完全拮抗剂,拮抗作用是烯丙吗啡的 10~20 倍,是研究阿片受体功能的重要工具药,临床上用于解救吗啡类药物中毒。纳曲酮还作为阿片类依赖者脱毒后预防复吸的辅助药。

烯丙吗啡　　　　　　　纳洛酮　　　　　　　纳曲酮

5.1.2 合成镇痛药

上述吗啡的衍生物保留了吗啡的基本母环,但结构复杂、合成困难,而且大多数没有解决吗啡毒性大、易成瘾的副作用。因此人们对吗啡结构进行研究,从而发现了一些结构简单、疗效较好的镇痛药,即合成镇痛药。按化学结构不同,可将合成镇痛药分为吗啡喃类、苯吗喃类、苯基哌啶类和氨基酮类。

1）苯基哌啶类

本类药物可看成吗啡结构中仅保留 A 环和 D 环的类似物。哌替啶（Pethidine）是第一个哌啶类合成镇痛药,镇痛作用相当于吗啡的 1/8~1/6,成瘾性也显著降低。在哌替啶环的 3 位引入甲基,得到一对光学异构体阿法罗定（Alphaprodine）和倍他罗定（Betaprodine）。当哌替啶结构中哌啶环上的 N—CH₃ 以较大的基团取代时,可使镇痛作用增强,如匹米诺定（Piminodine)。在苯基和哌啶之间插入氮原子,使原来的酯成为酰胺,得到4-苯胺基哌啶类,镇痛作用更强,其中,芬太尼(Fentanyl)镇痛作用比吗啡强80倍。在芬太尼哌啶环4位引入小的烷基或烷氧基团,1位引入杂环,可得到活性更强的药物,如舒芬太尼(Sufentanil)和阿芬太尼(Alfentanil)。

(1)盐酸哌替啶

盐酸哌替啶 Pethidine Hydrochloride

化学名:1-甲基-4-苯基-4-哌啶甲酸乙酯盐酸盐,又名度冷丁。

本品为白色结晶性粉末;无臭或几乎无臭,味微苦;易溶于水或乙醇,溶于三氯甲烷,几乎不溶于乙醚;3%的水溶液pH为4.5~5.5;熔点为186~190 ℃;易吸潮,制成的片剂吸潮后变黄;遇光易变质,故应密闭保存。

本品水溶液用碳酸钠试液碱化后,可析出油滴状的哌替啶,放置后渐凝为黄色或淡黄色的固体。

本品结构中含有酯键,在酸催化下容易水解,在pH=4时最稳定,短时间煮沸不致破坏。

本品口服给药受首过效应影响,生物利用度约为50%,故多采用注射给药。

本品在肝脏代谢,主要为水解和N-去甲基化产物,如哌替啶酸、去甲哌替啶和去甲哌替啶酸,并与葡萄糖醛酸结合经肾脏排泄。去甲哌替啶无镇痛作用且消除很慢,积累可产生活性。

本品为阿片μ受体激动剂,镇痛活性仅为吗啡的1/10,且成瘾性弱,不良反应较少。但本品起效快、作用时间短,常用于创伤、术后及癌症晚期等各种剧烈疼痛的治疗,对新生儿呼吸抑制作用的影响也较小,本品还具有解痉作用。

(2)枸橼酸芬太尼

枸橼酸芬太尼 Fentanyl Citrate

化学名:N-[1-(2-苯乙基)-4-哌啶基]-N-苯基丙酰胺枸橼酸盐。

本品为白色结晶性粉末;水溶液呈酸性反应,味微酸;易溶于异丙醇,溶于甲醇,略溶于水或三氯甲烷;熔点为150~153 ℃。本品水溶液能与三硝基苯酚试液作用,析出沉淀;能与甲醛-硫酸试液反应,显橙红色。

芬太尼是哌替啶结构改造得到的镇痛药,其镇痛机理与吗啡相似。主要在肝脏代谢,代谢产物及约10%的原形药物经肾由尿排出。一般会出现低血压、眩晕、视觉模糊、恶心、呕吐等不良反应。

本品为强效镇痛药,镇痛作用比吗啡强100倍。镇痛作用出现较快,持续时间短,临床上用于外科手术中、后的止痛和癌症的镇痛,麻醉前给药及诱导麻醉,在各种手术中作为辅助用药与全麻药合用。

2) 氨基酮类

该类药物只保留吗啡结构中的 A 环以及碱性氮原子(无哌啶环),其余四环均断开,形成开链结构。本类药物又称苯丙胺类,代表药物为美沙酮(Methadone)和右丙氧芬(Dextropropoxyphene)。

盐酸美沙酮　Methadone Hydrochloride

化学名:4,4-二苯基-6-(二甲氨基)-3-庚酮盐酸盐。

本品为无色结晶或白色结晶性粉末;无臭;易溶于乙醇或氯仿,溶于水,几乎不溶于乙醚和甘油;熔点为230~234 ℃;1% 的水溶液 pH 为4.5~6.5。

本品的水溶液不稳定,在光照下变成棕色。

本品的6位碳为手性碳,其左旋体镇痛活性大于右旋体,临床使用外消旋体。

美沙酮在体内的主要代谢途径是 N-氧化、N-去甲基化、苯环羟化及羰基还原等。代谢产物仍具镇痛作用,且作用时间较长。

本品为阿片受体激动剂,镇痛效果强过吗啡和哌替啶。适用于各种剧烈疼痛,并有显著镇咳作用。本品的有效剂量与中毒剂量比较接近,安全度小。但本品的成瘾性较小,临床主要用于阿片、吗啡、海洛因成瘾者的脱毒治疗(脱瘾疗法)。

3) 吗啡喃类

吗啡喃类是吗啡的结构中去掉 E 环后的衍生物,如左啡诺(Levorphanol)和布托啡诺(Butorphanol)。左啡诺的镇痛作用比吗啡强4倍,而且由于亲脂性加大,作用时间可维持8小时。布托啡诺是阿片 μ 受体拮抗剂,同时是 κ 受体激动剂,镇痛作用是吗啡的5倍;布托啡诺对减轻中度至重度疼痛,作用安全而有效,并有较低依赖性和滥用倾向,是成瘾性小的镇痛药,这种具有激动-拮抗双重作用的药物,被称为部分激动剂。

左啡诺　　　　　　　　　　　布托啡诺

4) 苯吗喃类

吗啡喃进一步除去 C 环后称苯吗喃类,但在 C 环断裂处保留小的烃基作为 C 环的残基,使立体构型与吗啡更相似。这类结构的显著特点是,氮原子上甲基衍生物的镇痛作用通过 κ 受体激动剂介导,大多对 μ 受体有拮抗作用,成瘾性低,也属于具有激动-拮抗双重作用的镇痛药。喷他佐辛是第一个用于临床的非成瘾性合成镇痛药。它的类似物还有非那佐辛(Phenazocine),镇痛作用约为吗啡的 10 倍,并有中枢性肌肉松弛的作用,成瘾性小。在苯环上引入对氟苯酮得到氟镇痛新(ID-1229),镇痛作用强于非那佐辛。

喷他佐辛　Pentazocine

化学名:(±)1,2,3,4,5,6-六氢-6,11-二甲基-3-(3-甲基-2-丁烯基)-2,6-亚甲基-3-苯并吖辛因-8-醇,又名镇痛新。

本品为白色或类白色结晶性粉末;无臭,味微苦;易溶于三氯甲烷,溶于乙醇,微溶于苯,略溶于乙醚,不溶于水。

喷他佐辛结构中 2,6,11 三个碳为手性碳,具旋光性,左旋体的镇痛活性强于右旋体 20 余倍,临床上用外消旋体。喷他佐辛为阿片受体部分激动剂,作用于 κ 型受体,大剂量时有拮抗吗啡的作用。

本品结构中含有酚羟基,其稀硫酸溶液遇三氯化铁显黄色;其盐酸溶液使高锰酸钾溶液褪色。

本品可口服,注射时用喷他佐辛的乳酸盐。本品口服后自胃肠道吸收,由于首过效应,其生物利用度低。经肝脏氧化代谢失活,氧化部位在氮上的侧链,代谢产物经尿排出。

本品临床上主要用于减轻中度至重度疼痛,镇痛强度为吗啡的 1/3。优点是副作用小、成瘾性小。

5) 其他类

(1) 盐酸曲马多

盐酸曲马多　Tramadol Hydrochloride

化学名:(±)-(1RS,2RS)-2-[(N,N-二甲基氨基)亚甲基]-1-(3-甲氧基苯基)环己醇盐酸盐。

本品为白色结晶或结晶性粉末;无臭,味苦;有引湿性;极易溶于水,易溶于三氯甲烷和乙醇,微溶于丙酮,不溶于乙醚;熔点为 179~182 ℃。

本品结构中有两个手性碳原子,临床用其外消旋体。

本品加枸橼酸醋酐试液,在约 90 ℃的水浴中加热 3~5 min,即显紫红色。

本品为非阿片受体类中枢性镇痛药,但与阿片受体有弱的亲和力,能通过对单胺重摄取抑制作用,阻断疼痛脉冲的传导,为中枢性镇痛药。镇痛作用显著,用于中重度、急慢性疼痛的止痛,也用于术后痛、创伤痛、癌症痛、心脏病突发性痛、关节痛、神经痛、分娩痛的止痛。本品对呼吸抑制的作用小,成瘾性也小。

(2)盐酸奈福泮

盐酸奈福泮　Nefopam Hydrochloride

化学名:5-甲基-1-苯基-3,4,5,6-四氢-1H-2,5-氧氮苯并辛因盐酸盐,又名平痛新。

本品为白色结晶性粉末;无臭;在水中略溶,在乙醇中微溶。

本品加硫酸,溶液显橘红色;加硝酸,溶液即显紫红色。另取本品约 10 mg,加硫酸 1 mL、甲醛溶液(1 滴),溶液即显棕褐色。

本品为非阿片受体激动剂,故无成瘾性,镇痛作用比吗啡弱,对呼吸系统无抑制作用,并有轻度解热和肌肉松弛的作用。

5.2　镇咳祛痰药

咳嗽和咯痰是呼吸系统的常见症状,通常由感染性炎症、变态反应等疾病引起。镇咳祛痰药可消除或缓解症状,有利于相关疾病的治疗。

5.2.1　镇咳药

镇咳药可抑制咳嗽反射的各个环节而起到镇咳的作用。依作用部位不同,将镇咳药分为中枢性和外周性镇咳药两大类。

(1)中枢性镇咳药

该类药可直接抑制延脑咳嗽中枢产生镇咳作用,如可待因、美沙芬、氯哌斯汀和异米尼尔(Isoaminile)。这类药物中,可待因属吗啡类镇痛药,具有成瘾性,故应控制使用。

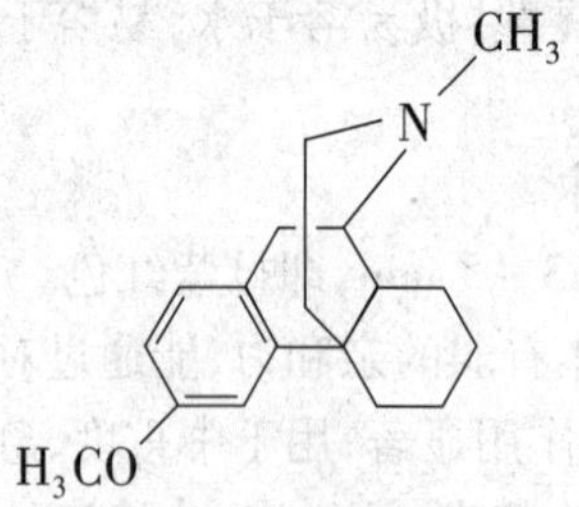

美沙芬 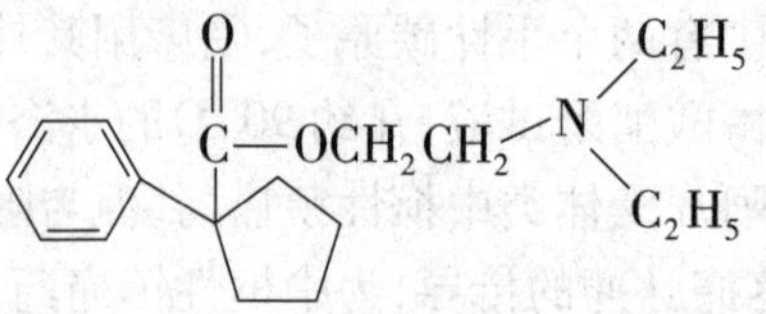　　　　　　　　　　　　卡美沙芬

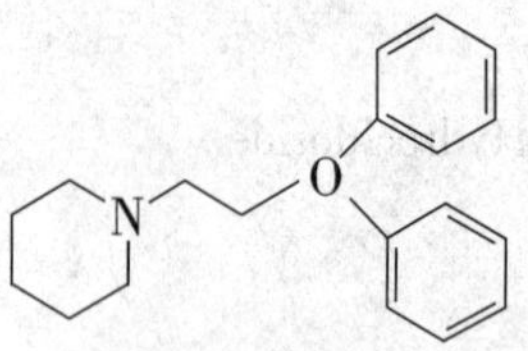

氯哌斯汀 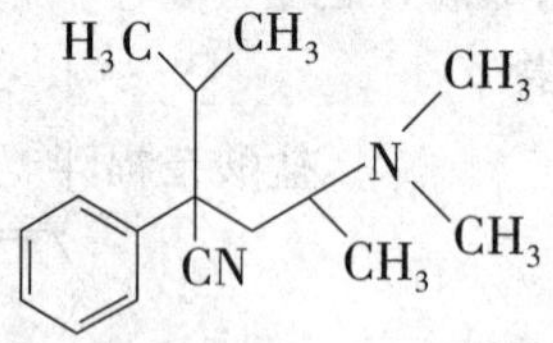　　　　　　　　　　　异米尼尔

磷酸可待因　　Codeine Phosphate

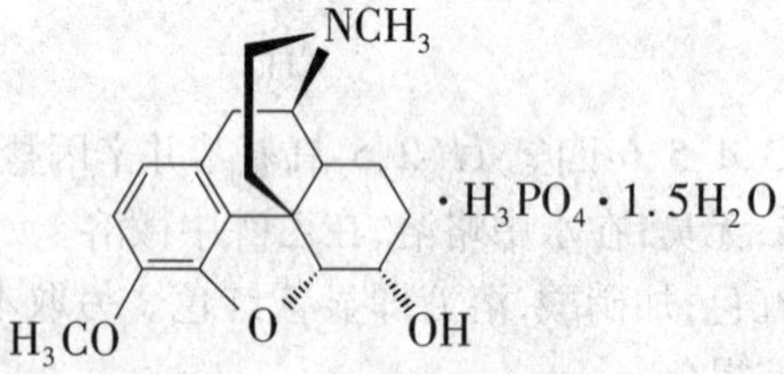

化学名:17-甲基-3-甲氧基-4,5α-环氧-7,8-二去氢吗啡喃-6α-醇磷酸盐倍半水化合物。

本品为白色细微针状结晶性粉末;无臭;有风化性;水溶液显酸性;在水中易溶,在乙醇中微溶,在三氯甲烷或乙醚中极微溶解。

本品结构中没有游离酚羟基,直接加三氯化铁试液不显色;但若加入浓硫酸与三氯化铁试液共热,则因醚键断裂产生酚而显蓝色。

本品系吗啡类生物碱,为弱阿片受体激动剂,镇痛作用为吗啡的 1/10,对延脑的咳嗽中枢有直接抑制作用。

本品口服后迅速吸收,体内代谢在肝脏进行,约有 8% 的可待因代谢后生成吗啡,其他代谢物有 N-去甲可待因、去甲吗啡和氢化可待因。其代谢物也会产生成瘾性。可待因及代谢产物在肾脏以葡萄糖醛酸结合物的形式排出。

本品临床主要用于镇咳,无痰干咳及剧烈、频繁的咳嗽;有少量痰液时,宜与祛痰药合用。在治疗剂量的范围内,可待因的副作用比吗啡小很多,但过量使用可产生兴奋和惊厥,也有成瘾性。

氢溴酸右美沙芬　　Dextromethorphan Hydrobromide

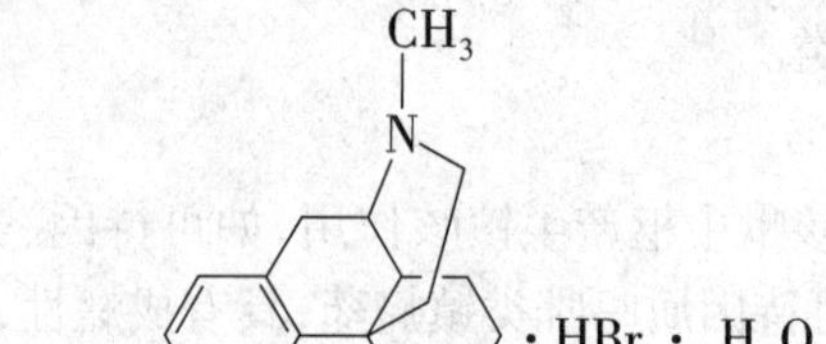

化学名:3-甲氧基-17-甲基-(9α,13α,14α)-吗啡喃氢溴酸一水合物。

本品为白色或类白色结晶性粉末;无臭;在乙醇中易溶,在三氯甲烷中溶解,在水中略溶,在乙醚中不溶。

本品常用于复方感冒药中,如"白加黑""泰诺""百服宁"等,起中枢镇咳作用,为镇咳类非处方药,可抑制延脑咳嗽中枢而产生镇咳作用,长期服用无成瘾性和耐受性。其镇咳作用与可待因相等或稍强,主要用于感冒、急慢性支气管炎、咽喉炎、支气管哮喘、肺结核及其他上呼吸道感染引起的少痰咳嗽。

枸橼酸喷托维林　Pentoxyverine Citrate

化学名:1-苯基环戊烷羧酸-2-(2-二乙氨基乙氧基)乙酯枸橼酸盐。

本品为白色或类白色结晶性或颗粒性粉末;无臭;在水中易溶,在乙醇中溶解,在三氯甲烷中略溶,在乙醚中几乎不溶;熔点为88~93 ℃。

喷托维林为氨基酯类衍生物,非成瘾性镇咳药,镇咳作用强度只有可待因的1/3。吸收后可轻度抑制支气管内感应器,减弱咳嗽反射,并使痉挛的支气管平滑肌松弛,减少气道阻力。

本品用于上呼吸道感染引起的无痰干咳和百日咳等的治疗,对小儿疗效优于成人。

(2)外周性镇咳药

该类药物通过抑制咳嗽反射中的传感、传入神经和传出神经控制咳嗽。喷托维林(Pentoxyverine)为非成瘾性镇咳药,并有局部麻醉作用。苯丙哌林(Benproperine)为非麻醉性镇咳药,作用较可待因强2~4倍。临床上主要用于治疗急、慢性支气管炎及各种原因引起的刺激性咳嗽。

喷托维林　　　　　　　　　　苯丙哌林

5.2.2　祛痰药

当呼吸道有炎症时,黏液分泌过多形成痰液,同时黏度增大,使痰咳出困难,此时就需使用祛痰药使黏痰易咳出。祛痰药依作用方式可分为痰液稀释药和黏痰溶解药两类。前者可促进黏液分泌,使痰液稀释,易于咳出。如愈创木酚甘油醚等,口服后因刺激胃黏膜引起轻度恶心,反射地促进呼吸道液体分泌增加而稀释黏痰。后者可降解痰中的黏性成分,使痰液化,降低痰液黏度。如溴己新(Bromhexine)和乙酰半胱氨酸(acetylcysteine)等。

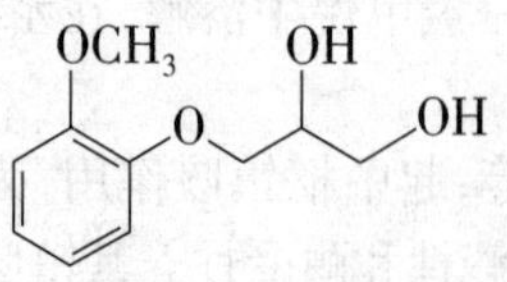

愈创木酚甘油醚 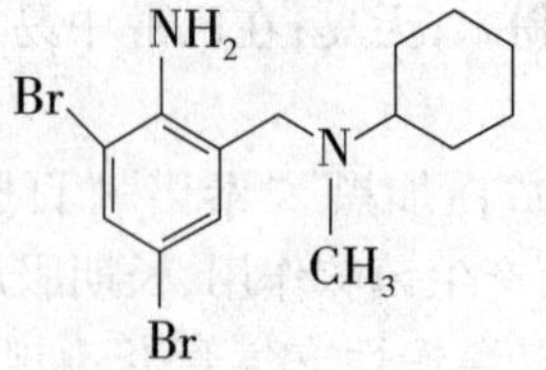　　　　溴己新 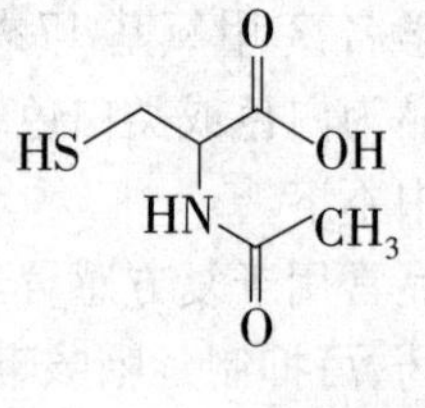　　　　乙酰半胱氨酸

盐酸溴己新　Bromhexine Hydrochloride

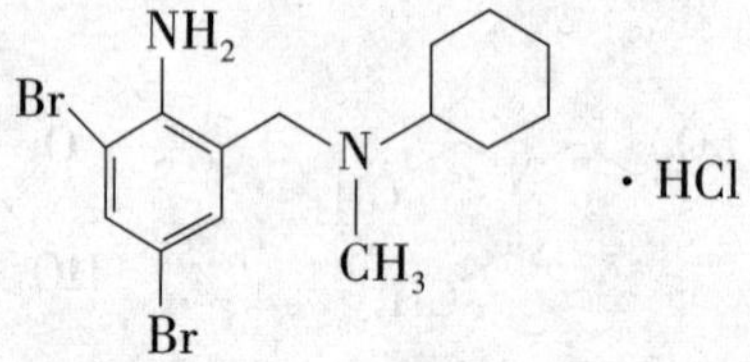

化学名:N-甲基-N-环己基-2-氨基-3,5-二溴苯甲胺盐酸盐,又名必嗽平。

本品为白色或类白色结晶性粉末;无臭,无味;微溶于水、乙醇和氯仿,可溶于冰醋酸;本品固态对光稳定;熔点为239~243 ℃,熔融时同时分解,需避光保存。

本品可降低痰液的黏稠性,用于支气管炎和呼吸道疾病的治疗。口服易吸收,代谢物为氨溴索(Ambroxol),为活性代谢物,在国外已作药品使用。代谢物与葡萄糖醛酸结合,以结合物的形式从尿中排除。

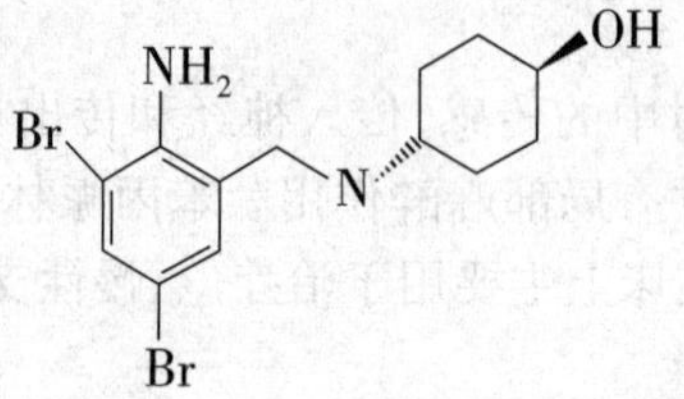

氨溴索

本章习题

一、单项选择题

1. 下列镇痛药中成瘾性最小的是( )。
   A. 枸橼酸芬太尼　　B. 盐酸哌替啶　　　C. 喷他佐辛　　　D. 盐酸吗啡

2. 吗啡及合成镇痛药都具有镇痛作用,是因为( )。
   A. 具有相同的基本结构　　　　　B. 具有相同的构型
   C. 具有共同的构象　　　　　　　D. 化学结构具有很大相似性

3. 盐酸哌替啶含有( )。
   A. 吗啡喃结构　　B. 苯吗喃结构　　　C. 哌啶结构　　　D. 氨基酮结构

4. 芬太尼所属的化学结构类型是( )。
   A. 苯吗喃类　　　B. 氨基酮类　　　　C. 苯基酰胺类　　D. 哌啶类

5. 盐酸溴己新含有( )。
   A. 苯吗喃结构　　B. 哌啶结构　　　　C. 氨基酮结构　　D. 环己基胺结构

6.盐酸吗啡加热的重排产物主要是( )。

    A. 伪吗啡   B. 苯吗喃   C. 阿扑吗啡   D. N-氧化吗啡

7.吗啡易氧化变色是因为分子中具有( )。

    A. 酚羟基   B. 醇羟基   C. 哌啶环   D. 醚键

8.磷酸可待因的主要作用是( )。

    A. 镇痛   B. 镇咳   C. 祛痰   D. 抗炎

9.吗啡的化学结构是( )。

A.

B.

C.

D.

二、多项选择题

1.按化学结构类型分类,合成镇痛药可分为( )。

    A. 苯吗喃类   B. 哌啶类   C. 吗啡喃类   D. 氨基酮类   E. 其他类

2.下列描述与盐酸哌替啶相符的有( )。

    A. 具有酯键,可发生水解反应   B. 镇痛作用比吗啡强

    C. 连续应用可成瘾   D. 可与三氯化铁显色

    E. 可口服给药

3.吗啡的化学结构中具有( )。

    A.4 个环   B. 哌啶环

    C. 手性碳原子   D. 苯环

    E. 酸性结构功能基和碱性结构功能基

4.下列药物作用于阿片受体的有( )。

    A. 阿司匹林   B. 美沙酮   C. 哌替啶   D. 喷他佐辛   E. 吲哚美辛

5.下列药物通过抑制延脑咳嗽中枢镇咳的有( )。

    A. 可待因   B. 右美沙芬   C. 喷托维林   D. 苯丙哌林   E. 喷他佐辛

三、问答题

1.简述吗啡的化学性质,以及与哪些官能团有关。

2.合成镇痛药与吗啡结构不同,但具有与吗啡类似的镇痛作用,为什么?

3. 试以美沙酮的体内代谢过程解释其镇痛疗效比吗啡长的原因。

4. 根据吗啡及可待因的化学结构,试分析它们在酸碱性、稳定性方面的异同。

5. 试分析吗啡注射液放置过久颜色变深的原因。为避免或减缓此现象产生,在配制吗啡注射液时可采取哪些措施?

四、案例分析

某患者感冒后持续咳嗽,按照说明书服用止咳露,每日 3 次、每次 15 mL,症状并未缓解,咳嗽依旧。自行加大剂量,每日多次,每次 1 瓶,终于感觉咳嗽减轻了。一段时间后,咳嗽症状全都消失,他却忍不住还想喝药,不喝药的日子里,他变得无精打采、浑身无力,伴有失眠和头痛,严重影响工作,不得不求医治疗。请分析该患者出现这些症状的可能原因。

第 6 章 解热镇痛药及非甾体抗炎药

📖 【学习目标】

1. 掌握阿司匹林、对乙酰氨基酚、布洛芬、吲哚美辛的名称、化学结构、理化性质及临床用途。

2. 熟悉羟布宗、甲芬那酸、双氯芬酸钠、萘普生、美洛昔康的化学结构、理化性质及临床用途。

3. 了解安乃近、丙磺舒和别嘌醇的主要理化性质及临床用途。

解热镇痛药(Antipyretic Analgesics)是指既能使发热病人的体温降至正常,又能缓解中等程度疼痛的一类药物,其中多数兼有抗炎和抗风湿作用。该类药物对头痛、牙痛、神经痛和关节痛等常见的慢性钝痛效果较好,但对创伤性剧痛及内脏平滑肌痉挛引起的绞痛无效。非甾体抗炎药(Nonsteroidal Antiinflammatory Drugs, NSAIDs)多有解热、镇痛作用,无甾类药物的副作用,在临床上主要侧重于抗炎、抗风湿的治疗。

自 1971 年英国的 John Vane 发现环氧化酶-1(COX-1)并阐明抗炎药的作用机制以来,许多解热镇痛药和非甾体抗炎药被陆续开发出来,目前已有百余种药物上市,临床上广泛使用这类药物来缓解疼痛。其中,非甾体抗炎药是抗风湿病的一线药物。

6.1 解热镇痛药

机体发热是一种防御反应,也是很多疾病的常见症状之一。解热镇痛药作用于下丘脑体温调节中枢,同时还可以选择性地抑制环氧化酶,减少前列腺素的合成与释放,使升高的体温恢复正常。这类药物一般不易出现吗啡类药物所引起的耐受性和成瘾性。

常用的解热镇痛药按照化学结构可分为水杨酸类、苯胺类和吡唑酮类。

6.1.1 水杨酸类

植物来源的水杨酸是人类最早使用的药物之一,早在 15 世纪就有咀嚼柳树皮可以减轻疼痛的记载。1828 年,人们从柳树皮中分离得到了水杨苷,进而经水解获得了水杨酸。1860 年

Kolbe 首次用苯酚钠和二氧化碳成功地合成水杨酸,从而开辟了一条大量且廉价合成水杨酸的途径。1875 年 Buss 首次将水杨酸钠作为解热镇痛和抗风湿药物用于临床。但水杨酸的酸性比较强($pK_a = 3.0$),即使将其制成钠盐,对胃肠道的刺激仍比较大,因此,对水杨酸的结构改造一直是人们关注的重点。

1886 年,水杨酸苯酯被合成并用于临床。1898 年,德国化学家霍夫曼用水杨酸与醋酸酐反应,合成了乙酰水杨酸。1899 年,德国拜仁药厂正式生产这种药品,并取名为阿司匹林(Aspirin),至今已有 100 多年的历史。阿司匹林呈弱酸性,解热镇痛作用比水杨酸钠强,副作用相对较小,但若大剂量或长期服用对胃黏膜仍有刺激作用,甚至引起出血。阿司匹林是应用最广和最成功的合成药物之一,具有解热、镇痛和抗炎作用,目前全球年销售量已达到 400 亿片,全世界每年要消耗 45 000 吨阿司匹林。

水杨酸结构中的羧基是产生抗炎作用的重要基团,也是引起胃肠道刺激的主要官能团。因此,羧基是进行结构改造的重要部位。例如:

①制成水杨酰胺,降低羧酸的酸性,也保留镇痛作用,且对胃肠道几乎无刺激性,但抗炎作用也基本消失。

②将二分子水杨酸进行分子间酯化,得到双水杨酸酯,口服后在胃中不分解,而在肠道的碱性条件下逐渐分解成两分子水杨酸,因而几乎无胃肠道的副作用。

③将阿司匹林的羧基和对乙酰氨基酚的羟基进行缩合,得到贝诺酯(扑炎痛)。口服对胃无刺激,在体内分解又重新生成原来的两个药物,共同发挥解热镇痛作用,这种前药又称为协同前药(Mutual Prodrug)。贝诺酯的副作用较小,适合老人和儿童使用。

水杨酰胺   水杨酸   阿司匹林

双水杨酸酯   贝诺酯

阿司匹林   Aspirin

化学名:2-(乙酰氧基)苯甲酸,又名乙酰水杨酸。

本品为白色结晶或结晶性粉末;无臭或微带醋酸臭;遇湿气即缓缓水解;在乙醇中易溶,在三氯甲烷和乙醚中溶解,在水和无水乙醚中微溶;在氢氧化钠溶液和碳酸钠溶液中溶解,但同时分解。

本品加碳酸钠试液,煮沸2分钟后,放冷,加过量的稀硫酸即析出白色沉淀,并产生醋酸的臭气。

本品以水杨酸为原料,醋酐为酰化剂,在硫酸催化下,进行乙酰化反应即可合成。

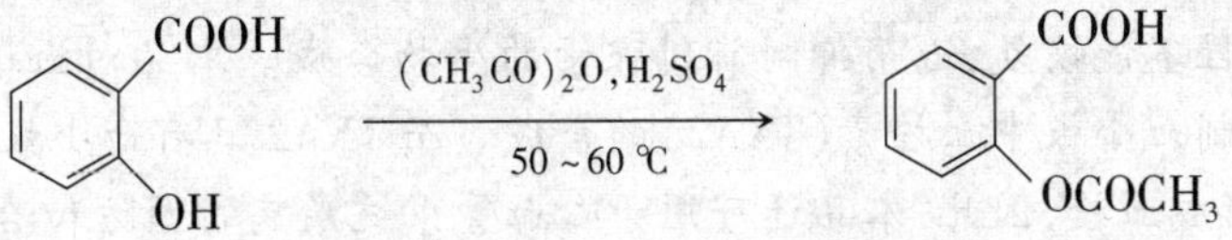

本品在合成过程中,乙酰化不完全或贮存保管不当时都会导致阿司匹林水解,产生水杨酸等杂质。故应注意检查游离水杨酸。

本品有酯键,在干燥空气中较稳定,若遇潮湿空气则缓慢水解生成水杨酸和醋酸。遇热、遇碱则水解加快。水解生成的水杨酸具有软化角质的作用,会对胃黏膜造成强烈的刺激,所以阿司匹林一定要饭后服用,且患有胃溃疡的病人一定要慎用阿司匹林。

本品水解产物水杨酸易被氧化,遇空气可逐渐变成淡黄色、红棕色至深棕色,日光照射、温度升高、微量重金属离子存在等情况下均可促进氧化反应,故阿司匹林应密封、置阴凉干燥处保存。

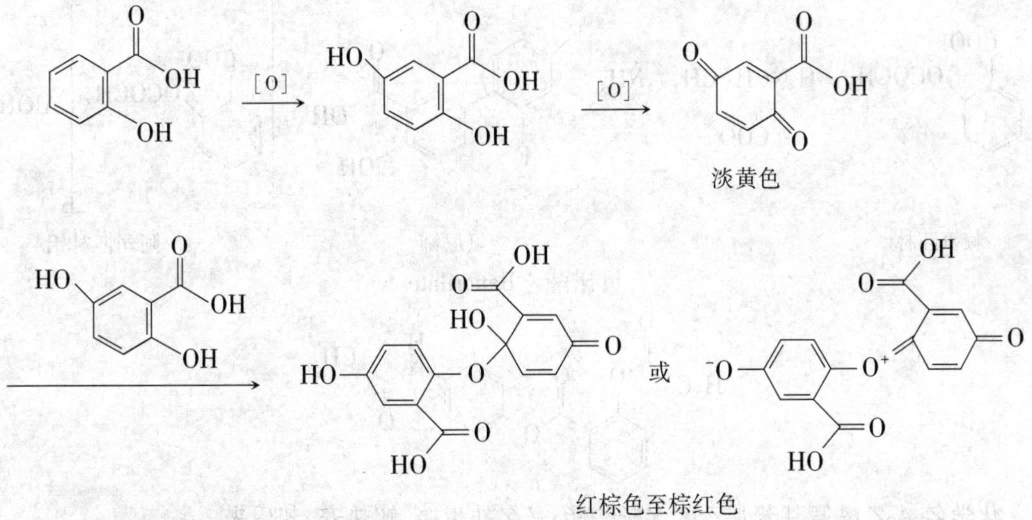

淡黄色

红棕色至棕红色

本品分子中无游离的酚羟基,不与三氯化铁试液发生显色反应,但其水溶液长时间放置后会水解生成水杨酸,遇三氯化铁即可显色。

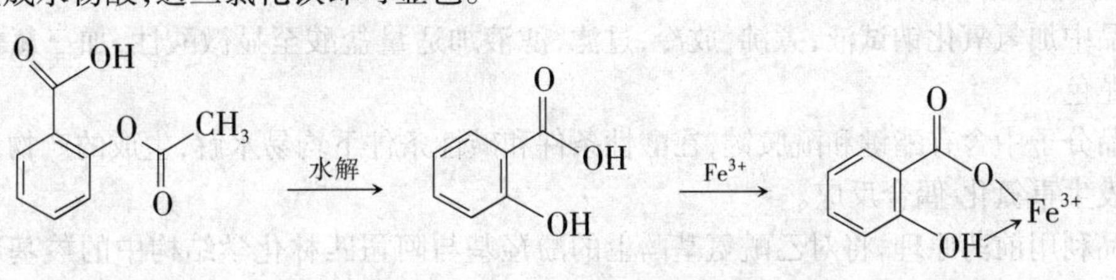

本品临床上用于感冒发烧,头痛、牙痛、神经痛、肌肉痛和痛经等慢性钝痛的治疗,是风湿热及活动型风湿性关节炎的首选药物,还可预防血栓形成。

阿司匹林是花生四烯酸环氧合酶的不可逆抑制剂,结构中的乙酰基能使环氧合酶活动中心的丝氨酸乙酰化,从而阻断了酶的催化作用,而且形成的乙酰化丝氨酸的乙酰基难以脱落,酶活性不能恢复,进而抑制前列腺素的生物合成。本品对血小板有特异性的抑制作用,可抑制血小板中血栓素(TXA2)的合成。而TXA2具有血小板聚集作用,并可引起血管收缩形成血栓,因此,本品还可用于心血管系统疾病的预防和治疗。

在水杨酸的 5 位引入芳香环,可以增强其抗炎活性,例如,引入二氟苯基得到二氟尼柳(Diflunisal)。二氟尼柳的抗炎和镇痛活性均比阿司匹林强 4 倍,体内维持时间长达 8 ~ 12 h,对胃肠道的刺激性作用小,可用于关节炎、手术后或癌症引发的疼痛的治疗。

利用水杨酸和阿司匹林中羧基的酸性,可将它们制成盐的形式,如阿司匹林铝、水杨酸胆碱、赖氨匹林等。水杨酸胆碱的解热镇痛作用比阿司匹林大 5 倍,口服吸收比阿司匹林迅速,且胃肠道的副作用较小;赖氨匹林的吸收良好,对胃肠道的刺激小,且水溶性增大,可以制成注射剂使用。

赖氨匹林　　　　　　　　　　二氟尼柳　　　　　　　阿司匹林铝

贝诺酯　Benorilate

化学名:4-乙酰氨基苯基乙酰水杨酸酯,又名扑炎痛、解热安、苯乐来。

本品为白色结晶或结晶性粉末;无臭;在沸乙醇中易溶,在沸甲醇中溶解,在甲醇或乙醇中微溶,在水中不溶;熔点为 177 ~ 181 ℃。

本品中加氢氧化钠试液,煮沸,放冷,过滤,滤液加适量盐酸至显微酸性,加三氯化铁试液即显紫堇色。

本品分子中含有酯键和酰胺键,在酸性条件和碱性条件下均易水解,生成的产物对氨基苯酚可以发生重氮化-偶合反应。

本品利用前药原理,将对乙酰氨基酚上的酚羟基与阿司匹林化学结构中的羧基形成酯键而形成的化合物。它在体内因酯键水解而"还原"为阿司匹林和对乙酰氨基酚,并发挥各自的疗效,同时还具有协同作用。

本品最大的优点是对胃黏膜的刺激性得以大大减轻,安全范围大,适合儿童和老年患者使用,主要用于风湿性关节炎及其他发热引起的疼痛。

6.1.2　苯胺类

乙酰苯胺(Acetanilide)曾以"退热冰"(Antifebrin)的商品名作为解热镇痛药在1886年用于临床。虽然该药退热效果良好,但不久就发现其毒性较大、易引起虚脱,长期服用可导致贫血,故临床早已不用。后来,又发现苯胺和乙酰苯胺在体内代谢时会产生毒性较低的对氨基苯酚,具有解热镇痛作用,但毒性仍较大。之后试验了很多对氨基苯酚的衍生物,其中较令人满意的是非那西丁(Phenacetin)。自1887年起,非那西丁就广泛用于临床,但在20世纪中期发现,长期服用非那西丁对肾脏及膀胱有致癌作用,对血红蛋白与视网膜有毒性,于是各国先后废除使用。我国在1983年废弃了该药的单方,于2003年6月又停止了含有非那西丁的复方制剂的使用。

对乙酰氨基酚是对氨基酚的衍生物,其作用与非那西丁类似,上市时间也相差无几,但直到1949年发现对乙酰氨基酚是非那西丁的活性代谢物后,才得到广泛使用。现是苯胺类药物中使用最多的一个,也是解热镇痛药物的主要品种。

对乙酰氨基酚　Acetaminophen

化学名:4′-羟基乙酰苯胺,又名扑热息痛。

本品为白色结晶或结晶性粉末;无臭,味微苦;易溶于热水或乙醇,溶于丙酮,略溶于水,不溶于乙醚,溶解在乙醇中呈橙红色或棕色;熔点为168~172 ℃。

本品在空气中很稳定,在水溶液中的稳定性与溶液的pH值有关。pH=6时最稳定,其半衰期为21.8年(25 ℃)。分子中具有酰胺键,易水解,酸、碱性条件下水解更快。水解产物对氨基酚可发生重氮化-偶合反应。

本品含有酚羟基,其水溶液加三氯化铁试液显蓝紫色。

本品用于感冒发热、关节痛、头痛、神经痛等病症的治疗,常作复方感冒药物的成分之一,尤其适用于儿童和老年患者。严重肝肾功能不全者禁用。

对乙酰氨基酚的制备:以对硝基苯酚钠为原料,在盐酸溶液中加铁粉还原生成对氨基苯酚,再用醋酸酰化,所得粗品用热水重结晶后即得本品。

6.1.3 吡唑酮类

吡唑酮类药物是人们在合成抗疟药奎宁基本母核时,意外获得的吡酮类衍生物。1884 年在对其进行结构改造后,得到了有效的解热镇痛药安替比林(Antipyrine),并应用于临床。受吗啡结构中有甲氨基的启发,对 3-吡唑酮的结构进行改造,主要是环 4 位上取代基的改变:在安替比林分子中引入二甲氨基,得到了氨基比林(Aminopyrine)。

氨基比林的解热、镇痛作用持久,且对胃无刺激性,曾广泛用于临床。但该药物可引起白细胞减少及粒细胞缺乏症等,后退出了临床应用,我国已于 1982 年予以淘汰。为了增加氨基比林的水溶性,在其结构中引入水溶性基团亚甲基磺酸钠,得到了安乃近(Analgin),又名罗瓦尔精(Novalgin)。安乃近的解热、镇痛作用迅速而强大,且可制成注射液应用,但可引起粒细胞缺乏症,故该药不作首选药,仅在病情危重、其他药物无效时,用于紧急退热。为了增强这类药物的解热镇痛作用,降低毒性,合成了许多 3-吡唑酮类化合物,其中异丙安替比林(Isopropy-lantipyrine)的镇痛效果好、毒性较低,主要用作解热镇痛复方制剂的组分。

安替比林   氨基比林   异丙安替比林

安乃近   Analgin

化学名:[(1,5-二甲基-2-苯基-3-氧代-2,3-二氢-1-H-吡唑-4-基)甲氨基]甲烷磺酸钠盐一水合物。

本品为白色(供注射用)或白色至略带微黄色(供口服用)的结晶或结晶性粉末;无臭,味微苦;在水中易溶,在乙醇中略溶,在乙醚中几乎不溶;水溶液放置后渐变黄色。

本品溶于稀盐酸后,加次氯酸钠,产生瞬间消失的蓝色,加热煮沸后变为黄色。本品与稀盐酸共热后,产生二氧化硫和甲醛的特臭。

本品分子中4位上的N-亚甲基磺酸钠具还原性,可被碘氧化成硫酸盐,并有甲醛的特臭。

本品适用于高热症状,亦适用于急性关节炎、头痛、牙痛、痛经、肌肉痛和偏头痛等。

6.2 非甾体抗炎药

炎症的发生相当复杂。一般认为当细胞膜受到某种炎性刺激时,细胞膜功能紊乱,磷脂酶 A2(PLA2)被激活,催化水解细胞内膜磷脂上的花生四烯酸(AA)部分转化为游离状态的 AA,释放出的 AA 经过环氧化酶(COX)和 5-脂氧化酶(5-LO)两条途径进行代谢,产生大量的前列腺素(PGS)和白三烯(LTs)等炎症介质,从而导致炎症的发生。

局部组织的红、肿、热、痛与炎症介质前列腺素有密切的关系。非甾体抗炎药能够抑制前列腺素合成,消除前列腺素对致炎物质的增敏作用,所以具有解热、镇痛及抗炎的作用。

知识链接

非甾体抗炎药物作用的靶点为环氧化酶(COX),这种酶分为 COX-1 和 COX-2。这两种酶的生理性质有很大区别:COX-1 是一种结构酶,存在于肠、胃、肾等大多数组织中,保护胃肠道黏膜,非甾体抗炎药在抑制 COX-1 时会导致对胃肠道的副作用;而 COX-2 是诱导酶,在正常组织细胞内的活性极低,只有受到诱导时才能大量产生,它通过对前列腺素合成的促进作用,介导疼痛、炎症和发热等反应。因此,研究选择性 COX-2 抑制剂可避免对胃肠道的副作用,如典型的选择性 COX-2 抑制剂塞利西布,就是根据 COX-2 的特征,运用现代药物设计方法所设计的新药。

非甾体抗炎药具有安全性好、毒副作用小、不良反应少、抗炎作用强、镇痛效果显著等优点,临床上广泛用于风湿、类风湿关节炎、骨关节炎、红斑性狼疮等炎症,对感染性炎症也有一定的疗效。非甾体抗炎药按照化学结构主要分为3,5-吡唑二酮类、邻氨基苯甲酸类、芳基烷酸类和1,2-苯并噻嗪类。

1)3,5-吡唑烷二酮类

瑞士科学家于 1946 年合成了 3,5-吡唑烷二酮类化合物,该类化合物的结构中具有两个羰基,所以其酸性增强了,同时抗炎作用也增强了。1949 年发现保泰松(Phenylbutazone)具有较强的消炎作用,较弱的解热镇痛作用,还具有促尿酸排泄的作用,在当时是关节炎治疗的一大突破。但保泰松的酸性与阿司匹林相仿,会产生胃肠道刺激作用,此外,对肝、肾及血象都有不良影响,还会产生过敏反应。1961 年,在保泰松的体内代谢物中发现的羟布宗(Oxyphenbuta-zone,又名羟基保泰松)同样具有抗炎抗风湿作用,且毒副作用较小。在保泰松的另一个代谢

产物 γ-羟基保泰松结构的基础上进一步氧化,得到 γ-酮基保泰松(γ-Ketophenylbutazone),其抗炎抗风湿作用比保泰松弱,但具有很强的排除尿酸的作用,可用于痛风及风湿性关节炎。

| 保泰松 | 羟布宗 | γ-酮基保泰松 |

为了降低 3,5-吡唑二酮类化合物的酸性,用琥珀酸酯类结构取代 4 位氢得到琥布宗。琥布宗在体内可转化为保泰松而产生作用,对胃肠道的刺激作用仅为保泰松的 1/10。在结构修饰中,采用拼合原理,将治疗胃溃疡的药物昔法酯中的有效基团异戊烯基引入保泰松的结构,得到非普拉宗,可明显减少对胃肠道的刺激及其他副作用。在吡唑酮的 1,2-位引入芳杂环得到阿杂丙宗,其消炎镇痛作用比保泰松强,且毒性降低,用于治疗各种风湿性疾病。

| 琥布宗 | 非普拉宗 | 阿杂丙宗 |

羟布宗　Oxyphenbutazone

化学名:4-丁基-1-(4-羟基苯基)-2-苯基-3,5-吡唑烷二酮,又名羟基保泰松。

本品为白色或类白色结晶性粉末;无臭或几乎无臭,味苦;在丙酮中易溶,在乙醇、乙醚和氯仿中溶解,在水中几乎不溶,在碱液中溶解;熔点为 96 ℃。

本品与冰醋酸及盐酸共热,水解生成 4-羟基氢化偶氮苯,后转位重排生成 2、4′-二氨基-5-联苯酚和对羟基邻苯氨基苯胺。二者均能与亚硝酸钠试液作用,生成重氮盐;再与碱性 β-萘酚偶合生成橙红色沉淀,溶于乙醇中呈橙红色溶液,如将沉淀转溶于氯仿,则氯仿层显橙黄色。

本品用于治疗痛风,风湿性、类风湿性关节炎及强直性脊椎炎。

2) 邻氨基苯甲酸类

邻氨基苯甲酸类衍生物,又称灭酸类药物,都具有较强的消炎镇痛作用,临床上用于治疗风湿性及类风湿性关节炎。该类药物的副作用较多,主要是胃肠道障碍,如恶心、呕吐、腹泻、食欲不振等,也能引起粒性白细胞缺乏症、血小板减少性紫癜、神经系统症状(如头痛、嗜睡)等。研究该类药物的构效关系发现,在不连羧基的那一个苯环上的2,3,6位上有取代基的化合物具有较好的活性,其中2,3位取代的活性较高,如甲芬那酸、氟芬那酸、甲氯芬那酸、氯芬那酸等,临床上用于风湿性和类风湿性关节炎。由于这些药能引起贫血等不良反应,所以现已少用。

氟芬那酸(氟灭酸)　　　甲氯芬那酸(甲氯灭酸)　　　氯芬那酸(氯灭酸)

甲芬那酸　Mefenamic Acid

化学名:N-2,3-二甲苯基邻氨基苯甲酸,又名甲灭酸。

本品为白色或类白色微细结晶性粉末;无臭;不溶于水,略溶于乙醚,微溶于乙醇和氯仿。

本品溶解在三氯甲烷中,在紫外灯(254 nm)下显强烈绿色荧光;加硫酸溶解,再加重铬酸钾立即显深蓝色,随即变为棕绿色。

本品用于轻度及中度疼痛,适用于牙科及产科等术后的疼痛、痛经、血管性头痛的防治。

3) 芳基烷酸类

在20世纪50年代,研究者考虑到5-羟色胺是炎症反应中的一个化学致痛物质,5-羟色胺的生物来源与色氨酸有关,而风湿患者的色氨酸的代谢水平较高,研究者希望在5-羟色胺,即吲哚衍生物中寻找抗炎药物。后利用炎症的动物模型,筛选了350个合成的吲哚类衍生物,从中得到了吲哚乙酸衍生物吲哚美辛。吲哚美辛的抗炎活性比可的松强 5 倍,比保泰松强 2.5 倍,这引起了人们极大的兴趣,接着合成了大量的吲哚美辛衍生物。本类药物不但抗炎作用强,且毒性和副作用较小,已在临床广泛使用。

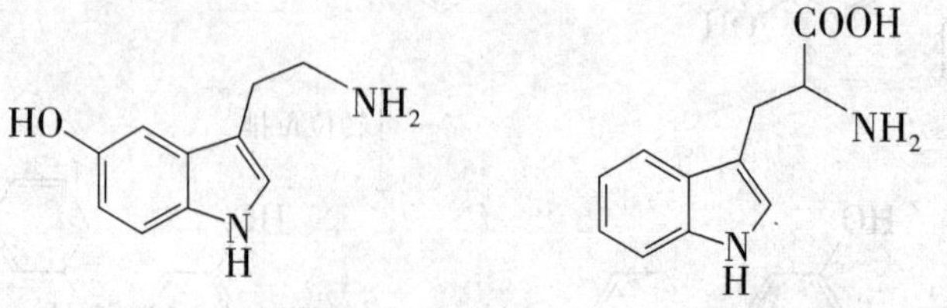

5-羟色胺　　　　　　　　　色氨酸

（1）吲哚美辛

吲哚美辛　Indomethacin

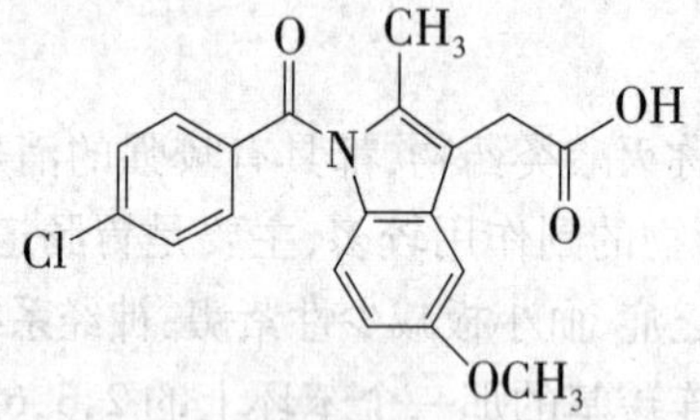

化学名:2-甲基-1-(4-氯苯甲酰基)-5-甲氧基-1H-吲哚-3-乙酸,又名消炎痛。

本品为类白色至微黄色结晶性粉末;几乎无臭,无味;溶于丙酮,略溶于甲醇、乙醇、三氯甲烷和乙醚,微溶于苯,极微溶于甲苯,几乎不溶于水;熔点为 158 ~ 162 ℃。

本品含有酰胺键,在空气中稳定,但遇光会逐渐分解;遇强酸或强碱易水解。水解产物还可进一步被氧化成有色物质,且随温度升高,水解变色速度更快。

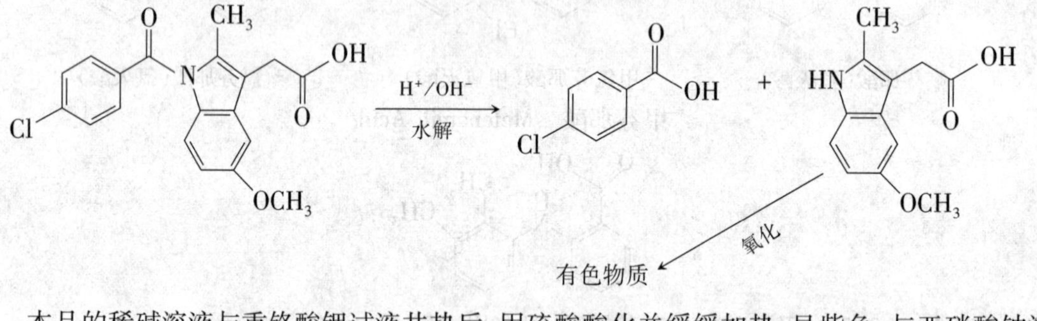

本品的稀碱溶液与重铬酸钾试液共热后,用硫酸酸化并缓缓加热,显紫色;与亚硝酸钠溶液共热,用盐酸酸化显绿色,放置后,渐变黄色。

本品用于治疗风湿性关节炎、强直性脊椎炎、骨关节炎及痛风性关节炎等。

本品具有较强的酸性,对胃肠道的刺激较大,且对肝功能和造血系统也有影响。在对其结构进行改造时,利用生物电子等排原理,将吲哚环上的—N—换成—CH—得到茚类衍生物,得到了舒林酸(Sulindac),其抗炎效果是吲哚美辛的 1/2,镇痛效果略强于吲哚美辛。

（2）舒林酸

舒林酸 Sulindac

化学名：(Z)-2-甲基-1-[(4-甲基磺酰苯基)亚甲基]-5-氟-1*H*-茚-3-乙酸。

本品为橙黄色结晶性粉末；无臭，味微苦；易潮解；微溶于乙醇、丙酮、乙酸乙酯和氯仿，难溶于甲醇；几乎不溶于水，在水中的溶解度随 pH 值增加而增加，在 pH 值为 7 时，溶解度约为 3.0 mg/mL。

本品炽灼后，发出二氧化硫的刺激性特臭，并能使湿润的碘-淀粉试纸蓝色消退。

本品用于骨关节炎、类风湿关节炎、慢性关节炎、肩周炎、颈肩腕综合征、腱鞘炎，各种原因引起的疼痛，如痛经、牙痛、外伤和手术后疼痛以及用于轻、中度癌性疼痛。

舒林酸是一个前体药物，它在体外无效，需要在体内经肝代谢，将甲基亚砜基团还原为甲硫基后才能产生生物活性。而甲硫基化合物自肾脏排泄较慢，半衰期长。因此，舒林酸临床使用时，起效慢、作用持久，具有副作用较轻、耐受性好、长期服用不易引起肾坏死等特点。

舒林酸   活性代谢物

齐多美辛（Zidometacin）为吲哚美辛中氯原子以叠氮基取代的化合物。动物实验显示，本品的抗炎作用比吲哚美辛的强，且毒性较低。将吲哚美辛结构简化得苯乙酸类药物双氯芬酸钠，双氯芬酸钠是强效的消炎镇痛药，消炎作用比乙酰水杨酸强 20～60 倍，镇痛作用比吲哚美辛强 2～5 倍，解热作用为吲哚美辛的 2 倍、阿司匹林的 35 倍，且具有剂量小、毒性低、对心血管系统及中枢神经系统没有影响的特点。

齐多美辛   双氯芬酸钠

（3）双氯芬酸钠

双氯芬酸钠　Diclofenac Sodium

化学名：2-[（2,6-二氯苯基）氨基]苯乙酸钠，又名双氯灭痛。

本品为白色或类白色结晶性粉末；有刺鼻感与引湿性；易溶于乙醇，略溶于水，不溶于三氯甲烷。

本品的作用机制比较特别，除抑制环氧合酶，减少前列腺素的生物合成和血小板的生成外，还能抑制脂氧合酶，减少白三烯的生成，尤其是抑制 LTB4，这种双重的抑制作用可避免由于单纯抑制环氧合酶而导致脂氧合酶活性突增而引起的不良反应。此外，本品还能抑制花生四烯酸的释放并刺激花生四烯酸的再摄取。

本品的抗炎、镇痛和解热作用很强，不良反应少，剂量小，个体差异小，是世界上使用最广泛的非甾抗炎药之一。本品主要用于类风湿性关节炎、神经炎、术后疼痛及各种原因引起的发热。

本品的合成：

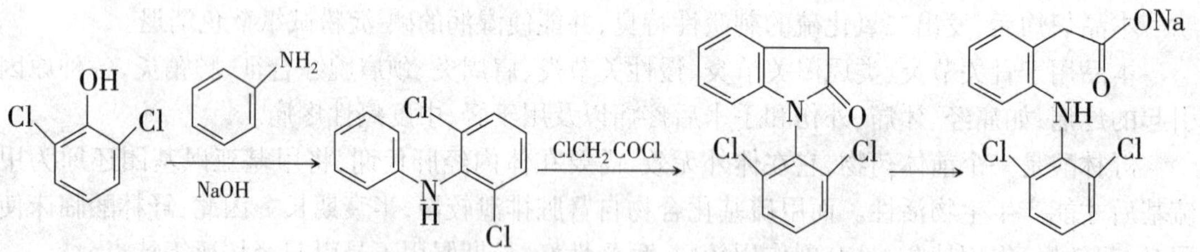

通过研究发现，在芳基乙酸类药物的苯环上增加疏水性基团可使消炎作用增强。4-异丁基苯乙酸具有较好的消炎镇痛作用，对胃肠道刺激性较小，1966 年应用于临床后，发现它对肝脏有一定毒性。后进一步研究发现，在其乙酸基的 α-碳原子上引入甲基，得到的 4-异丁基-α-甲基苯乙酸，即布洛芬，不但消炎镇痛作用增强，且毒性也有所降低。

（4）布洛芬

布洛芬　Ibuprofen

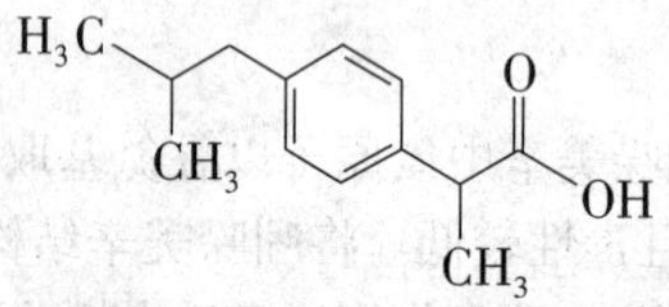

化学名：α-甲基-4-（2-甲基丙基）苯乙酸。

本品为白色结晶性粉末；稍有特异臭，几乎无味；易溶于氢氧化钠和碳酸钠试液中，易溶于乙醇、丙酮、三氯甲烷和乙醚，几乎不溶于水；熔点为 74.5 ~ 77.5 ℃。

本品分子中含有羧基，在与氯化亚砜试液作用后，与乙醇反应生成酯；在碱性条件下，加盐酸羟胺试液，生成羟肟酸，然后在酸性条件下，加三氯化铁试液生成红色至暗紫色的羟肟酸铁。

本品的消炎、镇痛和解热作用均大于阿司匹林，胃肠道副作用小，对肝、胃及造血系统无明显副作用。临床上广泛用于类风湿关节炎、风湿性关节炎、骨关节炎、神经炎、支气管炎、急性痛风、轻度至中度的疼痛及各种原因引起的发热。一般病人耐受性良好，治疗期间血液常规及生化值均未见异常。

本品的合成：

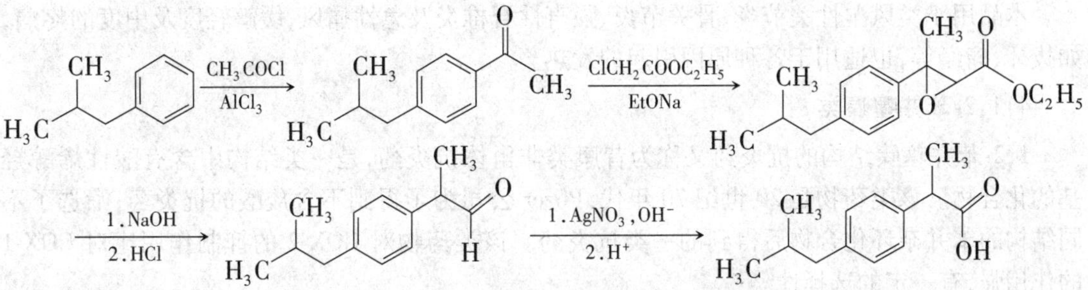

应用范围与布洛芬相似的芳基丙酸类消炎镇痛药还有萘普生、氟比洛芬、非诺洛芬、酮洛芬等。

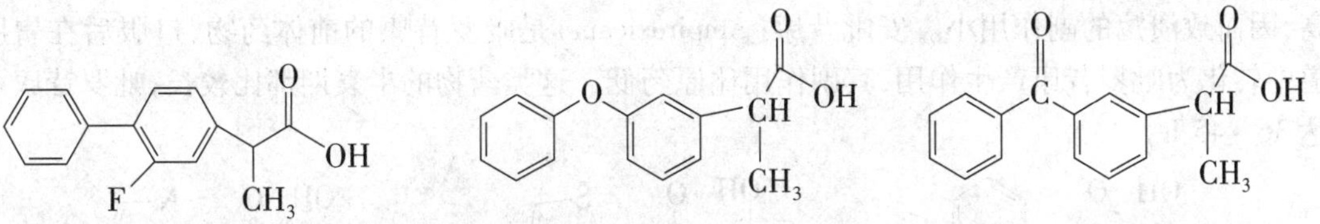

| 氟比洛芬 | 非诺洛芬 | 酮洛芬 |

知识链接

右旋布洛芬(Dexibuprofen)为布洛芬的右旋体。经研究发现,布洛芬的药理活性主要来自右旋体,与等剂量布洛芬消旋体相比具有更高的疗效,较小剂量即可达到治疗作用。右旋布洛芬与布洛芬的作用和用途相同,但前者剂量150 mg和300 mg分别与后者200 mg和400 mg疗效相当,在安全性和药动学特性方面优于布洛芬。虽然其药理作用主要来自S(+)-异构体,但在体内R(-)-型可以通过形成辅酶A硫酯单向地转化为S(+)-型,所以药用产品中仍多数为消旋体形式。

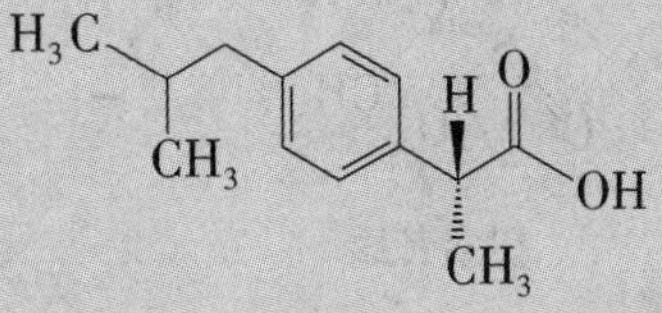

右旋布洛芬的结构式

---

(5)萘普生

萘普生　Naproxen

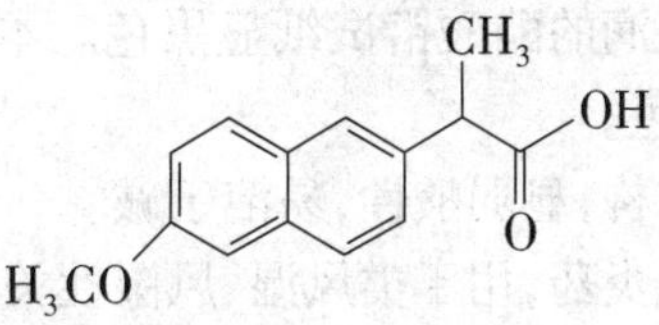

化学名:(+)-(S)-α-甲基-6-甲氧基-2-萘乙酸。

本品为白色或类白色结晶性粉末;无臭或几乎无臭;在甲醇、乙醇和三氯甲烷中溶解,在乙醚中略溶,在水中几乎不溶。本品在日光照射下缓慢变色,故需避光保存。

本品用于类风湿性关节炎、骨关节炎、强直性脊椎炎及急性痛风,缓解轻度及中度的疼痛,如拔牙、痛经等,也适用于各种原因引起的发热。

4)1,2-苯并噻嗪类

1,2-苯并噻嗪结构的抗炎药又称为昔康类非甾体抗炎药,是一类结构中含有酸性烯醇羟基的化合物。该类药物是 20 世纪 70 年代,Pfizer 公司为了得到不含羧酸的抗炎药,筛选了不同结构的苯并杂环化合物后得到的一类抗炎药。该类药物对 COX-2 的抑制作用比对 COX-1 的作用强,有一定的选择性。

1,2-苯并噻嗪类药物的代表药物有吡罗昔康(Piroxicam)、舒多昔康(Sudoxicam)、美洛昔康(Meloxicam)等,均为抗炎镇痛效果强、毒性小的长效药物。美洛昔康对 COX-2 的选择性较高,因而致溃疡的副作用小。安吡昔康(Ampiroxicam)是吡罗昔康的前体药物,口服后在胃肠道中转化为吡罗昔康产生作用,其副作用比原药低。这类药物的半衰期都比较长,吡罗昔康可达 36 ~ 45 h。

吡罗昔康　　　　　　　　舒多昔康　　　　　　　　美洛昔康

噻吩昔康　　　　　　　　伊索昔康　　　　　　　　安吡昔康

（1）美洛昔康

美洛昔康　Meloxicam

化学名:2-甲基-4-羟基-N-(5-甲基-2-噻唑基)-2H-1,2-苯并噻嗪-3-甲酰胺-1,1-二氧化物。

本品为微黄色至淡黄色或微黄绿色至淡黄绿色的结晶性粉末;无臭;在二甲基甲酰胺中溶解,在丙酮中微溶,在甲醇或乙醇中极微溶解,在水中几乎不溶。

本品炽灼产生的气体可使湿润的醋酸铅试纸显黑色。本品加三氯甲烷溶解后,加入三氯化铁试液,三氯甲烷层显淡紫红色。

本品分子中有烯醇式羟基结构,显弱酸性,易溶于碱。

本品为解热镇痛类非甾体抗炎药,用于类风湿、风湿性关节炎。

（2）吡罗昔康

吡罗昔康　Piroxicam

化学名:2-甲基-4-羟基-N-(2-吡啶基)-2H-1,2-苯并噻嗪-3-甲酰胺-1,1-二氧化物,又名炎痛喜康。

本品为类白色至微黄绿色的结晶性粉末;无臭,无味;在氯仿中易溶,在丙酮中略溶,在乙醇或乙醚中微溶,在水中几乎不溶,在酸中溶解,在碱中略溶;熔点为 198～202 ℃,熔融的同时分解。

本品在氯仿中溶解后,与三氯化铁反应,即显玫瑰红色。

本品分子中存在互变异构。

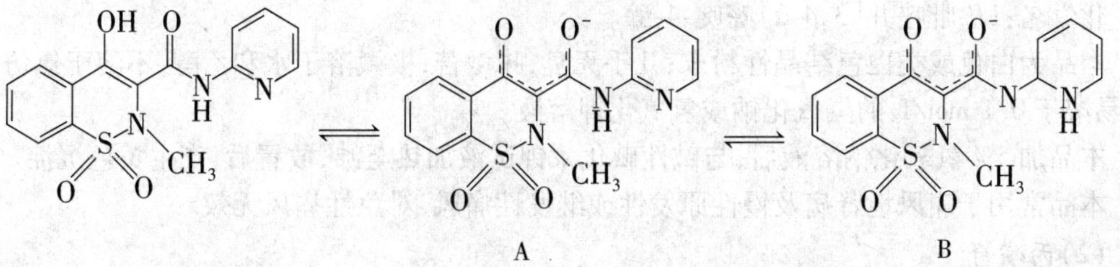

本品具有明显的镇痛、抗炎及一定的消肿作用,副作用较小,临床用于风湿性、类风湿性关节炎,也可用于术后、创伤后疼痛及急性痛风等。

6.3　抗痛风药

痛风病是由于体内嘌呤代谢紊乱所导致的一种疾病,它的急性发作是由于关节组织内尿酸过多。临床主要表现为高尿酸血症,致使尿酸盐在关节、肾脏及结缔组织中结晶析出,从而刺激组织引起痛风性关节炎、痛风性肾病和肾尿酸盐石症等肾损害。尿酸是人体代谢的正常产物,其代谢途径为:

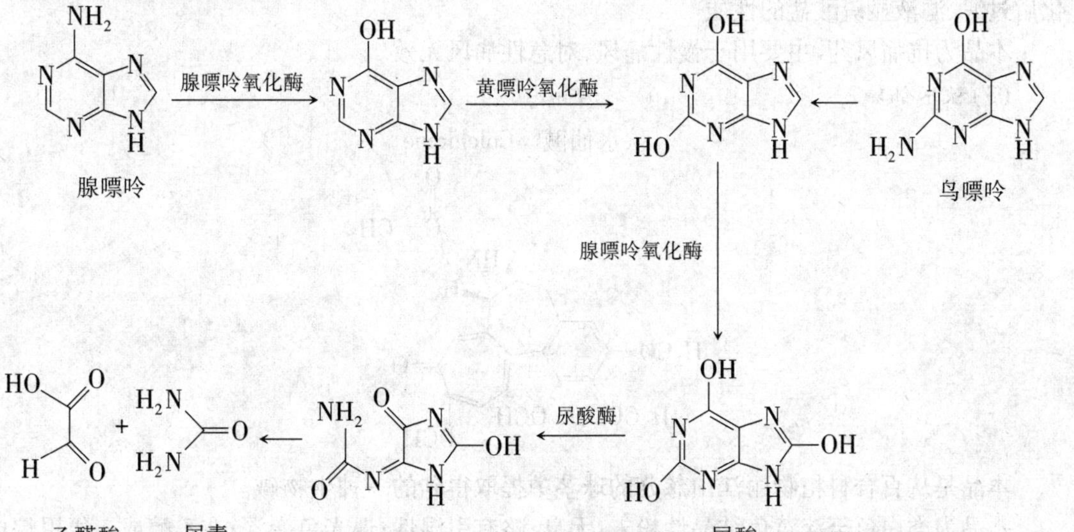

根据其作用机制,可将其主要分为三大类:①抑制尿酸生成的药物,如别嘌醇;②增加尿酸排泄速率的药物,如丙磺舒;③抗痛风发作药类,如秋水仙碱、吲哚美辛。

（1）别嘌醇

别嘌醇　Allopurinol

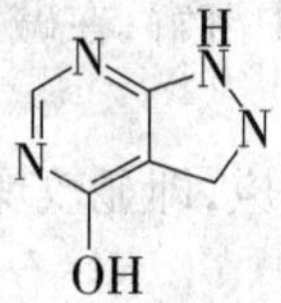

化学名:1H-吡唑并[3,4-d]嘧啶-4-醇。

本品为白色或类白色结晶性粉末;几乎无臭,味微苦;极微溶于水和乙醇,不溶于氯仿和乙醚,易溶于0.1 mol/L的氢氧化钠或氢氧化钾溶液。

本品加5%氢氧化钠溶液后,与碱性碘化汞钾试液加热至沸,放置后,产生黄色沉淀。

本品常用于痛风性肾病及慢性原发性或继发性痛风,对急性痛风无效。

（2）丙磺舒

丙磺舒　Probenecid

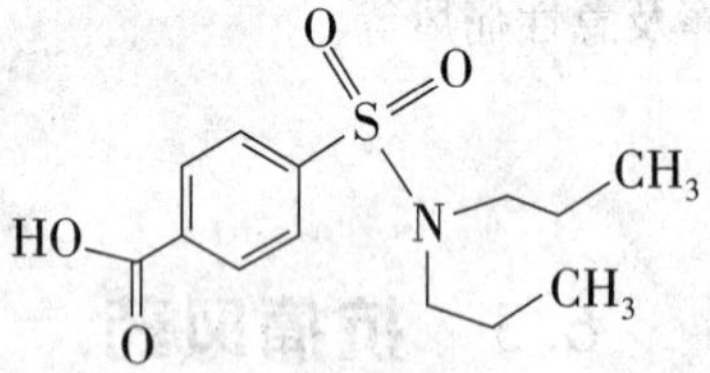

化学名:对-[(二丙氨基)磺酰基]苯甲酸。

本品为白色结晶性粉末;无臭,味微苦;在丙酮中溶解,在乙醇或氯仿中略溶,在水中几乎不溶,在稀氢氧化钠溶液中溶解,在稀酸中几乎不溶;熔点为198~201 ℃。

本品用氢氧化钠溶液溶解后,加入三氯化铁试液,即生成米黄色沉淀。

本品与氢氧化钠共热熔融后,将分解产生亚硫酸,放冷,加入数滴亚硝酸试液,再经盐酸酸化后过滤,滤液显硫酸盐的性质。

本品为抗痛风药,主要用于慢性痛风,对急性痛风无效。

（3）秋水仙碱

秋水仙碱　Colchicine

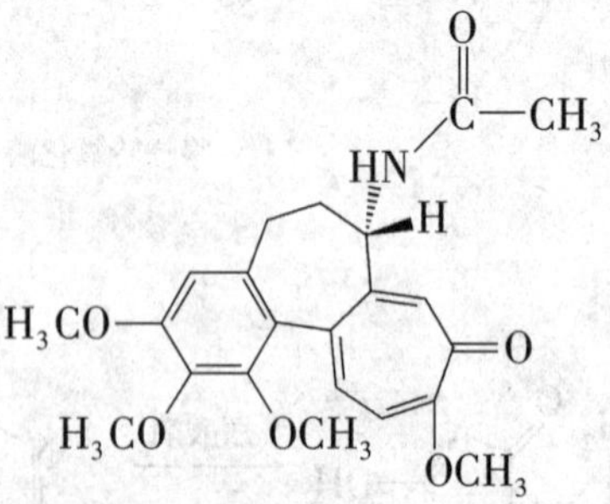

本品是从百合科植物丽江山慈菇的球茎中提取得到的一种生物碱。

本品为类白色至淡黄色结晶性粉末;无臭;略有引湿性;遇光色变深;在乙醇或三氯甲烷中易溶,在水中溶解(但溶解至一定浓度时能形成半水合物的结晶析出),在乙醚中极微溶解。

本品用于痛风急性发作,可使剧痛得到缓解;也可作为抗肿瘤用药,抑制细胞有丝分裂,使细胞核结构畸形而死亡,可用于乳腺癌、皮肤癌、食道癌等。

本章习题

一、单项选择题

1. 阿司匹林与碳酸钠溶液共热,放冷后用稀硫酸酸化,析出的白色沉淀是(　　)。
   A. 乙酰水杨酸　　　B. 醋酸　　　　　C. 水杨酸　　　　　D. 水杨酸钠

2. 下列叙述与阿司匹林不符的是(　　)。
   A. 为解热镇痛药　　　　　　　　　　B. 易溶于水
   C. 微带臭酸味　　　　　　　　　　　D. 遇湿酸、碱、热均易水解失效

3. 区别阿司匹林和对乙酰氨基酚可用(　　)。
   A. NaOH 试液　　　　　　　　　　　B. HCl
   C. 加热后加 HCl 试液　　　　　　　　D. 三氯化铁试液

4. 为 1,2-苯并噻嗪类非甾体抗炎药的是(　　)。
   A. 布洛芬　　　　B. 美洛昔康　　　　C. 双氯芬酸钠　　　D. 吲哚美辛

5. 显酸性,但结构中不含羧基的药物是(　　)。
   A. 阿司匹林　　　B. 吲哚美辛　　　　C. 萘普生　　　　　D. 吡罗昔康

6. 非甾体抗炎药按结构类型可分为(　　)。
   A. 水杨酸类、吲哚乙酸类、芳基烷酸类、其他类
   B. 吲哚乙酸类、芳基烷酸类、吡唑酮类
   C. 3,5-吡唑烷二酮类、芬那酸类、芳基烷酸类、1,2-苯并噻嗪类、其他类
   D. 水杨酸类、吡唑酮类、苯胺类、其他类

7. 仅有解热镇痛作用,而不具有抗炎、抗风湿作用的药物是(　　)。
   A. 吡罗昔康　　　B. 阿司匹林　　　　C. 对乙酰氨基酚　　D. 萘普生

8. 以吲哚美辛为代表的芳基烷酸类药物在临床上的作用是(　　)。
   A. 抗过敏　　　　B. 抗病毒　　　　　C. 抗肿瘤　　　　　D. 抗炎、镇痛、解热

9. 下列非甾体抗炎药物中,其代谢物可用作抗炎药物的是(　　)。
   A. 布洛芬　　　　B. 双氯酚酸　　　　C. 萘普生　　　　　D. 保泰松

10. 临床上使用的布洛芬为(　　)。
    A. 左旋体　　　　B. 右旋体　　　　　C. 内消旋体　　　　D. 外消旋体

11. 下列性质与布洛芬相符的是(　　)。
    A. 在酸性或碱性条件下均易水解
    B. 可溶于氢氧化钠或碳酸钠溶液
    C. 易溶于水,味微苦
    D. 在空气中放置可被氧化,颜色逐渐变黄至深棕色

12. 双氯芬酸钠属于(　　)。
    A. 邻氨基苯甲酸类　B. 芳基烷酸类　　C. 苯胺类　　　　　D. 吡唑烷酮类

13. 下列抗炎药与其结构类型不对应的是(　　)。
    A. 阿司匹林——水杨酸类　　　　　　B. 吲哚美辛——杂环芳基乙酸类
    C. 萘普生——杂环芳基丙酸类　　　　D. 布洛芬——吡唑酮类

14. 非甾体消炎药是通过抑制花生四烯酸 ___(1)___ ,阻断 ___(2)___ 的合成,而显示消炎、解

热、镇痛作用的。其中(1)和(2)分别表示(　　　)。

 A.环氧合酶、前列腺素   B.酯氧酶、前列腺素

 C.环氧合酶、白三烯   D.酯氧酶、白三烯

15.下列药物中,没有镇痛作用的是(　　　)。

 A.阿司匹林   B.海洛因   C.扑热息痛   D.苯妥英钠

二、多项选择题

1.阿司匹林的性质与下列叙述相符的有(　　　　　　)。

 A.其水溶液加热后加入三氯化铁试液,显紫堇色

 B.在氢氧化钠或碳酸钠溶液中溶解,且同时水解

 C.与对乙酰氨基酚生成的酯具有前药性质

 D.具有解热和镇痛作用,无抗炎作用

 E.加水生成黄色沉淀

2.可与三氯化铁试液作用生成有色配合物的药物有(　　　　　　)。

 A.对乙酰氨基酚   B.水杨酸   C.卡托普利

 D.布洛芬   E.地高辛

3.下列药物属于前药的有(　　　　　)。

 A.舒林酸 B.萘普生 C.贝诺酯 D.布洛芬 E.双氯芬酸钠

4.不属于芳基烷酸类非甾类抗炎药的有(　　　　　)。

 A.贝诺酯 B.羟布宗 C.美洛昔康 D.布洛芬 E.双氯芬酸钠

5.下列含有羧基的解热镇痛药及非甾体抗炎药有(　　　　　)。

 A.贝诺酯   B.布洛芬   C.吲哚美辛

 D.对乙酰氨基酚   E.安乃近

6.下列药物中具有抗痛风作用的有(　　　　　)。

 A.丙磺舒 B.贝诺酯 C.别嘌醇 D.秋水仙碱 E.利巴韦林

7.丙磺舒具有的性质有(　　　　　)。

 A.可溶于水

 B.利尿

 C.抑制黄嘌呤氧化酶,使尿酸合成减少

 D.能抑制青霉素、头孢菌素等酸性药物的排泄,故与其合用具延效作用

 E.能抑制尿酸在肾小管的再吸收而促进尿酸排泄,可用于慢性痛风治疗

三、问答题

1.维C银翘片是我们生活中常用的解热镇痛药物,为什么长期大量用药会导致肝功能异常?

2.长期存放后的阿司匹林为什么有醋酸臭气?

3.阿司匹林可否做成注射液?

4.为什么临床上使用的布洛芬为消旋体?

5.简述以水杨酸为主要原料合成乙酰水杨酸的过程。

6.简述解热镇痛药和麻醉性镇痛药的镇痛作用有什么区别。

7.乙酰水杨酸中的游离水杨酸是怎样引入的? 应如何检查?

8.简述非甾体抗炎药的分类,并各举一具体药物。

第 7 章　心血管系统药物

【学习目标】

1. 掌握心血管药物的分类及各类药物的结构类型;钙通道阻滞剂的结构类型及二氢吡啶类的构效关系,β-受体拮抗剂的结构特征及构效关系,ACE 抑制剂的结构特征及构效关系。

2. 掌握硝酸异山梨酯、硝苯地平、维拉帕米、地尔硫卓、卡拉普利、氯沙坦、非诺贝特的结构、名称、理化性质、用途及贮存要求。

3. 熟悉地高辛、依那普利、美西律、氟伐他定、可乐定、甲基多巴、利舍平等药物的结构及用途。

4. 了解心血管药物的发展。

心血管系统疾病是一类常见病、多发病,临床主要表现有高血脂症、动脉粥样硬化、冠心病、心绞痛、心律失常、高血压、心力衰竭等,已成为造成人类死亡的主要疾病之一。目前世界上约有 15 亿人患高血压,每年有 700 多万人死于因高血压引发的疾病,所以世界卫生组织确定高血压是与心血管病致死有关的头号原因。

心血管系统药物作用于心脏或血管系统,改进心脏的功能,调节心脏血液的总输出量,或改变循环系统各部分的血液分配,从而改善和恢复心脏和血管的功能。心血管系统药物种类繁多、作用机制各异,按其临床用途不同,分为调血脂药、抗心绞痛药、抗高血压药、抗心律失常药、抗血栓药、抗心力衰竭药等,是临床上非常重要的一大类药物。

7.1　调血脂药

血脂是指血浆或血清中的脂质,以各种血浆脂蛋白的形式存在。血浆中的脂质组成复杂,包含甘油三酯、磷脂、胆固醇和胆固醇脂以及游离脂肪酸等。血脂与血浆中的蛋白质结合,称为脂蛋白,包括乳糜微粒(CM)、极低密度脂蛋白(VLDL)、低密度脂蛋白(LDL)、中等低密度脂蛋白(IDL)和高密度脂蛋白(HDL)。高脂血症是由各种原因导致的血浆中的胆固醇、甘油三酯以及低密度脂蛋白水平升高和高密度脂蛋白(血浆中 HDL 则有利于预防动脉粥样硬化)过低的一种全身脂质代谢异常疾病。血脂有两个来源:①外源性,即从食物摄取的脂类经消化吸收进入血液;②内源性,即由肝、脂肪细胞以及其他组织合成后释放到血液中。

调血脂药又称抗动脉粥样硬化药,是指能调节血脂的含量,预防和治疗动脉粥样硬化及冠心病等疾病的药物。

本类药物可以减少体内胆固醇的吸收,防止和减少脂类的合成,促进脂质的代谢而产生降血脂的作用。常用的调血脂药可分为羟甲戊二酰辅酶 A 还原酶抑制剂、苯氧乙酸类、烟酸类、其他类。

7.1.1 羟甲戊二酰辅酶 A 还原酶抑制剂

内源性胆固醇是由乙酸在肝细胞中经 26 步生物合成完成的,而羟甲戊二酰辅酶 A 还原酶(HMG-CoA 还原酶)为该过程的限速酶,能催化 HMG-CoA 还原为甲羟戊酸。20 世纪 80 年代问世的他汀类药物能选择性地分布于肝脏,通过竞争抑制 HMG-CoA 还原酶的活性,达到降低内源性胆固醇的生物合成;同时通过降低胆固醇的浓度触发肝脏 LDL 受体表达增加,加快血浆中 LDL、IDL、VLDL 的消除,从而显著降低血浆中 LDL 水平,并提高 HDL 水平,对原发性高胆固醇血症的疗效确切。羟甲戊二酰辅酶 A 还原酶抑制剂现已是临床上一线的降胆固醇药物。

羟甲戊二酰辅酶 A

胆固醇

1976 年日本科学家从桔青霉菌的培养提取物中发现了康帕丁(Compactin)及美伐他汀(Mevastatin),它们能抑制 HMG-CoA 还原酶,明显降低血浆胆固醇。因美伐他汀结构复杂,当时工业化生产技术所限,日本医药企业未继续研究,但西方医药界对先导物美伐他汀甚感兴趣,投入大量人力物力进行研究,不到 20 年的时间,西方各国共计开发出包括美伐他汀在内的十多个他汀类调血脂药。默克公司开发的洛伐他汀(Lovastatin)于 1987 年首次在美国上市,为第一个上市的他汀类药物。洛伐他汀是在红曲霉菌和土曲霉菌中发现的,与随后上市的辛伐他汀(Simvastatin)同为具有内酯结构的前药;普伐他汀(Pravastatin)和第二代他汀类药物氟伐他汀(Fluvastatin)本身就含有 β-羟基酸的活性形式,无须经过代谢转化就具有药理活性。

美伐他汀

普伐他汀

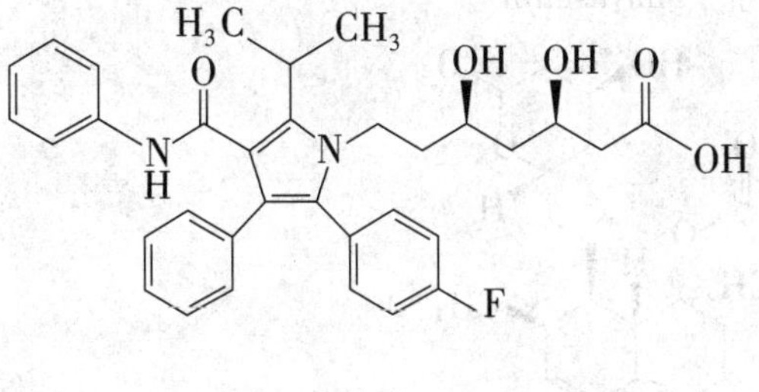

西立伐他汀 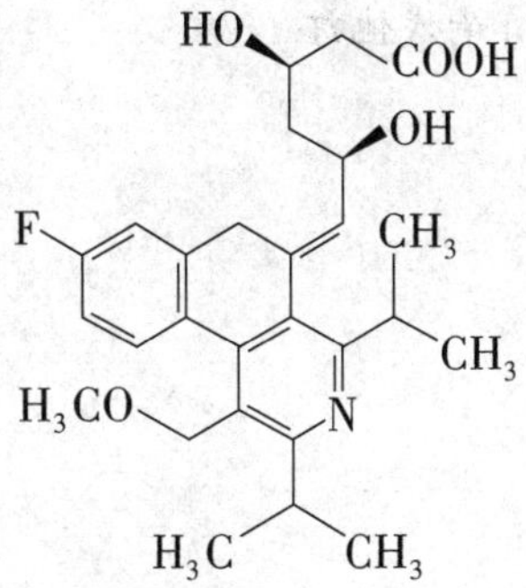　　　　　　　　　　　　　　阿托伐他汀

（1）洛伐他汀

洛伐他汀　Lovastatin

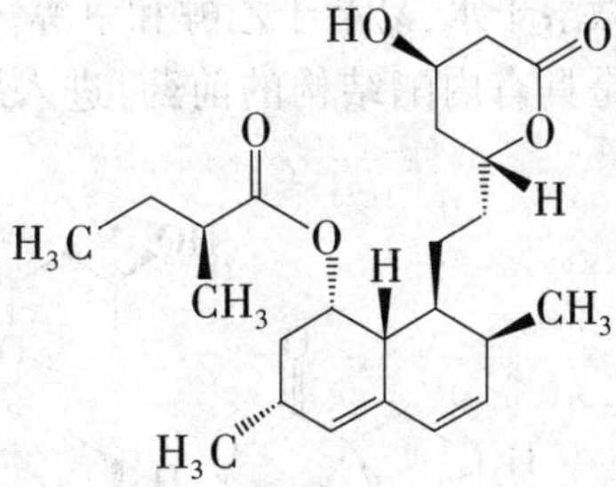

化学名:(S)-2-甲基丁酸(4R,6R)-6-[2-(1S,2S,6R,8S,8αR)-1,2,6,7,8,8α-六氢-8-羟基-2,6-二甲基-1-萘基]乙基]四氢-4-羟基-2H-吡喃-2-酮-8-酯,又名美降之、乐瓦停等。

本品为白色或类白色结晶性粉末;无臭无味;在三氯甲烷中易溶,在丙酮中溶解,在乙醇、乙酸乙酯和乙腈中略溶,在水中不溶。

在贮存过程中,本品六元内酯环上的羟基易发生氧化反应生成二酮吡喃衍生物。

本品为无活性前药,进入体内后内酯环水解生成开链的β-羟基酸衍生物。这种活性代谢物对羟甲戊二酰辅酶A还原酶具有高度亲和力,可竞争性地抑制HMG-CoA还原酶的活性,使胆固醇合成受阻,故能有效地降低血浆中的总胆固醇。另外,该代谢物还能抑制肝细胞内胆固醇的合成,使细胞内胆固醇浓度降低而发生代偿性细胞膜上LDL受体数量增加和活性增强,大量LDL被摄取从而使血浆总胆固醇和低密度脂蛋白浓度降低。

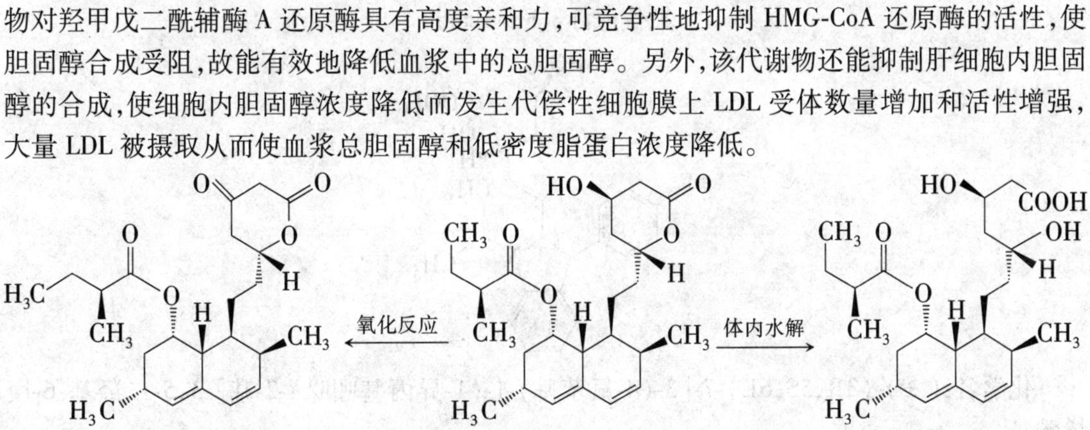

二酮吡喃衍生物　　　　　　　　洛伐他汀　　　　　　　　　活性形式

本品主要用于原发性高胆固醇血症和冠心病的治疗,也可用于预防冠状动脉粥样硬化。

（2）辛伐他汀

辛伐他汀　Simvastatin

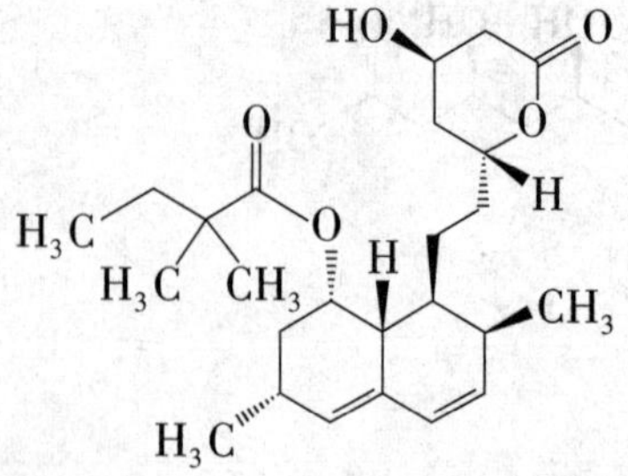

化学名：2,2-二甲基丁酸-1,2,3,7,8,8α-六氢-3,7-二甲基-8-[2-(四氢-4-羟基-6-氧代-2H-吡喃基-2)-乙基]-1-萘酚酯。

本品为白色或类白色粉末；微溶于水，易溶于乙醇和甲醇；熔点为 135～138 ℃。

本品与洛伐他汀结构类似，是具有内酯结构的前药，进入肝脏后经酶水解生成 β-羟基酸的活性形式而发挥药效。

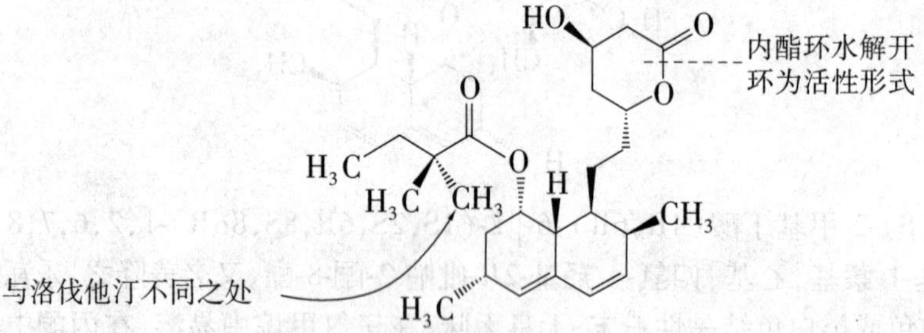

本品主要降低总胆固醇、LDL 以及 VLDL 的血清浓度，中等程度地提高 HDL 的水平，同时降低甘油三酯的血浆浓度。比洛伐他汀疗效强，副作用小。

（3）氟伐他汀

氟伐他汀　Fluvastatin

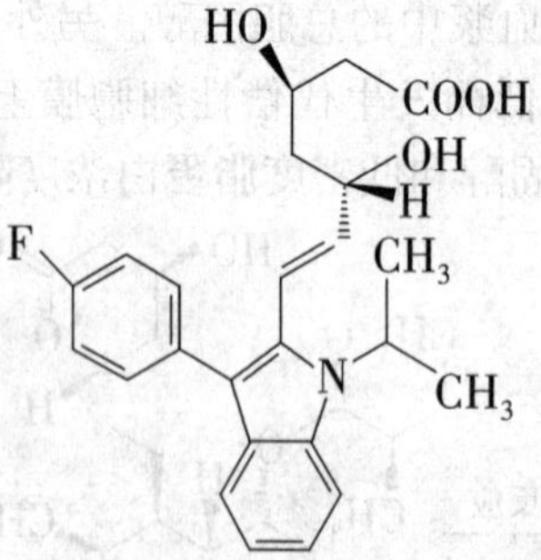

化学名：(±)-(3R,5S,6E)-7-[3-(4-氟苯基)-1-(1-异丙基吲哚)-2-基]-3,5-二羟基-6-庚烯酸。

本品为白色粉末；有吸湿性；溶于水、甲醇、乙醇；对光敏感。

氟伐他汀是 1993 年世界上第一个化学合成的 HMG-CoA 还原酶抑制剂。此药在结构上与 HMG-CoA 很相似，水溶性很好，可直接抑制肝 HMG-CoA 还原酶。

本品口服吸收迅速、完全，血浆蛋白结合率较高，在肝脏中被代谢为 5-羟基和 6-羟基衍生物,其羟化代谢产物有微弱的药理作用,但不进入体循环。除具有强效降血脂作用外,本品还具有抗动脉粥样硬化的潜在功能,可降低冠心病的发病率及死亡率。

7.1.2　苯氧乙酸类

胆固醇在体内的生物合成是以乙酸为起始原料进行的,因此,可利用乙酸衍生物干扰胆固醇的生物合成以达到降低胆固醇的目的。苯氧乙酸类药物的作用机制,可能与抑制肝脏甘油三酯的合成有关,也可能与增加脂蛋白的脂解,使高血脂血清中脂蛋白的排出速率增加有关。

1962 年用于临床的第一个苯氧基烷酸类药物(乙酸衍生物)是氯贝丁酯,药效学研究意外发现其主要能降甘油三酯(TG)。但 20 世纪 70 年代经大规模临床观察证实,其降甘油三酯的作用虽可靠,但不良反应较多,现临床已比较少用。非诺贝特疗效较氯贝丁酯优,且耐受性好,副反应小,口服生物利用度高,可用于各型高脂蛋白血症,也可用于高脂血症伴有糖尿病、高血压的患者。

氯贝丁酯

非诺贝特

苯氧乙酸类降血脂药物构效关系如下:

①结构可分为芳基和脂肪酸两部分。

②结构中的羧酸或在体内可水解成羧酸的部分是该类药物具有活性的必要条件。

③芳环部分保证了药物的亲脂性,增加了芳环有活性增强的趋势。

④脂肪链上季碳原子不是必要结构;苯的对位取代和氯取代都不是必需的。

吉非罗齐　Gemfibrozil

化学名:2,2-二甲基-5-(2,5-二甲基苯氧基)戊酸,又名吉非贝齐。

本品为白色结晶性粉末;无臭,无味;在三氯甲烷中极易溶解,在甲醇、乙醇、丙酮和己烷中易溶,在水中不溶,在氢氧化钠试液中易溶;熔点为 58~61 ℃。

本品可降低血中总胆固醇和甘油三酯的水平,减少冠心病发病率,适用于 VLDL-胆固醇、LDL-胆固醇及甘油三酯水平升高的高血脂症患者和糖尿病引起的高血脂症;也适用于严重Ⅳ或Ⅴ型高脂蛋白血症、冠心病危险性大而饮食控制、减轻体重等治疗无效者。

7.1.3 烟酸类

烟酸为 B 族维生素,是防治糙皮病的重要辅助药物。高剂量的烟酸可降低人体中总胆固醇、甘油三酯的水平,对高血脂症有效。但烟酸具有扩血管作用,常伴有潮红、皮肤瘙痒及胃肠道不适等副作用,故通常将其制成酯的前药使用,如烟酸肌醇酯。因此合成了一系列烟酸的衍生物供临床应用。

烟酸类药物的作用机制一方面可能是抑制脂肪的分解,使游离脂肪酸的来源减少,从而减少肝脏甘油三酯及 VLDL 的合成与释放;另一方面烟酸类药物能直接抑制肝脏中 VLDL 和胆固醇的生物合成。

烟酸　　　　　　5-氟烟酸　　　　　　　　　　烟酸肌醇酯

7.2 抗心绞痛药

心绞痛是冠状动脉供血不足,心肌急剧地暂时性缺血和缺氧所致,是冠心病的一种常见病。其主要表现为阵发性前胸压榨性疼痛,可放射至左上臂内侧等部位。治疗和缓解心绞痛的合理途径是舒张冠状动脉,增加心肌供氧量;或是减轻心肌的工作负荷,降低心肌的耗氧量。

抗心绞痛药按化学结构和作用机理可分为四类:硝酸酯及亚硝酸酯类、钙通道阻滞剂类、β-受体阻断剂类及其他类。

7.2.1 硝酸酯及亚硝酸酯类

硝酸酯及亚硝酸酯类是最早应用于临床的抗心绞痛药,已有 100 多年的历史,目前这类药物仍然是治疗心绞痛的可靠药物。药物的作用以扩张静脉为主,硝酸酯类药物为一氧化氮(NO)供体,进入体内后可分解出具有一定脂溶性的 NO 分子,后者可激活鸟苷酸环化酶,升高细胞中的环鸟苷酸水平,通过激活环鸟苷酸依赖型蛋白激酶,影响多种蛋白的磷酸化状态,最终松弛血管平滑肌,使血管舒张,降低心肌氧耗,从而缓解心绞痛症状,适用于各型心绞痛。

　　20世纪80年代中期,人们发现血管内皮细胞能够释放一种扩血管物质,即一氧化氮(NO)。一氧化氮活性很强,能有效地扩张血管,降低血压,又称血管内皮舒张因子(EDRF),是一种重要的执行信使作用的气体分子。1992年一氧化氮被美国 *Science* 杂志评选为明星分子。三位美国科学家弗契哥特(Robert F. Furchgott)、伊格纳罗(Louis J. Ignarro)、慕拉德(Ferid Murad)因对一氧化氮信号转导机制的研究而获得1998年诺贝尔生理学或医学奖。

（1）硝酸甘油

硝酸甘油　　Nitroglycerin

化学名:1,2,3-丙三醇三硝酸酯。

本品为淡黄色、无臭、带甜味的不透明油状液体;略溶于水,溶于乙醇、氯仿、丙酮。

本品在弱酸性及中性条件下相对稳定,在碱性条件下迅速发生水解,生成有恶臭味的丙烯醛;水解还能游离出硝酸负离子,与二苯胺作用生成蓝色醌式化合物。

本品为硝酸酯类,受到撞击、高热时可爆炸,产生大量氮气、二氧化碳和氧气等气体,故药用其10%的无水乙醇溶液,以便运输和贮存。

本品舌下含服可通过口腔黏膜迅速吸收、起效快、生物利用度高、作用时间短,用于心绞痛急性发作的治疗。

（2）硝酸异山梨酯

硝酸异山梨酯　Isosorbide dinitrate

化学名:1,4∶3,6-二脱水-D-山梨醇-二硝酸酯,又名硝异梨醇、消心痛。

本品为白色结晶性粉末;无臭;易溶于氯仿和丙酮,略溶于乙醇,微溶于水。

本品与适量的水和硫酸混合后可水解生成硝酸,沿管壁缓缓加入硫酸亚铁,在两液层接界面呈棕色环。

本品在干燥时较稳定,在酸、碱溶液中水解。经硫酸水解后,生成的亚硝酸可与儿茶酚溶液作用生成对-亚硝基儿茶酚,再加入硫酸,溶液显暗绿色。

本品受撞击和高热时有爆炸的危险,贮存和运输时须注意,为增加安全性,可将其溶解在乙醇中贮存和运输。

本品口服生物利用度极低,仅为3%,大多数在胃肠道、肝脏被破坏,故口服需大剂量,一般为舌下含服,10 min 起效,持效约 1 h。扩张血管平滑肌的作用比硝酸甘油更显著,且持续时间长,能明显地增加冠脉流量,降低血压。临床主要用于缓解和预防心绞痛、心肌梗死和冠状循环功能不全等疾病。

(3)单硝酸异山梨酯

单硝酸异山梨酯 Isosorbide mononitrate

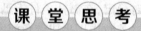

化学名:1,4:3,6-二脱水-D-山梨醇-5-单硝酸酯。

本品为白色针状结晶或结晶性粉末;无臭;在甲醇或丙酮中易溶,在三氯甲烷或水中溶解,在己烷中几乎不溶;比旋度为 +170° ~ +176°(乙醇,10 mg/mL)。

本品受热或受撞击易发生爆炸。

本品为硝酸异山梨酯的活性代谢产物,具有明显的扩血管作用。口服吸收、分布迅速,不受肝代谢效应的影响,生物利用度几乎 100%。以原形药物进入体循环,主要以异山梨醇及本品的葡萄糖醛酸结合物的形式自尿液排出,半衰期 5 h 左右。主要用于冠心病的治疗和心绞痛预防发作,效果优于硝酸异山梨酯。

课堂思考

在贮存和运输硝酸酯类药物时应注意什么问题?为什么?

7.2.2 钙通道阻滞剂类(钙拮抗剂)

钙离子是心肌和血管平滑肌兴奋—收缩偶联作用中的关键元素。钙通道阻滞剂(Calcium Antagonists,Ca-A)通过抑制细胞外 Ca^{2+} 内流,使心肌和血管平滑肌细胞内缺乏足够的 Ca^{2+},从而使心肌收缩力减弱,心率减慢,同时血管平滑肌松弛,血管扩张,血压下降,从而减少心肌耗氧量。

Ca-A 在临床上除抗心绞痛外,还有抗心律失常和抗高血压的作用,是一类治疗缺血性心脏病的重要药物。钙通道阻滞剂按化学结构可分为:①二氢吡啶类:硝苯地平、氨氯地平等;②芳烷基胺类:维拉帕米、加洛帕米等;③苯并硫氮杂草类:地尔硫草;④二苯基哌嗪类:桂利嗪、氟桂利嗪、利多氟嗪等。

1)二氢吡啶类

二氢吡啶类药物是特异性高、作用强的一类钙拮抗剂,目前上市的药物有 30 多种,具有很强的血管扩张作用,其作用药物有硝苯地平(Nifedipine)、尼莫地平(Nimodipine)等。硝苯地平的血管扩张作用强烈,特别适用于冠脉痉挛所致的心绞痛,它是第一代二氢吡啶类药物的代表。

第二代二氢吡啶类药物的冠脉扩张作用更强大,作用维持时间更长,如尼卡地平(Nicardipine),它能选择性作用于脑血管,用于脑供血不足和老年痴呆;尼索地平(Nisoldipine),主要用于降压和抗心绞痛,作用迅速;尼群地平(Nitrendipine)用于冠心病及高血压,尤其是患有这两种疾病的患者,也可用于充血性心力衰竭。

第三代二氢吡啶类药物主要扩张冠状动脉和外周血管,作用缓慢而持久,半衰期长,副作用轻。如氨氯地平(Amlodipine),主要用于治疗原发性高血压,也可用于治疗稳定型心绞痛。

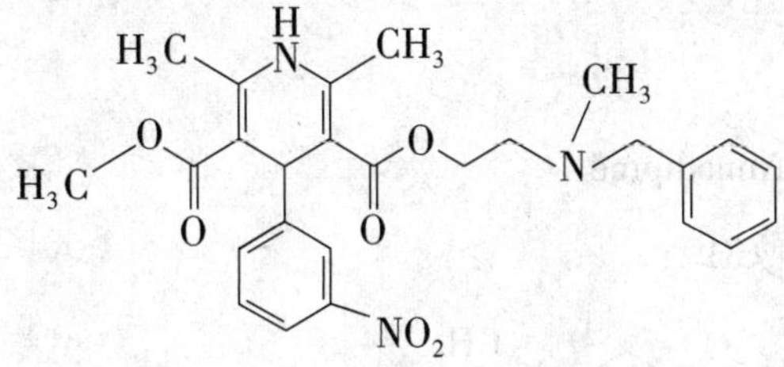

尼卡地平

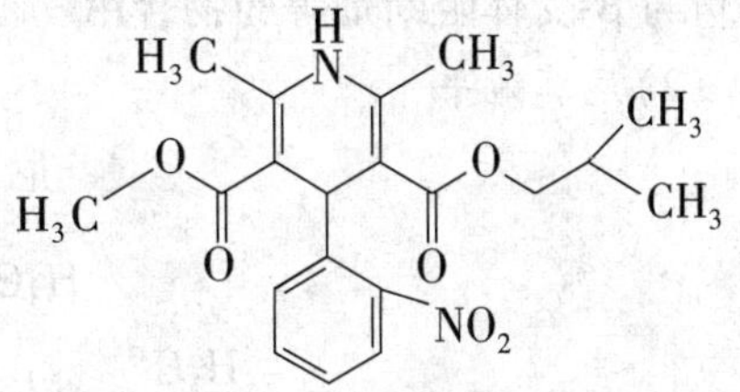

尼索地平

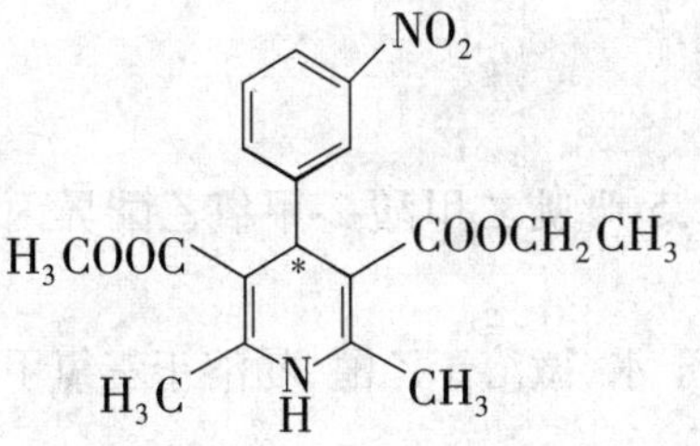

尼群地平

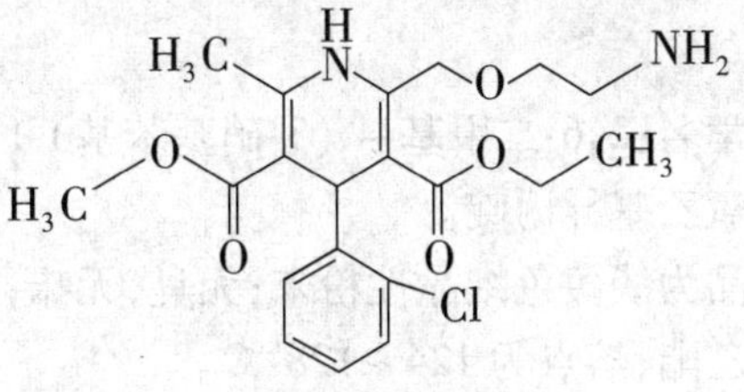

氨氯地平

（1）硝苯地平

硝苯地平　Nifedipine

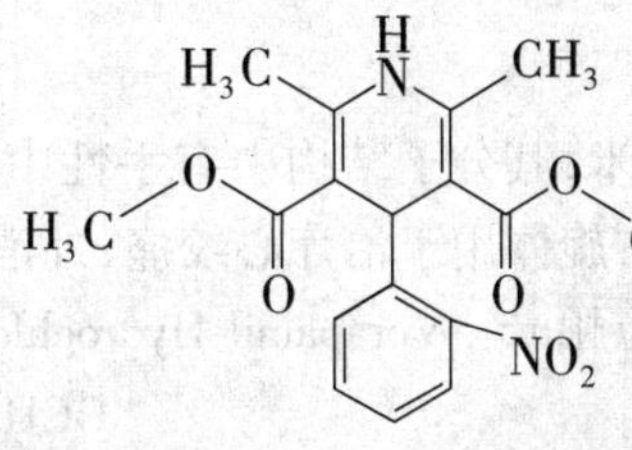

化学名:2,6-二甲基-4-(2-硝基苯基)-1,4-二氢-3,5-吡啶二甲酸二甲酯,又名硝苯吡啶、心痛定。

本品为黄色结晶性粉末;无臭,无味;在丙酮或氯仿中易溶,在乙醇中略溶,在水中几乎不溶;熔点为171～175 ℃。

本品的丙酮溶液中加入20%的氢氧化钠溶液振摇后,显橙红色。

本品遇光不稳定,分子内部发生光催化歧化反应,生成硝基苯吡啶的衍生物和亚硝基苯吡啶衍生物。后者对人体有害,故在生产和贮存中要注意遮光、密封贮存。

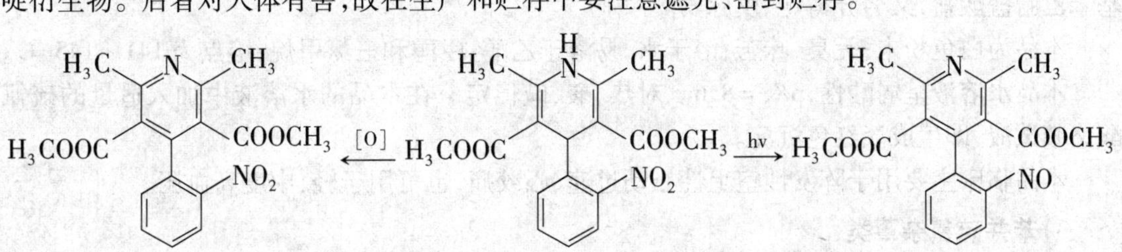

硝基苯吡啶　　　　　　　　　　硝苯地平　　　　　　　　　　亚硝基苯吡啶

本品有较低的首过效应,口服吸收好,作用强度为硝酸甘油的 20 倍。口服经胃肠道吸收完全,1~2 h 内达到血药浓度最高峰值,有效作用时间持续 4~8 h。经肝代谢,代谢物均无活性,80% 由肾排泄。

本品具有强烈的扩血管作用,适用于冠脉痉挛所致的心绞痛,也可用于高血压等疾病的防治,可与 β-受体阻断剂等药物合用。

（2）尼莫地平

尼莫地平　Nimodipine

化学名:2,6-二甲基-4-(3-硝基苯基)-1,4-二氢-3,5-吡啶二甲酸-2-甲氧乙酯异丙酯,又名硝苯甲氧乙基异丙啶。

本品为淡黄色结晶性粉末;无臭,无味;几乎不溶于水,微溶于乙醚,易溶于三氯甲烷、丙酮和乙酸乙酯;熔点为 124~128 ℃。

本品遇光不稳定,故在生产、使用和贮存中要于干燥处遮光、密封进行。

本品为脑血管扩张药,主要用于脑血管疾病,治疗高血压、脑血管痉挛、中风、偏头痛和老年性脑功能障碍。

2）芳烷基胺类

芳烷基胺类药物主要有维拉帕米,其分子结构中有手性中心,有明显的立体选择性:其左旋体是室上性心动过速的首选药;右旋体用于治疗心绞痛;外消旋体为心律失常药。

盐酸维拉帕米　Verapamil Hydrochloride

化学名:(±)-α-[3-[[2-(3,4-二甲氧基苯基)乙基]甲氨基]丙基]-3,4-二甲氧基-α-异丙基苯乙腈盐酸盐,又名异搏定、戊脉安。

本品为白色粉末;无臭,味苦;溶于水,易溶于乙醇、甲醇和三氯甲烷;熔点为 141~145 ℃。

本品水溶液呈弱酸性,$pK_a = 8.6$。对热、酸、碱稳定。在本品的水溶液中加入适量的硫氰酸铬胺试液,即生成淡红色沉淀。

本品临床主要用于阵发性室上性心动过速、心绞痛,也可用于轻、中度高血压。

3）苯并硫氮杂䓬类

苯并硫氮杂䓬类是具有高选择性的钙拮抗剂,代表药物有地尔硫䓬(Diltiazem)等,主要作用于心肌和血管平滑肌,临床用于各种心绞痛,也可用于高血压的治疗。

盐酸地尔硫䓬 Diltiazem Hydrochloride

化学名:顺-(＋)-5-[(2-二甲氨基)乙基]-2-(4-甲氧基苯基)-3-乙酰氧基-2,3-二氢-1,5-苯并硫氮杂䓬-4(5*H*)-酮盐酸盐。

本品为白色或类白色结晶或结晶性粉末;无臭,味苦;易溶于水、甲醇及三氯甲烷,几乎不溶于乙醚。

本品分子结构中有 2 个手性碳原子,4 个立体异构体,临床用(2S,3S)异构体。本品加盐酸溶解后,加硫氰酸胺试液、硝酸钴溶液和三氯甲烷,充分振荡,静置,三氯甲烷层显蓝色。

本品冠脉扩张作用较强,对心脏的选择性较其他钙通道阻滞剂高,具有扩张冠脉作用,主要用于心绞痛的防治,尤其是变异型心绞痛、冠脉痉挛所致的心绞痛,以及室上性心律失常的预防。

4)二苯基哌嗪类

二苯基哌嗪类药物是对血管平滑肌钙通道有选择性抑制作用的钙通道阻滞剂,包括桂利嗪等。桂利嗪临床适用于脑血管障碍、脑栓塞、脑动脉硬化症等。氟桂利嗪具有强烈的血管扩张作用,能明显地改善脑循环及冠状循环。

桂利嗪

氟桂利嗪

7.3 抗高血压药

高血压是一种以体循环动脉血压持续高于正常水平为主要特征的常见的心血管疾病,有原发性高血压(约占 90%)和继发性高血压(约占 10%)之分。其最大的危害是导致心血管结构和功能的改变,肾、脑及视网膜病变等多种病理性改变,最终引起冠状动脉粥样硬化和脑血管硬化而危及生命。世界卫生组织建议高血压的诊断标准为成人血压大于等于 18.7/12.0 kPa (140/90 mmHg)。

抗高血压药又称为降压药,是能降低血压、治疗高血压的药物,根据其作用机制可分为四大类:①作用于自主神经系统的药物;②影响肾素-血管紧张素-醛固酮系统(Renin-Angiotensin-Aldosterone System,RAAS)的药物;③作用于离子通道的药物;④利尿药及其他药物。

7.3.1 作用于自主神经系统的药物

1)中枢性降压药

中枢性降压药作用于中枢 α 受体,通过减少外周交感神经末梢去甲肾上腺素的释放而产生降压作用。本类药物具较高的脂溶性,能透过血脑屏障,产生中等强度的降压作用。可乐定(Clonidine)是 20 世纪 60 年代发现的中枢 $α_2$ 受体激动剂,当与受体结合后,通过神经节减少外周交感神经末梢去甲肾上腺素的释放,抑制交感神经冲动的输出,导致血压下降。莫索尼定(Moxonidine)为第二代中枢性抗高血压药,具有口干、抑郁等副作用。甲基多巴(Methyldopa)是一种前药,在体内转化为 α-甲基去甲肾上腺素,后者为 $α_2$ 受体激动剂,适用于中度高血压和肾病高血压。

可乐定   莫索尼定   甲基多巴

2)作用于交感神经系统的降压药

作用于交感神经系统的降压药,既能使交感神经末梢囊泡的交感介质释放增加,又可以阻止交感神经递质进入囊泡,导致神经末梢囊泡内的神经递质逐渐减少甚至耗竭,交感神经传导受阻,产生降压作用。本类药物主要有利血平、胍那佐定、硫酸胍乙定等。

利血平　Reserpine

化学名:18β-(3,4,5-三甲氧基苯甲酰氧基)-11,17α-二甲氧基-3β,20α-育亨烷-16β-甲酸甲酯,又名利舍平。

本品为白色至淡黄褐色的结晶或结晶性粉末;无臭;遇光色渐变深;在三氯甲烷中易溶,在丙酮中微溶,在水、甲醇、乙醇和乙醚中几乎不溶;具有碱性。

本品在光照和有氧条件下可发生氧化反应,生成黄色的3,4-二去氢利血平,具有黄绿色荧光。3,4-二去氢利血平还可进一步氧化生成3,4,5,6-四去氢利血平,具有蓝色荧光。故本品应遮光、密封保存。

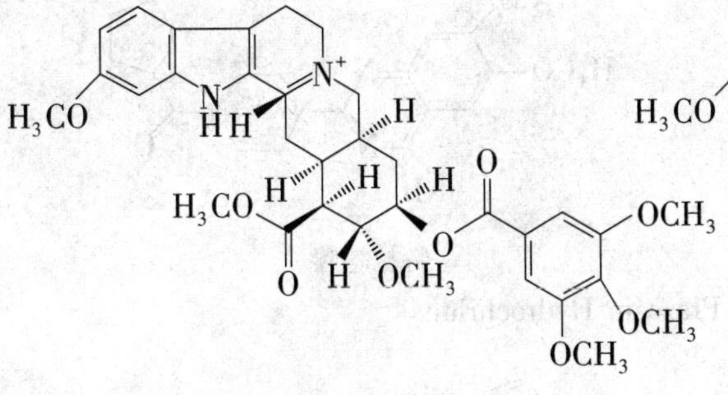

3,4-二去氢利血平

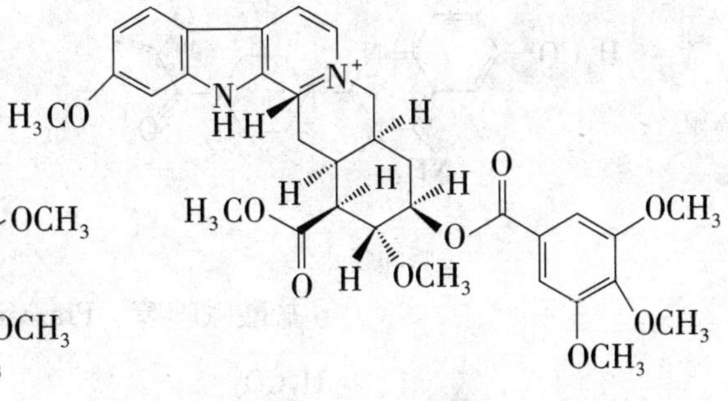

3,4,5,6-四去氢利血平

本品分子中有两个酯键，在酸、碱条件下，其水溶液可发生水解，生成利血平酸，仍具有抗高血压活性。

本品加0.1%的钼酸钠溶液后即显黄色，约5 min后变为蓝色；加新制的香草醛试液后显玫瑰红色；取本品适量，加对二甲氨基苯甲醛、冰醋酸和硫酸混匀，即显绿色，再加冰醋酸后转变为红色。

本品用于早期轻度的高血压，作用缓慢、温和而持久。

3）神经节阻断药物

神经节阻断药为早期的抗高血压药，阻断乙酰胆碱受体，切断神经冲动的传导，使血管舒张，血压下降。此类药物无选择性，对肾上腺素能神经和胆碱能神经均产生阻断作用，故副作用多，现已少用。

这类药物主要为具有位阻的胺类或季铵类化合物。

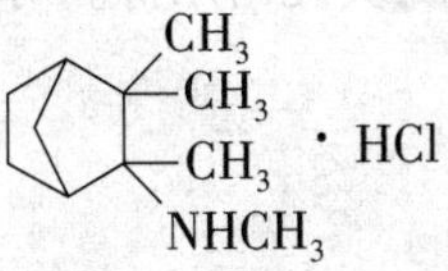

美卡拉明

$$(H_3C)_3\overset{+}{N}-(CH_2)_6\overset{+}{N}(CH_3)_3 \cdot 2Br$$

六甲溴铵

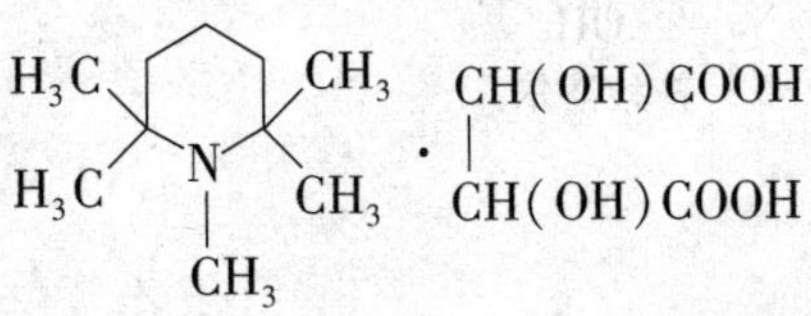

潘必啶

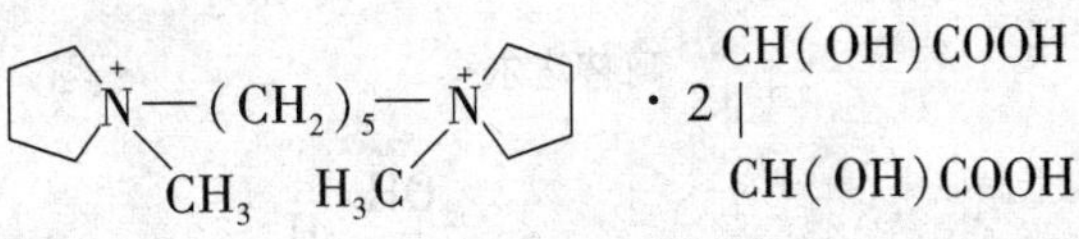

喷托铵

4）肾上腺素受体阻断剂

（1）α_1 受体阻滞剂

α受体阻滞剂能阻断血管平滑肌上的α受体，扩张血管，降低血压。α_1 受体阻滞剂能选择性地作用于α_1受体，通过扩张血管而降低血压，不伴有反射性心动过速，副作用小。主要药物有哌唑嗪、特拉唑嗪。

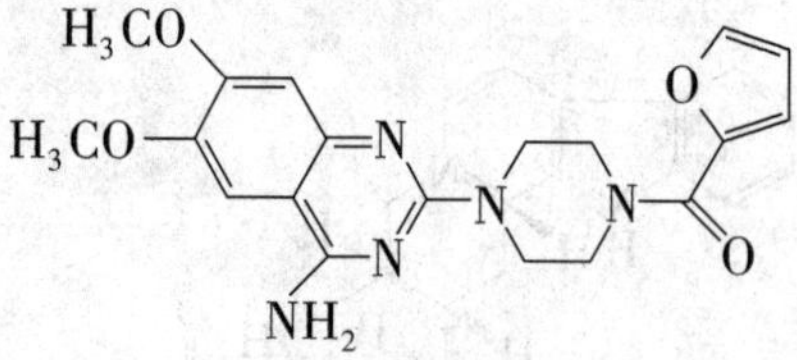

哌唑嗪

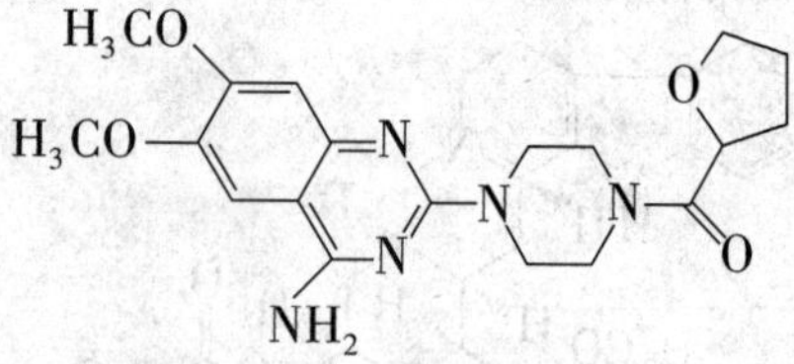

特拉唑嗪

盐酸哌唑嗪 Prazosin Hydrochride

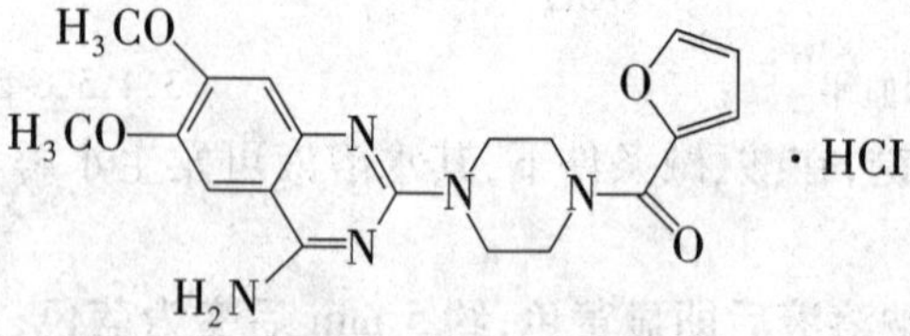

· HCl

化学名:1-(4-氨基-6,7-二甲氧基-2-喹唑啉基)-4-(2-呋喃甲酰基)哌嗪盐酸盐。

本品为白色或类白色结晶性粉末;无臭,无味;在乙醇中微溶,在水中几乎不溶。

本品选择性阻断血管平滑肌突触后膜 α_1 受体,阻断突触前膜 α_2 受体的作用弱,故降压时心率加快不明显,不增强血浆肾素活性,不影响肾血流量和肾小球滤过率;长期应用能改善脂质代谢;能松弛膀胱及尿道平滑肌,可减轻前列腺增生患者排尿困难的症状。

本品临床应用于轻中度高血压,适用于有前列腺肥大的老年患者,常有鼻塞、口干、嗜睡、头痛、腹泻等不良反应,部分患者出现"首剂效应"。

(2)β 受体阻滞剂

常用于降压的 β 受体阻滞剂,主要包括阿替洛尔、普萘洛尔、美托洛尔等。对中、轻度高血压有效。

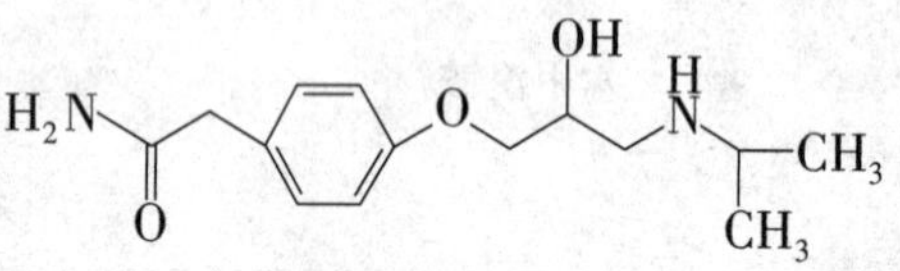

阿替洛尔

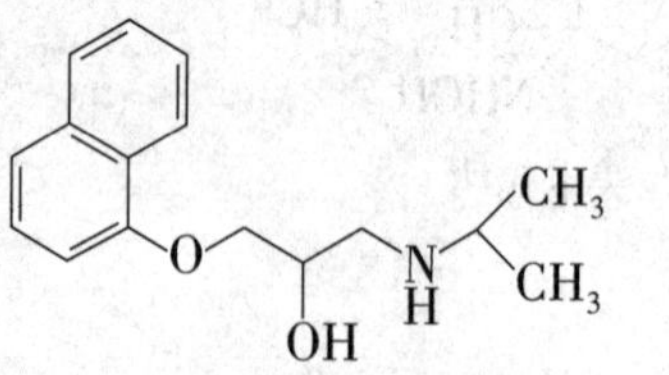

普萘洛尔

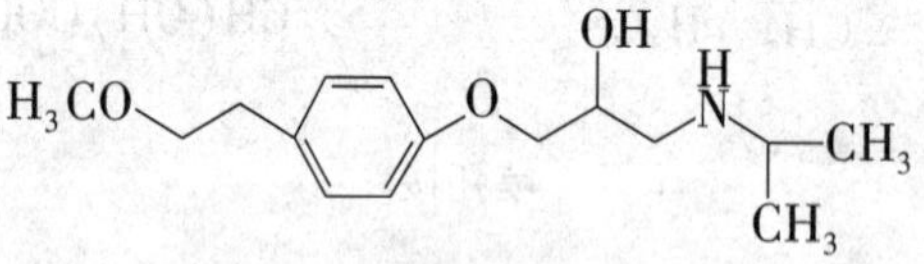

美托洛尔

(3)α_1/β 受体阻滞剂

该药具有消除自由基和抗氧化的独特功能,能抑制交感神经兴奋和儿茶酚胺释放,扩张血管,阻滞钙离子通道,用于抗高血压。主要药物有卡维地洛、阿罗洛尔、拉贝洛尔。

卡维地洛 　　　　　　　　　　　　　　　　　阿罗洛尔

7.3.2 影响肾素-血管紧张素-醛固酮系统的药物

肾素-血管紧张素-醛固酮系统对血压调节有重要影响,在不同阶段抑制或阻断某些活性物质都可达到降压目的。其中血管紧张素转化酶(Angiotensin converting enzyme,ACE)抑制剂和血管紧张素Ⅱ(Angiotensin Ⅱ,AⅡ)受体拮抗剂的发展较快,肾素抑制剂也是一个发展方向。

1)血管紧张素转化酶抑制剂(ACEI)

血管紧张素转化酶抑制剂是抗高血压药研究中最为活跃的领域,卡托普利是20世纪70年代第一个被合成的该类药物。随后以卡托普利为先导化合物,设计合成了一系列的ACEI类药物,用于高血压和充血性心力衰竭的治疗。此类药物疗效好、作用持久,通过抑制血管紧张素转化酶,减少血管紧张素Ⅱ的生成,起到降低血压的作用。

(1)卡托普利

卡托普利 　Captopril

化学名:1-[(2S)-2-甲基-3-巯基-丙酰基]-L-脯氨酸,又名巯甲丙脯酸。

本品为白色或类白色结晶性粉末;有类似蒜的特臭;溶于水,易溶于乙醇、甲醇和三氯甲烷;分子中有两个手性碳原子,具左旋光性。

取本品适量加乙醇溶解,加入亚硝酸钠结晶和稀硫酸,振摇后,溶液显红色。

本品结构中的—SH,具有还原性,遇光或在水溶液中易被氧化或发生二聚反应生成二硫化物。加入螯合剂或抗氧剂可延缓氧化。

本品口服后约50%以原形药经肾排出,而剩下的以二硫聚合物或卡托普利-半胱氨酸二硫化物形式排泄。

本品是第一个口服有效的ACEI,1981年在美国上市,用于高血压、心力衰竭与心肌梗死后的心功能不全等。用药后—SH引起的不良反应有干咳、皮疹、嗜酸性粒细胞增高,味觉丧失、蛋白尿等。

卡托普利的合成路线：

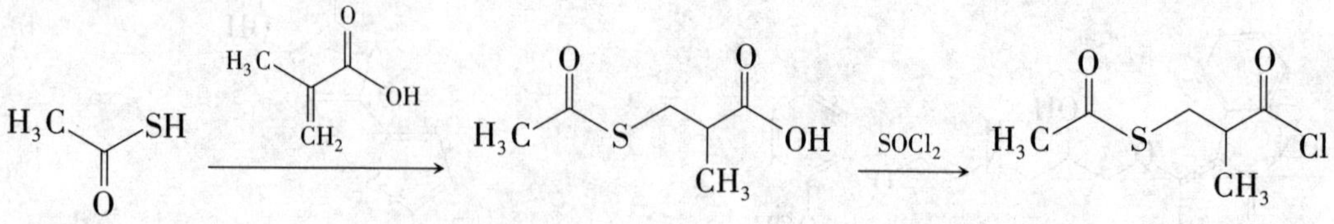

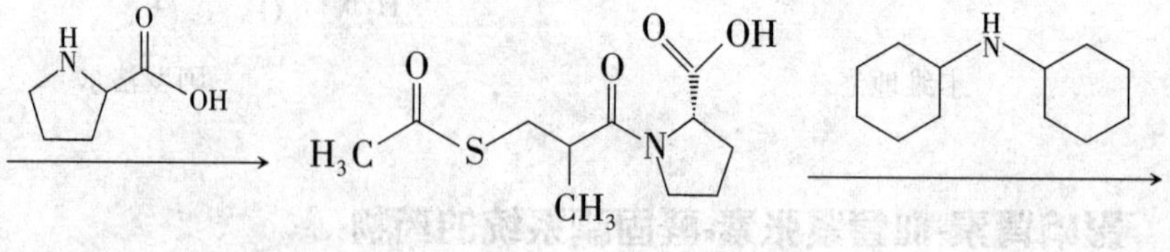

（R,S)-体+（S,S)-体

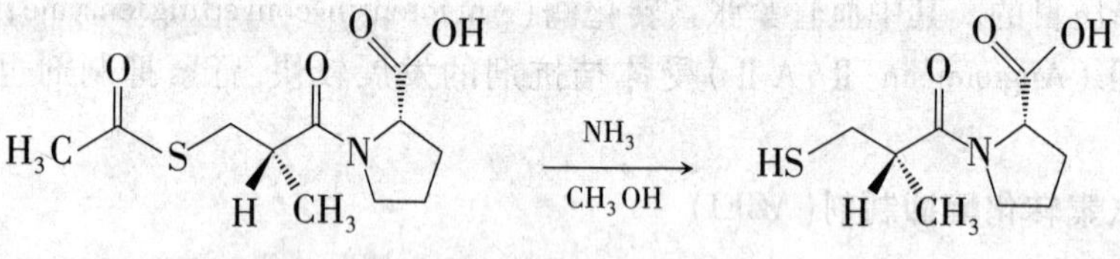

（S,S)-体

用 α-羧基苯丙胺代替卡托普利的巯基，得到含二羧基的依那普利那，该药不良反应少，但口服生物利用度低，仅供静脉注射用。依那普利是依那普利那的酯类前体药物，在体内被肝酯酶水解成活性代谢物依那普利而发挥作用，临床用其马来酸盐，为长效抗高血压药，1984 年在美国上市。

（2）马来酸依那普利

马来酸依那普利　Enalapril Maleate

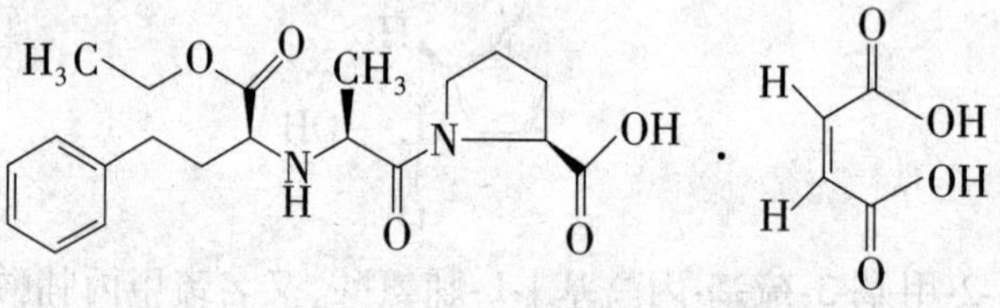

化学名：N-[（S)-1-(乙氧羰基)-3-苯丙基]-L-丙氨酰-L-脯氨酸顺丁烯二酸盐。

本品为白色或类白色结晶性粉末；无臭，微有引湿性；易溶于甲醇，微溶于乙醇和丙酮，略溶于水，几乎不溶于三氯甲烷。

本品加稀硫酸后，滴加高锰酸钾试液，紫红色即消失。

本品为依那普利那的乙酯，口服后在体内水解为依那普利那，后者是长效 ACEI，能强烈抑制 ACE，发挥降压作用。临床用于原发性、肾性高血压。

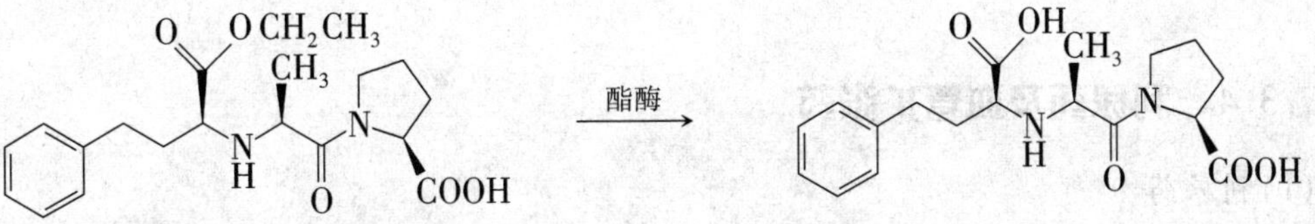

依那普利　　　　　　　　　　　　　　　　　依那普利那

2）血管紧张素Ⅱ受体拮抗剂

血管紧张素Ⅱ受体拮抗剂疗效与常用的 ACEI 相似，无 ACEI 的干咳、皮疹等副作用。AⅡ是 RAS 发挥作用的活性物质，阻断 AⅡ与受体结合就可阻断 RAS 的生物效应。针对 RAS 的抗高血压药物中，AⅡ受体拮抗剂是作用最直接的药物。

氯沙坦　Losartan

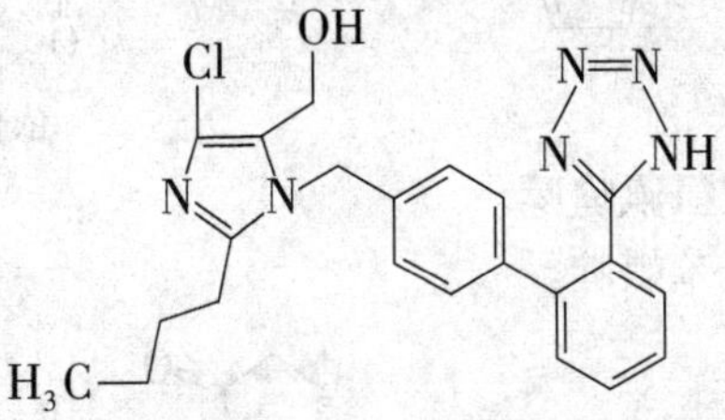

化学名：2-丁基-4-氯-1-[［2′-(1*H*-四唑-5-基)［1,1′-联苯］-4-基］甲基]-1*H*-咪唑-5-甲醇。

本品为淡黄色结晶；能与氢氧化钾成盐，临床常用氯沙坦的钾盐。

本品口服吸收较好，蛋白结合率高达99%，经肝脏代谢为有活性的 EXP-3174 和另外两种无活性的产物，原药和代谢产物均可经肝脏代谢及肾脏排泄。

本品具有良好的抗高血压、抗心力衰竭作用，可用于各型高血压患者。

7.3.3　作用于离子通道的药物

（1）钙通道阻滞剂

这类药物对高血压有很好的疗效，其中硝苯地平、维拉帕米、地尔硫䓬等对高血压具有良好的疗效；氨氯地平治疗高血压，作用稳定而持久，为长效药物。

（2）钾通道开放剂

选择性钾通道开放剂作用于 ATP 敏感的钾通道，使细胞膜发生超极化，导致细胞内钙离子浓度下降，血管扩张，血压降低。代表药为吡那地尔、米诺地尔等。

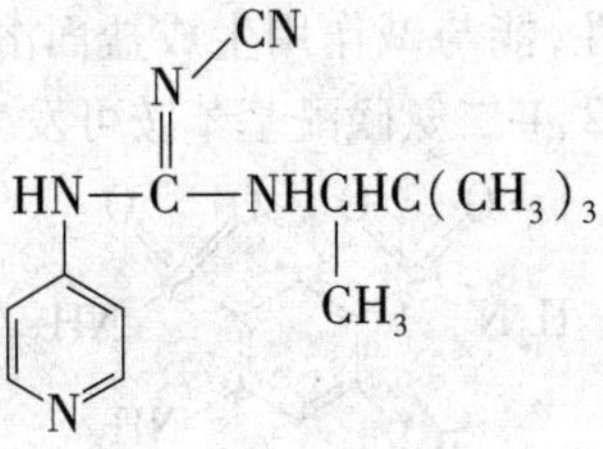

吡那地尔 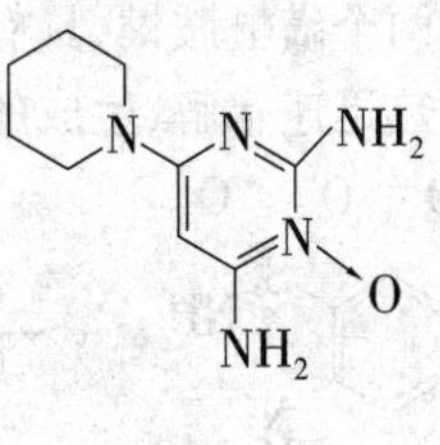　　　　　　　　　　　　　　　　米诺地尔

7.3.4 利尿药及血管扩张药

（1）利尿药

利尿药通过影响原尿液中 Na^+、Cl^- 等电解质和水的重吸收,增加肾脏的排尿速度,减少血容量而达到降低血压的目的。利尿药有高效能、中效能和低效能 3 种,各类利尿药都有降压作用。

高效能利尿药:呋塞米、依他尼酸。

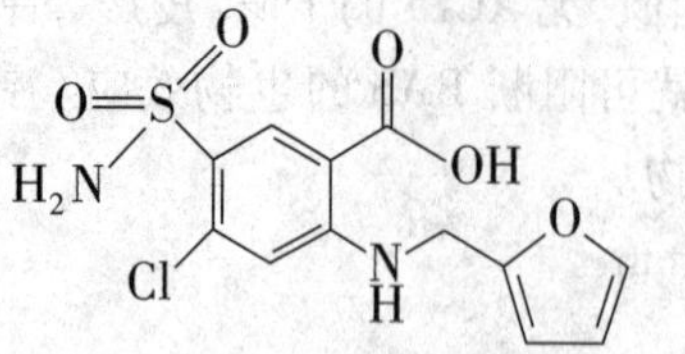

呋塞米 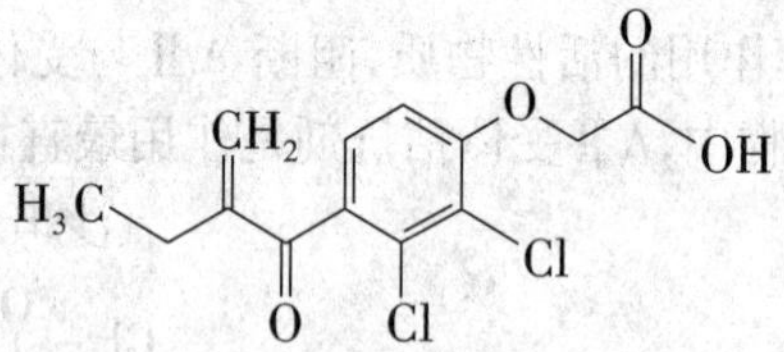　　　　　　　　　　　　　　　　依他尼酸

中效能利尿药:氢氯噻嗪、氢氟噻嗪。

低效能利尿药:螺内酯、氨苯蝶啶。

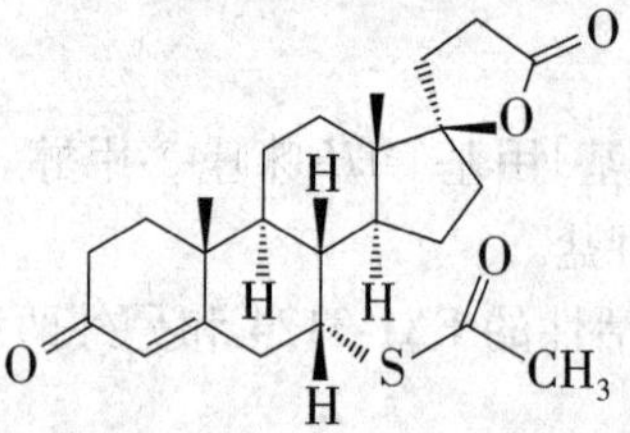

螺内酯 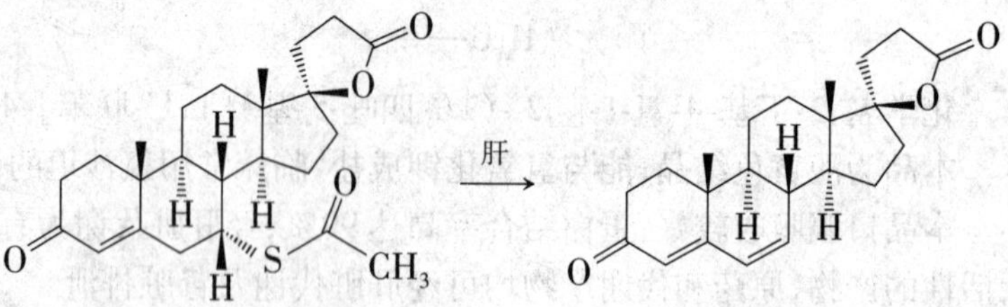　　　　　　　　　　　　　　　　坎利酮

临床上多用氢氯噻嗪等中效能利尿药。

氢氯噻嗪　Hydrochlorothiazide

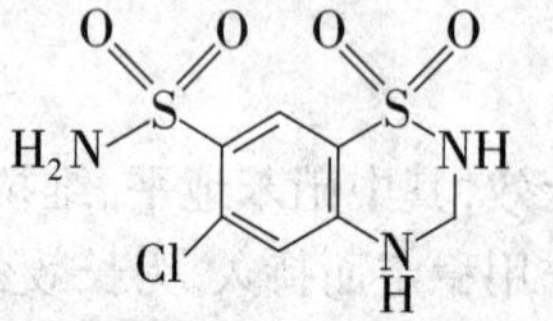

化学名:6-氯-3,4-二氢-2H-1,2,4-苯并噻二嗪-7-磺酰胺-1,1-二氧化物。

本品为白色结晶性粉末;无臭;在丙酮中溶解,在乙醇中微溶,在水、三氯甲烷和乙醚中不溶;在氢氧化钠试液中溶解。

本品分子中含有两个磺酰胺键,具有弱酸性,能与碱作用生成盐而溶于水。其中,环内磺酰胺在碱性条件下遇热迅速水解,生成的 5-氯-2,4-二氨磺酰基苯胺可发生重氮化-偶合反应。

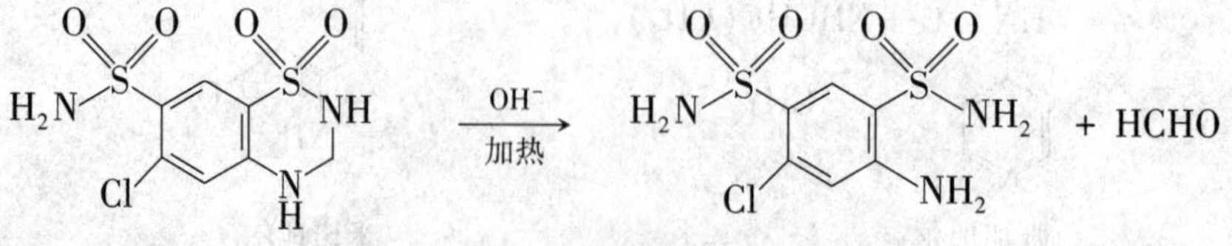

本品口服吸收良好,2 h 后起效,4 h 后作用最强,生物利用度 65%,在体内不经代谢,以原形排泄。临床用于多种类型的水肿及高血压,常与其他降压药合用。

（2）血管扩张药

血管扩张药直接作用于外周小动脉平滑肌，扩张血管，降低外周阻力，使血压下降。主要药物有肼屈嗪、布屈嗪等。

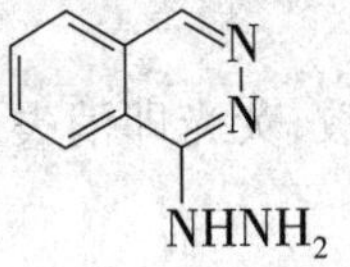

肼屈嗪 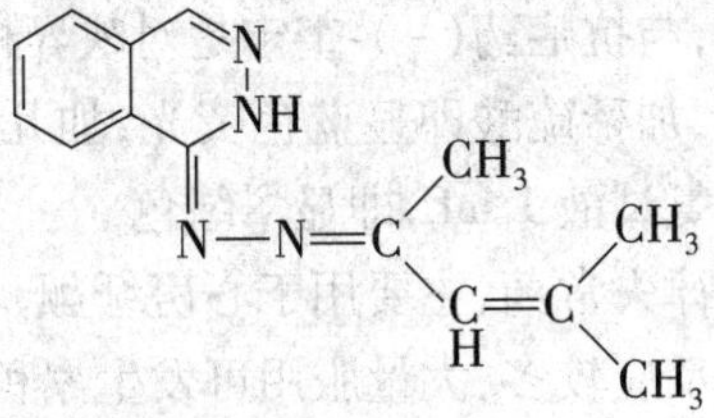   布屈嗪

7.4 抗心律失常药

心律失常是指心动规律和频率的异常，是一种严重的心脏疾病，产生的原因是心房心室不正常冲动的形成和传导障碍。心律失常表现为心动过速、心动过缓和传导阻滞等类型。心动过速型，是指心跳多于 100 次/min，表现为心房纤颤、心房扑动、房性心动过速、室性心动过速、早搏（期前收缩）等。心动过缓型，是指心跳少于 60 次/min，表现为完全性房室传导阻滞、窦性心动过缓等。心动过缓型和传导阻滞型心律失常临床应用阿托品等药物治疗，通常所说的抗心律失常药特指用于心动过速型心律失常治疗的药物。

抗心律失常药按作用机理分为四类：

Ⅰ类：钠通道阻滞剂；

Ⅱ类：β-受体阻滞剂；

Ⅲ类：延长动作电位时程的药物；

Ⅳ类：钙通道阻滞剂。

1）钠通道阻滞剂

钠通道阻滞剂可抑制心肌细胞膜钠离子内流，降低动作电位的最大除极速率，减慢传导，延长有效不应期，对心律失常有治疗作用。代表药有奎尼丁、普鲁卡因胺、盐酸美西律等。

（1）硫酸奎尼丁

硫酸奎尼丁　Quinidine Sulfate

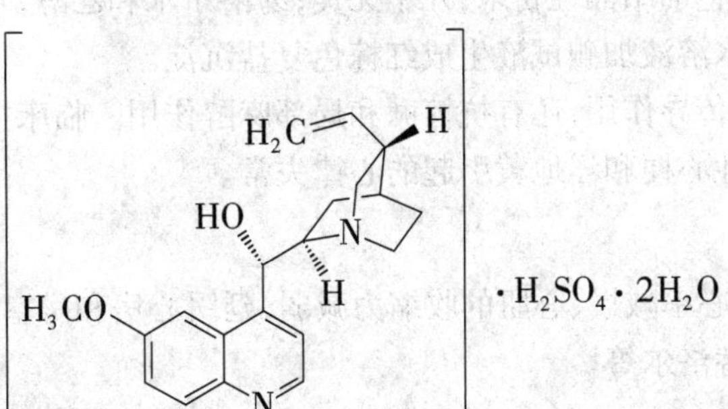

化学名:(9S)-6′-甲氧基-脱氧辛克宁-9-醇硫酸盐二水合物。

本品为白色细针状晶体;无臭;遇光渐变色;易溶于沸水,溶于乙醇和三氯甲烷,微溶于水,几乎不溶于乙醚。

本品药用右旋体,与抗疟药(−)-奎宁是对映异构体。

本品加水溶解后,加稀硫酸即显蓝色荧光,加几滴盐酸,荧光即消失。取上述溶液 5 mL,加溴试液 1~2 滴,加氨试液 1 mL,即显翠绿色。

本品为广谱抗心律失常药,主要用于心房纤颤、心房扑动、室上性和室性心动过速的转复和预防。但本品不良反应较多,大量服用可发生累积性中毒,常在其他药物无效时才选用。

(2)盐酸普鲁卡因胺

盐酸普鲁卡因胺　Procainamide Hydrochloride

化学名:N-[(2-二乙氨基)乙基]-4-氨基苯甲酰胺盐酸盐。

本品为白色至淡黄色结晶性粉末;无臭,有引湿性;易溶于水,溶于乙醇,微溶于氯仿,极微溶于乙醚;熔点为 165~169 ℃。

本品结构中的酰胺键在强酸、强碱条件下或长期放置后能发生水解。结构中的芳伯氨基易被空气中的氧气等氧化变色,在配制注射剂时可加入 $NaHSO_3$ 作为抗氧剂。

本品是局麻药普鲁卡因结构改造的衍生物,比普鲁卡因稳定,抗心律失常作用与奎尼丁相似,但更为安全,可口服或注射给药。本品用于阵发性心动过速、频发早搏(对室性早搏疗效较好)、心房颤动和心房扑动、快速型室性心律失常等。

(3)盐酸美西律

盐酸美西律　Mexiletine Hydrochloride

化学名:(±)-1-(2,6-二甲基苯氧基)-2-丙胺盐酸盐,又名慢心律、脉律定。

本品为白色或类白色的结晶性粉末;几乎无臭;易溶于水和乙醇,几乎不溶于乙醚。

本品具伯氨结构,水溶液加碘试液生成红棕色复盐沉淀。

本品具有抑制心肌传导作用,还有抗惊厥和局部麻醉作用。临床主要用于急、慢性室性心律失常;特别适用于急性心梗和洋地黄引起的心律失常。

2)β-受体阻断剂

β-受体阻断剂能使心率减慢、心肌的收缩力减弱,延缓心房和房室结的传导。本类药物主要有盐酸普萘洛尔、阿替洛尔等。

盐酸普萘洛尔　Propranolol Hydrochloride

化学名称:1-异丙氨基-3-(1-萘氧基)丙醇,又名心得安。

本品为白色结晶性粉末;无臭;遇光易变质;在水和乙醇中溶解,在三氯甲烷中微溶。

本品1%水溶液的 pH 为 5.0～6.5;对热稳定,对光、酸不稳定,在酸性溶液中易分解,碱性条件较稳定。水溶液与硅钨酸试液反应呈淡红色沉淀。

本品临床用于治疗与交感神经兴奋有关的各种心律失常(室上性和室性心律失常)。

3) 延长动作电位时程的药物

延长动作电位时程的药物主要是钾通道阻滞剂,其作用于心肌细胞的电压敏感性钾离子通道,使钾离子外流速度减慢,选择性地延长动作电位时程,对心律失常有治疗作用。主要药物有盐酸胺碘酮、乙酰尼卡等。

盐酸胺碘酮　Amiodarone Hydrochloride

化学名:(2-丁基-3-苯并呋喃基)〔4-[2-(二乙氨基)乙氧基]-3,5-二碘苯基〕甲酮盐酸盐。

本品为白色至微黄色结晶性粉末;无臭;在三氯甲烷中易溶,在乙醇中溶解,在丙酮中微溶,在水中几乎不溶;熔点为 158～162 ℃,熔融时同时分解。

本品固体避光保存,3 年不会分解。但其水溶液可发生不同程度的降解,在有机溶剂中稳定性比在水溶液中好。

本品为广谱抗心律失常药物,选择性阻滞钾通道,延长房室结、心房肌和心室肌的动作电位时程和有效不应期,还有抗颤作用及扩张冠状血管的作用。适用于成人或儿童各种原因引起的室上性和室性心律失常。长期口服能防止室性心动过速和心室颤动的复发,疗效持久。

4) 钙通道阻滞剂

钙通道阻滞剂是一类阻滞 Ca^{2+} 从细胞外经电压依赖性钙通道流入细胞内的药物,又称钙拮抗药。临床常用的有维拉帕米、地尔硫䓬、硝苯地平、尼莫地平等。

7.5 抗心力衰竭药

充血性心力衰竭又称慢性心功能不全,是一种多原因多表现的"超负荷心肌病",临床症状是心输出量明显不足,心脏容量有所增加,导致血压升高,肾血流量降低等,严重时出现下肢水肿、肺水肿及肾衰竭。治疗充血性心力衰竭的药物包括强心药、肾素-血管紧张素-醛固酮系统抑制剂、血管扩张药、利尿药等。本节主要学习强心药,强心药是一类选择性作用于心肌、加强心肌收缩力的药物,又称正性肌力药,常用的有强心苷类和非强心苷类。

1)强心苷类

强心苷类是含有甾体苷元的苷类化合物,来源于玄参科和夹竹桃科植物,如紫花洋地黄、毛花洋地黄、黄花夹竹桃等,故又称洋地黄类药物,主要药物有地高辛(Digoxin)、洋地黄毒苷(Digitoxin)等。这类药物安全范围小、强度不够大、排泄慢,易于积蓄中毒。

强心苷类通过抑制与心肌细胞膜结合的 Na^+、K^+-ATP 酶(强心苷受体),使细胞内 Na^+ 浓度增加,兴奋 Na^+—Ca^{2+} 交换系统,导致细胞内 Ca^{2+} 内流增加,增加心肌收缩力而发挥抗心衰作用。

地高辛 Digoxin

化学名:3β-[[0-2,6-二脱氧-β-D-核-己吡喃糖基-(1→4)-0-2,6-二脱氧-β-D-核-己吡喃糖基-(1→4)-2,6-二脱氧-β-D-核-己吡喃糖基]氧代]-12β,14β-二羟基-5β-心甾-20(22)烯内酯。

本品为白色结晶或结晶性粉末;无臭;在吡啶中易溶,在稀醇中微溶,在氯仿中极微溶,在水或乙醚中不溶。

取本品 1 mL 置小试管中,加含三氯化铁的冰醋酸 1 mL 溶解后,沿管壁缓缓加入 1 mL 硫酸,使成两液层,接界处即显棕色,放置后,上层显靛蓝色。

临床适用于充血性心力衰竭以及阵发性室上性心动过速、心房纤颤、心房扑动等。

本类药物易产生肾脏毒性,因此临床应用时应监测血药浓度,剂量个体化,以保证用药安全。

2)非强心苷类

(1)磷酸二酯酶抑制剂

该类药物通过抑制位于心肌细胞膜上的磷酸二酯酶,使心肌细胞内的 cAMP 降解过程受阻,细胞内 cAMP 含量增加,经过一系列生化反应,产生强心作用。氨力农是第一个用于临床的磷酸二酯酶抑制剂,因其副作用较大,现已少用。米力农是氨力农的结构类似物,药理作用较氨力农强,且口服有效,副作用小,为氨力农的替代品。

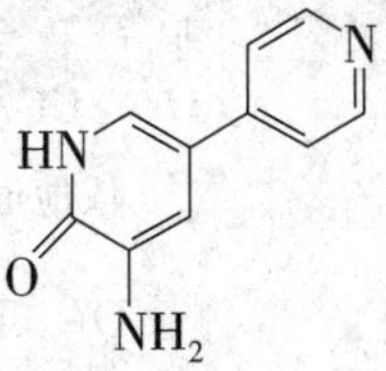

氨力农 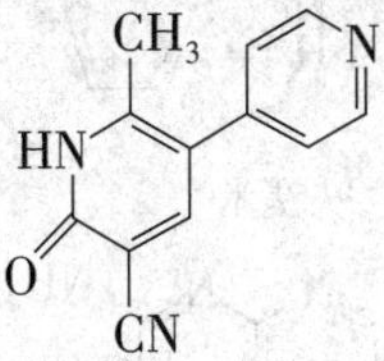　　　　　　　　米力农

(2)β受体激动药

该类药物可增加 CHF 患者死亡危险性,一般不长期应用,也不宜作为常规用药。主要用于心衰时的短时间支持疗法,尤其适用于对强心苷反应不佳的患者。

3)利尿药

利尿药可使患者排出过多的体液,消除水肿,因此,可用于治疗慢性充血性心力衰竭并发的水肿、急性肺水肿、脑水肿等疾病;还可减少血容量;用于容量型高血压疾病的治疗。常见利尿药及作用如下:

①乙酰唑胺,通过使 H^+ 在肾小管腔中与 Na^+ 的交换减少,使 Na^+ 的吸收减少,从而利尿。临床上用于治疗青光眼、脑水肿,口服作用时间可达 8~12 h。

②氢氯噻嗪,用于多种类型的水肿及高血压症,常与其他降压药合用,长期服用应补氯化钾。

③氯噻酮,为长效利尿降压药(48~72 h),口服吸收缓慢且不完全,可通过胎盘屏障,也可进入乳汁,故孕妇和哺乳期妇女应慎用。

④呋塞米,利尿作用强而迅速,有很强的抑制重吸收的作用,为噻嗪类利尿药的 8~10 倍。其主要副作用是体液和电解质的失衡、高尿酸症和胃肠道反应、耳毒症等。

⑤依他尼酸(利尿酸),为强而迅速的利尿药,使用时,需同时补氯化钾。临床用于充血性心力衰竭、急性肺水肿、肾性水肿及其他利尿剂无效的严重水肿等疾病。

⑥氨苯蝶啶、阿米洛利,保钾排钠作用与螺内酯相似,但不是醛固酮的抑制剂。

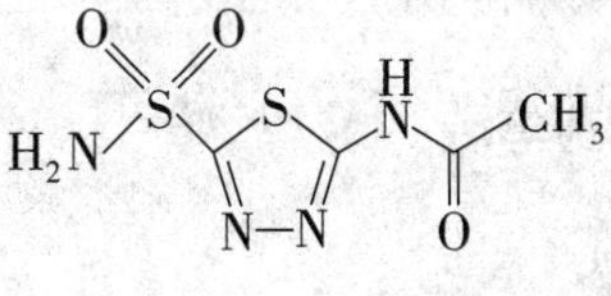

乙酰唑胺 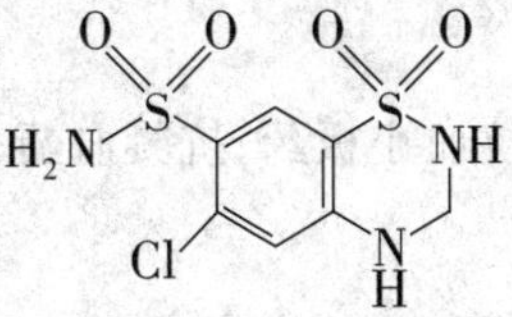　　　　　　氢氯噻嗪 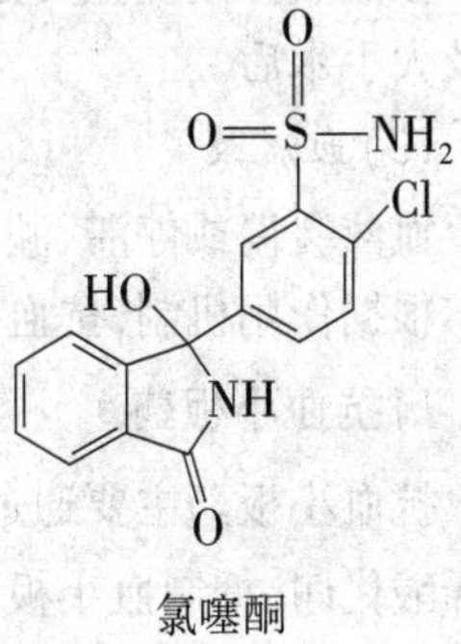　　　　　　氯噻酮

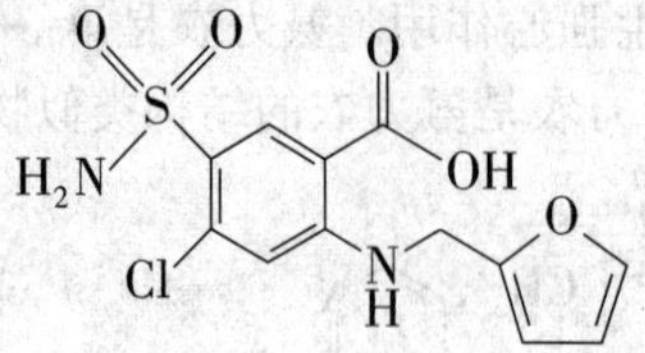

呋塞米

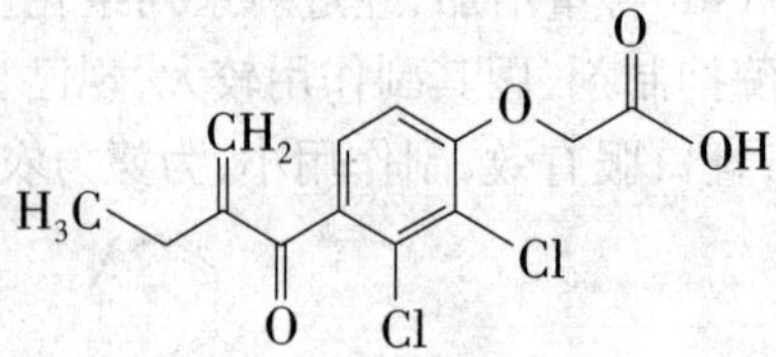

依他尼酸

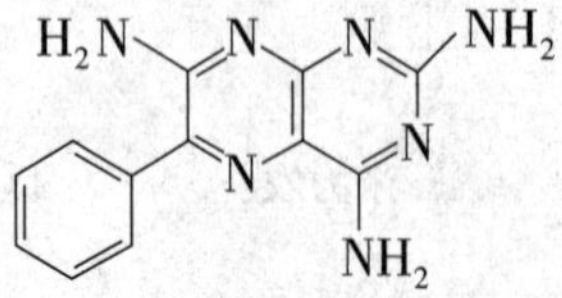

氨苯蝶啶

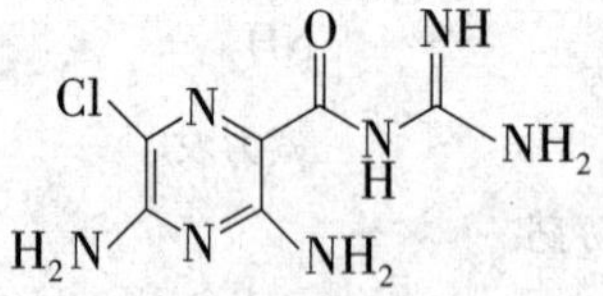

阿米洛利

7.6　抗血栓药

血栓指在活体的心脏或血管内形成的一种由纤维蛋白与血液有形成分组成的凝块状物。在可变的流体依赖型中,血栓由不溶性纤维蛋白、沉积的血小板、积聚的白细胞和陷入的红细胞组成。血栓形成是一种涉及许多彼此相互作用的遗传和环境因素的多因素变化的过程。目前,关于其形成机理主要有以下 3 种:

(1)血管壁改变

①内膜受到损伤时,内皮细胞发生变性、坏死脱落,内皮下的胶原纤维裸露,从而激活内源性凝血系统的Ⅻ因子,内源性凝血系统被激活。

②损伤的内膜可以释放组织凝血因子,激活外源性凝血系统。

③受损伤的内膜变粗糙,使血小板易于聚集,主要黏附于裸露的胶原纤维上。

(2)血液成分改变

血液成分改变主要是指血液凝固性增高,见于血小板和凝血因子增多,如在严重创伤、产后及大手术后。

(3)血流改变

血液缓慢或停滞、漩涡形成。

根据作用机制,抗血栓药分为抗血小板药;抗凝血药;溶血栓药等。

1)抗血小板药

抗血小板药主要通过减少血栓素 A_2 的生成或直接对抗血栓素 A_2 的促凝作用,抑制花生四烯酸代谢,抑制血小板黏附、聚集及释放等功能而达到抗凝作用,主要用于防治心、脑血栓形成或其他血栓栓塞性疾病。如氢氯吡格雷,需在体内代谢后才有活性,能不可逆地与血小板膜上的 ADP 受体结合,从而抑制 ADP 诱导的血小板膜表面纤维蛋白原受体活化,导致纤维蛋白原无法与该受体粘连而抑制血小板聚集。

硫酸氢氯吡格雷　Clopidogrel Bisulfate

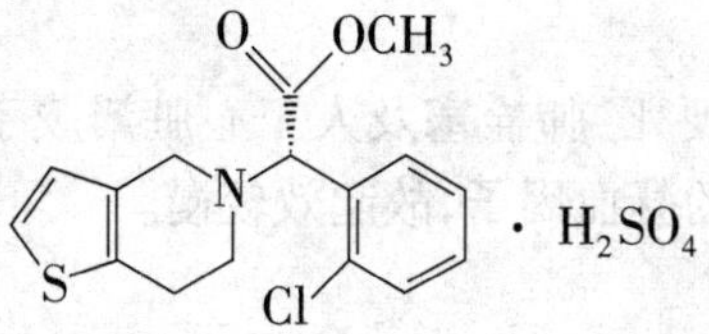

化学名:S(+)-2-(2-氯苯基)-2-(4,5,6,7-四氢噻吩并[3,2-c]吡啶-5-基)乙酸甲酯硫酸盐。

本品为白色或类白色结晶性粉末;在水、甲醇中极易溶解。

本品加水溶解后,取溶液1～2滴,置盛有硫酸甲醛溶液1 mL的试管中,表面即显紫红色。

本品属噻吩并四氢吡啶类衍生物,也可以看成乙酸的衍生物——羧基成甲酯,甲基上有两个氢分别被邻氯苯基和噻吩并四氢吡啶基取代,由此产生了一个手性碳原子为S构型,本品为手性药物。

本品是前药,体外无活性,需在体内代谢后才有活性。药物进入体内很快被吸收,并在肝脏中被代谢,噻吩环开环生成有活性的巯基衍生物,其巯基选择性地与血小板膜上的ADP受体以二硫键结合,阻碍血小板的聚集。

其他类抗血小板药主要有奥扎格雷、普拉格雷、替罗非班等。

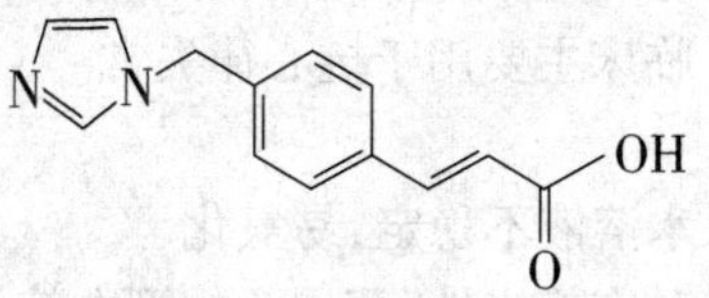

奥扎格雷

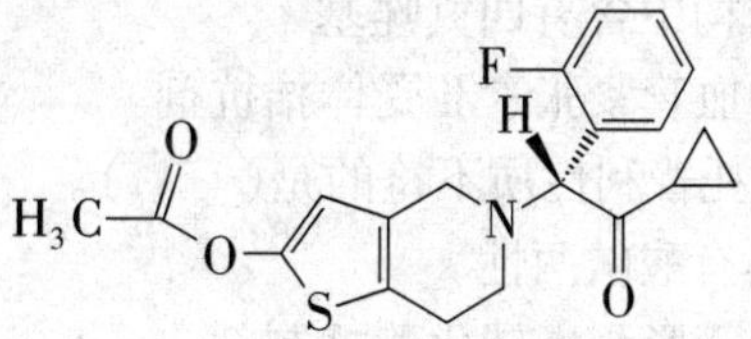

普拉格雷

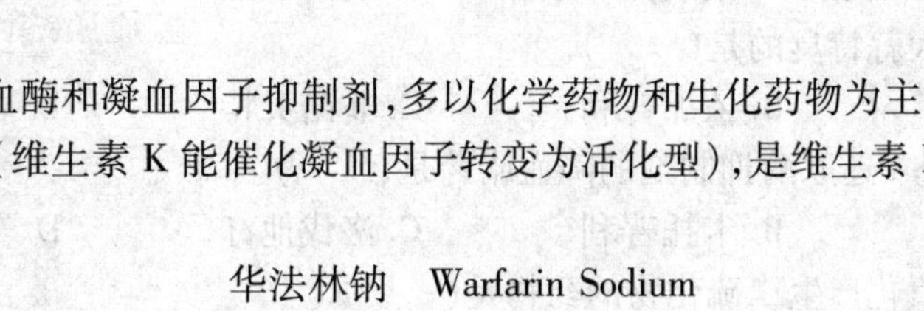

替罗非班

2)抗凝血药

抗凝血药为凝血酶和凝血因子抑制剂,多以化学药物和生化药物为主。如华法林钠,其结构与维生素K类似(维生素K能催化凝血因子转变为活化型),是维生素K拮抗剂,故能导致凝血因子合成减少。

华法林钠　Warfarin Sodium

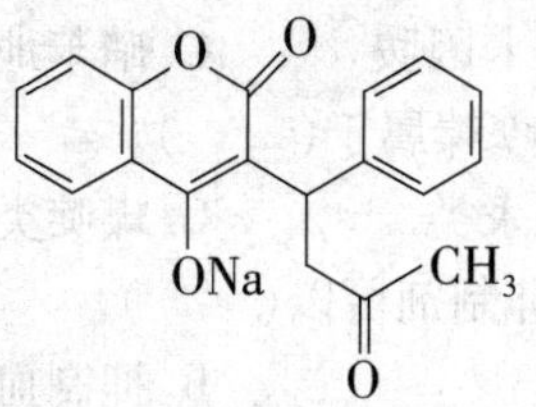

化学名:3-(α-丙酮基苄基)-4-羟基香豆素钠盐。

本品为白色结晶性粉末;无臭,味微苦;在水中极易溶解,在乙醇中易溶,在三氯甲烷或乙醚中几乎不溶。

本品可用于治疗急性心肌梗死、肺栓塞及人工心脏瓣膜手术等引起的血栓栓塞性疾病。由于其不是直接作用于已存在的凝血因子,故起效较慢。

3)溶血栓药

溶血栓药多以生化药物为主,如尿激酶,可直接激活体内无活性的纤溶酶原变为有活性的纤溶酶,使组成血栓的纤维蛋白水解而促使新鲜血栓溶解。

本章习题

一、单项选择题

1. 钙离子通道阻滞剂不可用于( )。
   A. 抗心律失常　　B. 降低血脂　　　C. 抗心绞痛　　　D. 降低血压

2. 属于血管紧张素Ⅱ受体拮抗剂的是( )。
   A. 氯贝丁酯　　B. 洛伐他汀　　　C. 地高辛　　　D. 氯沙坦

3. 氯沙坦不符合下列性质中的( )。
   A. 结构中含有四氮唑基　　　　　B. 无 ACE 抑制的干咳副作用
   C. 为血管紧张素Ⅱ受体拮抗剂　　D. 临床主要用于抗心律失常

4. 与卡托普利性质不符的是( )。
   A. 具有酸碱两性　　　　　　　　B. 水溶液不稳定,易氧化
   C. 血管紧张素转化酶抑制剂　　　D. 具有旋光性,药用 S 构型左旋体

5. 与依那普利不相符的叙述是( )。
   A. 属于血管紧张素转化酶抑制剂
   B. 药用其马来酸盐
   C. 为前药,体内水解代谢为依那普利那而生效
   D. 结构中含有两个手性碳

6. 下列属无机酸酯的是( )。
   A. 硝酸毛果芸香碱　B. 硝酸异山梨酯　C. 氯贝丁酯　　D. 非诺贝特

7. 下列药物具大蒜特臭的是( )。
   A. 卡托普利　　B. 依那普利　　C. 非诺贝特　　D. 吉非贝齐

8. 属于 HMG-CoA 还原酶抑制剂的降血脂药是( )。
   A. 硝酸甘油　　B. 卡托普利　　C. 洛伐他汀　　D. 美西律

9. 能发生自动氧化产生二硫化物的药物是( )。
   A. 洛伐他汀　　　B. 普鲁卡因胺　　C. 硝苯地平　　D. 卡托普利

10. 下列结构的利尿药中,氢氯噻嗪属于( )。
    A. 多元醇类　　B. 有机汞类　　　C. 蝶啶类　　　D. 磺酰胺类

11. 羟甲戊二酰辅酶 A 还原酶抑制剂可以( )。
    A. 抑制体内 cAMP 的降解　　　　B. 抑制血管紧张素Ⅰ向Ⅱ的转化
    C. 阻止内源性胆固醇的合成　　　D. 促进胆固醇的排泄

12. 血管-紧张素-转化酶（ACE）抑制剂可以（　　）。

    A. 抑制体内胆固醇的生物合成　　　　　B. 抑制磷酸二酯酶，提高 cAMP 水平

    C. 抑制血管紧张素 II 的生成　　　　　　D. 阻断钙离子通道

13. 下列药物属于前药的是（　　）。

    A. 卡托普利　　　　　B. 依那普利　　　　C. 依那普利那　　　　D. 利血平

14. 下列结构式属于单硝酸异山梨酯的是（　　）。

二、多项选择题

1. 下列药物中属于前药的有（　　　　　　）。

    A. 非诺贝特　　　B. 卡托普利　　　C. 依那普利　　　D. 洛伐他汀　　　E. 辛伐他汀

2. 下列药物中含酯结构的有（　　　　　　）。

    A. 硝苯地平　　　B. 盐酸维拉帕米　　C. 卡托普利　　　D. 非诺贝特　　　E. 硝酸甘油

3. 属抗高血压药的有（　　　　　　）。

    A. 可乐定　　　　B. 地高辛　　　　C. 卡托普利　　　D. 非诺贝特　　　E. 硝酸甘油

4. 下列药物受撞击或高热会有爆炸危险的是（　　　　　　）。

    A. 硝苯地平　　　B. 胺碘酮　　　　C. 硝酸甘油　　　D. 普萘洛尔　　　E. 硝酸异山梨酯

5. 常用的降血脂药有（　　　　　　）。

    A. 吉非罗齐　　　B. 非诺贝特　　　C. 氯贝丁酯　　　D. 硝苯地平　　　E. 洛伐他汀

6. 下列药物可以治疗心绞痛的有（　　　　　　）。

    A. 卡托普利　　　B. 硝苯地平　　　C. 硝酸甘油　　　D. 硝酸异山梨酯　E. 氯贝丁酯

三、问答题

1. 心血管系统药物包括哪几类？请列举出常用药物。

2. 血脂与动脉粥样硬化有何关系？调血脂药有哪些？

3. 写出卡托普利的结构式，并根据结构式推测其可能的理化性质。

4. 分析硝酸酯类药物的性质，说明该类药物在运输、贮存中应该注意的问题。

第 8 章　影响胆碱能神经系统药物

📖【学习目标】

1. 掌握影响胆碱能受体药物的分类;掌握溴新斯的明、毛果芸香碱、硫酸阿托品等药物的名称、化学结构、理化性质及临床用途。

2. 熟悉常用影响胆碱能神经系统药物氯贝胆碱、氢溴酸东莨菪碱、氢溴酸山莨菪碱、溴丙胺太林等药物的结构特点及临床用途。

3. 了解影响胆碱能受体药物的发展及作用机制。

机体中的胆碱能神经兴奋时,其末梢释放神经递质乙酰胆碱(ACh),乙酰胆碱与胆碱受体结合,使受体兴奋,产生一系列生理反应。

$$H_3C-C(=O)-O-CH_2CH_2-N^+(CH_3)_3$$

乙酰胆碱

乙酰胆碱受体根据对不同生物碱反应的不同,分为两类:一类对毒蕈碱较为敏感,称为毒蕈碱乙酰胆碱受体,简称毒蕈碱受体,即 M 受体;另一类对烟碱更敏感,称为烟碱乙酰胆碱受体,简称烟碱受体,即 N 受体。乙酰胆碱本身可产生 M 样作用和 N 样作用,在一定程度上,乙酰胆碱的药理作用与毒蕈碱和烟碱的混合作用相似。

M 受体广泛分布于中枢和周围神经系统,它在调节副交感神经系统靶器官的功能中起着关键的作用,现已确认 M 受体有 5 个亚型,即 M_1, M_2, M_3, M_4, M_5 亚型。N 受体位于神经节细胞和骨骼肌细胞膜上,分为 N_1, N_2 亚型。它们的分布、生理效应、临床应用见表 8.1。

表 8.1　乙酰胆碱受体分类、分布、生理效应及临床应用

受体类型	分　布	生理效应	临床应用	
			激动剂	拮抗剂
N_1	神经节	释放乙酰胆碱	治疗早老性痴呆	治疗高血压
N_2	骨骼肌	释放乙酰胆碱	治疗早老性痴呆	松弛骨骼肌
M_1	神经节、腺体	与传递神经元的兴奋冲动有关、调节大脑的各种功能,并调节汗腺和消化腺的分泌	治疗早老性痴呆	治疗消化道溃疡

续表

受体类型	分 布	生理效应	临床应用	
			激动剂	拮抗剂
M₂	心脏、平滑肌	引起心肌收缩力减弱、心率降低、传导减慢	有可能用于治疗冠心病和心动过速	治疗心动徐缓性心率失常
M₃	平滑肌、腺体	血管平滑肌舒张、胃肠道和膀胱平滑肌收缩、括约肌松弛、瞳孔缩小、腺体分泌增加	治疗痉挛性血管病、手术后腹气胀、尿潴留,降低眼内压,治疗青光眼	散瞳,平滑肌痉挛所致的内脏绞痛,治疗消化道溃疡
M₄	分泌腺体和平滑肌	抑制钙离子通道	缺乏特异性配基	
M₅	大脑	孤儿受体	缺乏特异性配基	

影响胆碱能神经系统的药物,包括拟胆碱药和抗胆碱药。

8.1 拟胆碱药

乙酰胆碱具有十分重要的生理作用,但乙酰胆碱因分子内有酯键,性质不稳定,在胃部极易被酸水解,在血液中也极易经化学水解或胆碱酯酶水解,且其作用对胆碱受体无选择性,生物利用度低,无临床实用价值。拟胆碱药就是对乙酰胆碱进行结构改造,寻找性质较稳定、同时具有较高选择性,并能与胆碱受体结合产生生理效应的药物,其作用与乙酰胆碱相似。根据作用机制的不同,临床使用的拟胆碱药可分为胆碱受体激动剂和乙酰胆碱酯酶抑制剂。常用药物有卡巴胆碱、氯贝胆碱、毛果芸香碱、溴新斯的明、溴吡斯的明、苄吡溴铵等。

1)胆碱受体激动剂

胆碱受体激动剂分为 M 受体激动剂和 N 受体激动剂。临床应用 M 受体激动剂:①手术后腹气胀、尿潴留;②降低眼内压,治疗青光眼;③缓解肌无力,治疗阿尔茨海默症及其他老年性痴呆;④大部分胆碱受体激动剂还具有吗啡样镇痛作用,可用于止痛,具有 N 样作用的拟胆碱药还可缓解帕金森症。

硝酸毛果芸香碱 Pilocarpine Nitrate

化学名:4-[(1-甲基-1*H*-咪唑-5-基)甲基]-3-乙基二氢-2(3*H*)-呋喃酮硝酸盐,又名匹鲁卡品。

本品为无色结晶或白色结晶性粉末;无臭;遇光易变质;在水中易溶,在乙醇中微溶,在三氯甲烷和乙醚中不溶;熔点为 174～178 ℃,熔融时同时分解。

本品是从芸香科植物毛果芸香叶中分离出的一种生物碱,药用品为右旋体。本品结构为叔胺类化合物,但在体内仍以质子化的季铵正离子为活性形式。

毛果芸香碱含有咪唑环,具有碱性;与硝酸成盐,饱和水溶液显酸性。本品为顺式结构,受热或碱性条件下可发生差向异构化,生成比较稳定的反式异构体异毛果芸香碱。异毛果芸香碱的生理活性仅为毛果芸香碱的 1/20 ~ 1/6。本品分子中含有一个 γ-羧酸内酯环,在碱性条件下,可水解为毛果芸香酸钠而失去活性。

毛果芸香酸钠

异毛果芸香碱

本品具有缩瞳、降低眼内压、兴奋汗腺和唾腺分泌的作用。临床主要用于治疗原发性青光眼。

2)乙酰胆碱酯酶抑制剂及胆碱酯酶复活剂

胆碱能神经兴奋时释放进入神经突触间隙的未结合于受体上的游离乙酰胆碱,会被乙酰胆碱酯酶(Acetylcholinesterase,AChE)迅速催化水解,终结神经冲动的传递。抑制乙酰胆碱酯酶将导致乙酰胆碱的积聚,从而延长并增强乙酰胆碱的作用,临床上用于治疗重症肌无力和青光眼。新近开发上市的乙酰胆碱酯酶抑制剂类药物,则主要用于抗老年性痴呆。

抗胆碱酯酶药按其与胆碱酶结合程度不同,分为可逆性抗胆碱酯酶药和不可逆性抗胆碱酯酶药,前者使胆碱酯酶暂时失活,后者以共价键与胆碱酯酶结合,使胆碱酯酶失活而出现中毒症状。

(1)可逆性抗胆碱酯酶药

此类药物能与乙酰胆碱竞争胆碱酯酶的活性中心,使胆碱酯酶暂时失活,但因结合得并不牢固,经过一定时间之后,胆碱酯酶又恢复活性。

毒扁豆碱,又名依色林,是从非洲出产的毒扁豆中提取的一种生物碱,是临床上第一个抗胆碱酯酶药,曾用于青光眼的治疗,但因毒性大已不再用于眼病的治疗。其分子中没有季铵离子,易透过血脑屏障,产生中枢拟胆碱作用,现急诊用于中枢抗胆碱药中毒的解毒剂。在毒扁豆碱的结构改造中发现,保留甲氨基甲酸酯活性必需部分,将叔氨基替换成季铵基,作用增强,因此找到了疗效较好的溴新斯的明及其类似物。

溴新斯的明　Neostigmine Bromide

化学名:溴化-N,N,N-三甲基-3-[(二甲氨基)甲酰氧基]苯铵。

本品为白色结晶性粉末;无臭;在水中极易溶解,在乙醇或三氯甲烷中易溶,在乙醚中几乎不溶;熔点为171～176 ℃,熔融时同时分解。

本品属于季铵碱,碱性较强,可与一元酸形成稳定的盐。

本品具有氨基甲酸酯结构,与氢氧化钠溶液共热时,酯键可水解生成间二甲氨基苯酚钠及二甲氨基甲酸钠。前者与重氮苯磺酸试液发生偶合反应,生成红色偶氮化合物;后者可进一步水解为具有氨臭的二甲胺,并可使红色的石蕊试纸变蓝。

溴新斯的明 　　　　　　　　　　　间二甲氨基苯酚钠 　　二甲氨基甲酸钠

本品为溴化物,与硝酸银试液反应,可生成淡黄色凝乳状沉淀,此沉淀微溶于氨试液,而不溶于硝酸。

本品具有兴奋平滑肌、骨骼肌的作用。由于是季铵类化合物,故不易透过血脑屏障,临床用于重症肌无力、术后腹气胀及尿潴留等的治疗。大剂量时可引起恶心、呕吐、腹泻、流泪、流涎等,可用阿托品对抗。

临床用的溴新斯的明供口服用,甲硫酸新斯的明供注射用。

氨甲酸酯　芳环部分　季铵碱部分

X=—Br 　　　　溴新斯的明

X=—CH₃SO₄ 　　甲硫酸新斯的明

(2)不可逆性胆碱酯酶抑制剂及胆碱酶复活剂

不可逆性抗胆碱酯酶药与胆碱酯酶形成牢固的共价键,较难解脱,导致胆碱酯酶的活性不能恢复,使乙酰胆碱在体内堆积而出现一系列中毒症状,因此,不可逆性抗胆碱酯酶药无临床应用价值。如有机磷酸酯类农药敌敌畏、倍硫磷等,与胆碱酯酶成为不可逆结合,将在很长时间内造成乙酰胆碱酯酶的全部抑制,使体内乙酰胆碱浓度长时间异常升高,主要表现出平滑肌痉挛及腺体分泌亢进、瞳孔缩小、视物模糊、光反应消失、面色苍白、多汗、流涎、恶心、呕吐、腹泻、支气管痉挛、胸闷、呼吸困难,肺水肿,最后导致死亡。

胆碱酯酶复活剂能水解磷酸酯键,使其中的胆碱酯酶游离,让中毒的胆碱酯酶复活。该类复活剂可用于有机磷农药中毒的解救,如碘解磷定。

碘解磷定 　Pralidoxime Iodide

化学名:1-甲基-2-吡啶甲醛肟碘化物,又名解磷毒。

本品为黄色颗粒状结晶或结晶性粉末;无臭;遇光易变质。在水或热乙醇中溶解,在乙醇中微溶,在乙醚中不溶;熔点为 220~227 ℃,熔融时同时分解。

本品为有机磷农药中毒的解毒剂,对轻度有机磷中毒,可单独应用本品或阿托品以控制症状;中度、重度中毒时则必须合并应用阿托品。本品能与有机磷酸酯类农药直接作用,结合成无毒的化合物排出体外。但仅对形成不久的磷酰化胆碱酯酶有复活作用,对已经老化的胆碱酯酶复活效果差。为了克服碘解磷定水溶性差、需静脉注射的缺点,用 Cl^- 代替 I^- 制得氯解磷定,易溶于水,可肌内注射给药,毒性较低。它们均难通过血脑屏障,对中枢神经系统的解毒效果差。

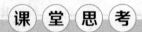

课 堂 思 考

某男,55 岁,农作物喷药工,肌肉震颤无法控制,出现视力模糊,胃肠道与膀胱失禁(大小便失禁)等症状。

请分析该男子出现上述症状的原因,你建议如何处理?

8.2 抗胆碱药

抗胆碱药是能抑制乙酰胆碱的生物合成或释放,或者与胆碱受体结合,阻止乙酰胆碱同受体的结合而产生抗胆碱作用的胆碱受体拮抗剂。根据药物的作用部位及对胆碱受体亚型选择性的不同,抗胆碱药可分为 M 受体拮抗剂和 N 受体拮抗剂。

8.2.1 M 受体拮抗剂

M 受体拮抗剂能可逆性阻断节后胆碱能神经支配的效应器上的 M 受体,呈现抑制腺体(唾液腺、汗腺、胃液)分泌,散大瞳孔(扩瞳),加速心律,松弛支气管和胃肠道平滑肌等作用。临床用于消化性溃疡、平滑肌痉挛导致的内脏绞痛等。

按照来源可分为颠茄生物碱类 M 受体拮抗剂和合成类 M 受体拮抗剂。

1)颠茄生物碱类

颠茄生物碱是一类从茄科植物颠茄、曼陀罗、莨菪、东莨菪和唐古特莨菪等植物中提取出的天然生物碱,在临床上使用的主要有阿托品、东莨菪碱、山莨菪碱和樟柳碱等。

这类药物分子结构中 6,7 位之间的氧桥及 6 位或莨菪酸 α 位羟基的存在与否,对药物的中枢作用影响较大。氧桥的存在使分子亲脂性增加,中枢作用加强;而羟基的存在使分子极性增加,中枢作用减弱。因此,几种药物的中枢作用顺序为:东莨菪碱(有氧桥无羟基)>阿托品(无氧桥无羟基)>樟柳碱(有氧桥有羟基)>山莨菪碱(无氧桥,仅有羟基)。

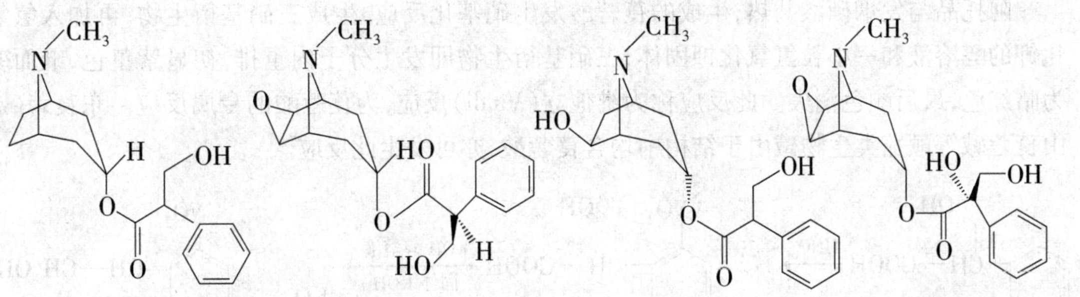

阿托品　　　　东莨菪碱　　　　山莨菪碱　　　　樟柳碱

（1）硫酸阿托品

硫酸阿托品　Atropine Sulfate

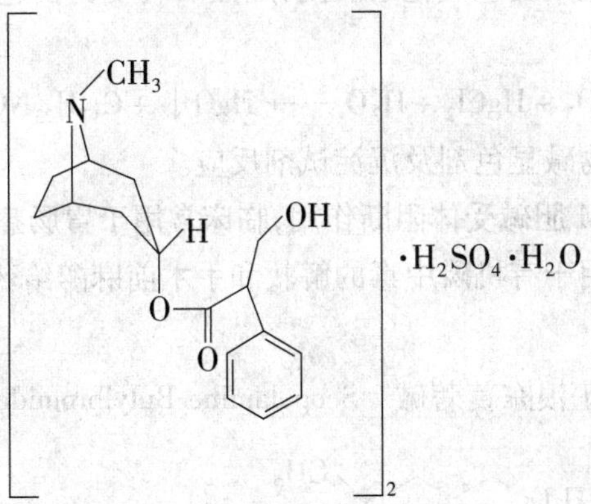

$\cdot H_2SO_4 \cdot H_2O$

化学名：(±)-α-(羟甲基)苯乙酸-8-甲基-8-氮杂双环[3.2.1]-3-辛醇酯硫酸盐一水合物。

本品为无色结晶或白色结晶性粉末；无臭；极易溶于水，易溶于乙醇，难溶于三氯甲烷、乙醚和丙酮。

阿托品分子中有一叔氮原子，具有生物碱的一般特性，碱性较强，可与酸形成稳定的中性盐，临床上常用其硫酸盐，其水溶液呈中性。本品遇碱性药物（如硼砂）引起分解。

本品结构中有酯键，在弱酸性、近中性条件下较稳定，pH 为 3.5 ~ 4.0 时最稳定，在碱性溶液中易水解，生成莨菪醇和消旋莨菪酸（亦称托品酸）。故制备硫酸阿托品注射液时通常用盐酸试液(0.1 mol/L)调节溶液 pH，并加入 1% 氯化钠作稳定剂。另外温度升高也促进水解，因此，灭菌采用流通蒸汽 100 ℃ ,30 min。

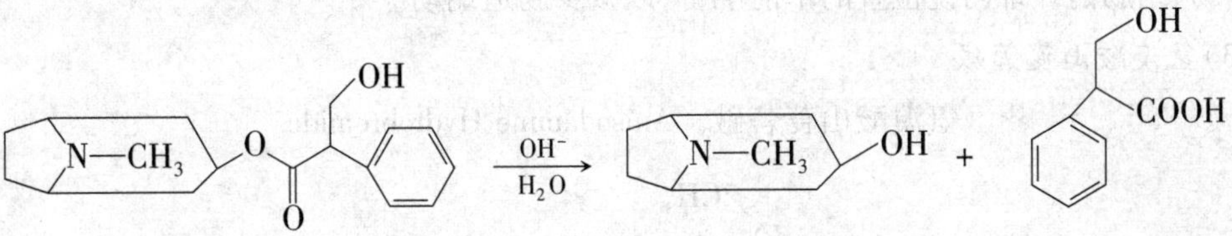

莨菪醇　　　　　　　消旋莨菪酸

阿托品与硫酸及重铬酸钾加热，先水解生成莨菪酸，再被氧化成苯甲醛，有苦杏仁特异臭味。

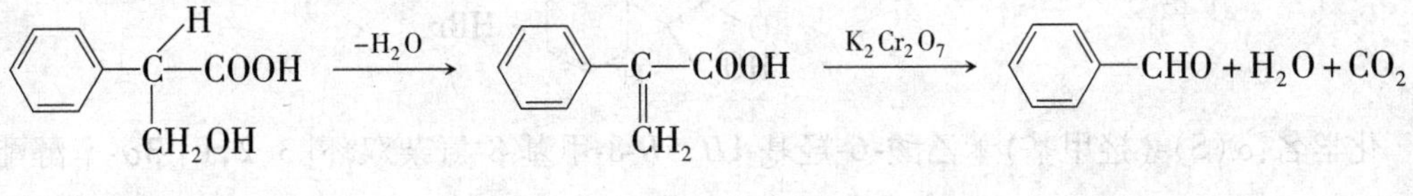

阿托品与发烟硝酸共热,生成的莨菪酸发生硝基化反应,生成三硝基衍生物;再加入氢氧化钾的醇溶液和一小粒氢氧化钾固体,三硝基衍生物即发生分子内重排,初显紫堇色,继而变为暗红色,最后颜色消失。此反应称为维他立(Vitali)反应,为莨菪酸的专属反应。东莨菪碱、山莨菪碱等颠茄类生物碱由于结构中均含莨菪酸,亦可发生此反应。

阿托品与氯化汞反应生成黄色氧化汞沉淀,加热后转变为白色,而东莨菪碱无此反应,故可用以区别。

$$C_{17}H_{23}NO_3 + HgCl_2 + H_2O \longrightarrow HgO\downarrow + C_{17}H_{23}NO_3 \cdot HCl$$

阿托品也能与多数生物碱显色剂及沉淀试剂反应。

本品具有外周及中枢 M 胆碱受体阻断作用,临床常用于胃肠痉挛引起的绞痛、眼科诊疗、抗心律失常、抗休克,也可用于有机磷中毒的解救和手术前麻醉给药等。

(2)丁溴东莨菪碱

丁溴东莨菪碱　Scopolamine Butylbromide

化学名:溴化 6β,7β-环氧-3α-羟基-8-丁基-1αH,5αH-托烷(−)-托品酸酯。

本品为白色或类白色结晶性粉末;无臭或几乎无臭;在水或三氯甲烷中易溶,在乙醇中略溶。

本品用于各种病因引起的胃肠道痉挛、胆绞痛、肾绞痛或胃肠道蠕动亢进等,也可用于胃、十二指肠、结肠的纤维内镜检查的术前准备,以减少肠道蠕动。

(3)氢溴酸山莨菪碱

氢溴酸山莨菪碱　Anisodamine Hydrobromide

化学名:α(S)-(羟甲基)苯乙酸-6-羟基-1H,5H-8-甲基-8-氮杂双环[3,2,1]-3α-辛醇酯氢溴酸盐。

本品为白色结晶或结晶性粉末;无臭;在水中极易溶解,在乙醇中易溶,在丙酮中微溶;熔点为 176 ~ 181 ℃。

本品在国内已进行了全合成,天然品为左旋体;人工合成品为消旋体,不良反应多。

本品临床用于感染中毒性休克和解痉,也用于治疗脑血栓、脑血管痉挛。

课 堂 思 考

请比较阿托品、东莨菪碱、山莨菪碱和樟柳碱化学结构的异同,并分析它们的脂溶性和中枢作用。

2) 合成 M 受体拮抗剂

颠茄生物碱类抗胆碱药的药理作用广泛,但临床应用中常引起多种不良反应。因此对阿托品进行结构改造,以寻找选择性高、作用强、毒性低的新型合成抗胆碱药。研究发现,阿托品的酰基部分取代基较大,大取代基对阻断 M 受体功能十分重要。根据这一思路合成了多种叔胺类和季铵类抗胆碱药。

溴丙胺太林 Propantheline Bromide

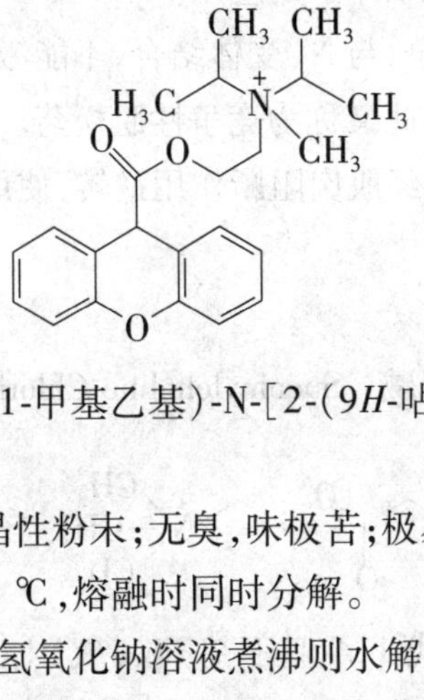

化学名:溴化 N-甲基-N-(1-甲基乙基)-N-[2-(9H-呫吨-9-甲酰氧基)乙基]-2-丙胺,又名普鲁苯辛。

本品为白色或类白色结晶性粉末;无臭,味极苦;极易溶解于水、乙醇和氯仿,不溶于乙醚;微有吸湿性;熔点为 157 ~ 164 ℃,熔融时同时分解。

本品分子中含有酯键,与氢氧化钠溶液煮沸则水解生成呫吨酸钠,用稀盐酸中和,析出呫吨酸。呫吨酸遇硫酸显亮黄色或橙黄色,并有微绿色荧光。

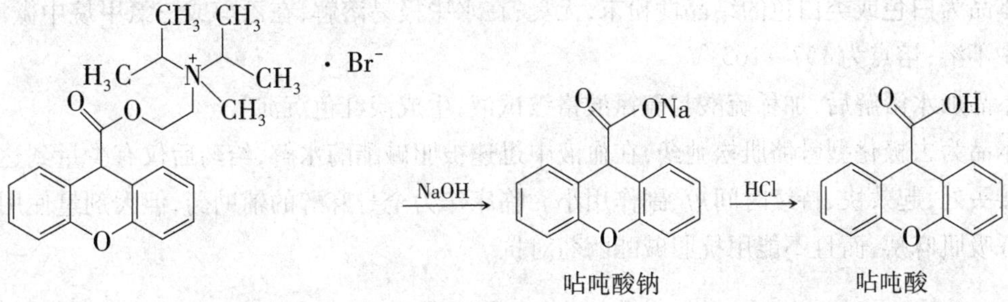

呫吨酸钠   呫吨酸

本品不易透过血脑屏障,中枢副作用小,对胃肠道 M 受体的选择性较高,治疗量即可明显抑制胃肠平滑肌痉挛,并能不同程度地减少胃液分泌。主要用于胃肠道痉挛、胃及十二指肠溃疡、胃炎等疾病的治疗。

8.2.2　N 受体拮抗剂

N 受体拮抗剂按照对受体亚型的选择性不同,可分为 N_1 受体阻断剂和 N_2 受体阻断剂。前者用作降压药,后者可使骨骼肌松弛,临床作为肌松药,用于辅助麻醉。

N_1 受体拮抗剂,又称神经节阻断剂,在交感和副交感神经节选择性拮抗 N_1 受体,稳定突触后膜,阻断神经冲动在神经节中的传递,呈现降低血压的作用,早前用于治疗重症高血压。但因药理广,不良反应多,现多被其他降压药取代。

N_2 受体拮抗剂,又称神经肌肉阻断剂,与骨骼肌神经肌肉接头处的运动终板膜上的 N_2 受体结合,阻断神经冲动在神经肌肉接头处的传递,使骨骼肌松弛,临床用作麻醉辅助药。该类药物按照作用机制分为去极化型(如氯化琥珀胆碱)和非去极化型(如苯磺阿曲库铵)两大类。

去极化型肌松药与 N_2 受体结合并激动受体,使终板膜及邻近肌细胞膜长时间去极化,阻断神经冲动的传递,导致骨骼肌松弛。由于多数去极化型肌松药不易被乙酰胆碱酯酶分解破坏,其作用类似过量的乙酰胆碱长时间作用于受体,因此本类药物过量时,不能用抗胆碱酯酶解救,此缺点妨碍了去极化型肌松药在临床上的应用。

非去极化型肌松药和乙酰胆碱竞争,与 N_2 受体结合,不能激活受体,但是又阻断了乙酰胆碱与 N_2 受体的结合,使骨骼肌松弛,因此又称为竞争性肌松药。当给予抗胆碱酯酶药后,随着终板膜处乙酰胆碱水平升高,可以使神经肌肉阻断作用逆转,使用过程中容易控制,比较安全,故临床用肌松药多为此类。

(1)氯化琥珀胆碱

氯化琥珀胆碱　Succinylcholine Chloride

化学名:二氯化 2,2′-[(1,4-二氧代-1,4-亚丁基)双(氧)]双[N,N,N-三甲基乙铵]二水合物。

本品为白色或类白色的结晶性粉末;无臭;在水中极易溶解,在乙醇或三氯甲烷中微溶,在乙醚中不溶;熔点为 157～163 ℃。

本品加水溶解后,加稀硫酸与硫氰酸铬铵试液,生成淡红色沉淀。

本品为去极化型骨骼肌松弛药,在血液中迅速被胆碱酯酶水解,给药后仅有少量到达神经肌肉接头处,起效快、持续时间短、副作用小。临床作为全身麻醉的辅助药,但大剂量使用时可引起呼吸肌麻痹,而且不能用抗胆碱酯酶药对抗。

（2）苯磺阿曲库铵

苯磺阿曲库铵　Atracurium Besylate

本品为对称的1-苄基四氢异喹啉类药物,双季铵结构。

本品在体液中可发生 Hoffmann 消除反应,Hoffmann 消除和酯水解均被碱催化,而酯水解也被酸催化,温度低时反应速度降低。因此,制备注射液时应控制 pH 为3.5,并在2~8 ℃贮存。

本品避免了对肝、肾代谢的依赖性,解决了积蓄中毒问题,非去极化型肌松作用强,起效快(1~2 min),维持时间短(约0.5 h),不影响心、肝、肾功能,无积蓄性,比较安全。临床用作全身麻醉辅助药。

本章习题

一、单项选择题

1. 临床上用于治疗青光眼的药物是(　　　)。
   A. 硫酸阿托品　　　B. 氢溴酸山莨菪碱　C. 硝酸毛果芸香碱　D. 氯化琥珀胆碱

2. 下类药物中中枢作用最强的是(　　　)。
   A. 阿托品　　　　　B. 山莨菪碱　　　　C. 东莨菪碱　　　　D. 樟柳碱

3. 具有四氢异喹啉母核的药物是(　　　)。
   A. 氯化琥珀胆碱　　B. 硫酸阿托品　　　C. 溴丙胺太林　　　D. 苯磺阿曲库铵

4. 与东莨菪碱相符的是(　　　)。
   A. 化学结构为莨菪醇与莨菪酸所成的酯
   B. 化学结构为6-羟基莨菪醇与左旋莨菪酸所成的酯
   C. 化学结构中6,7位间有一环氧基
   D. 化学结构中6位有羟基取代

5. 阿托品临床用其(　　　)。
   A. 左旋体　　　　　B. 右旋体　　　　　C. 消旋体　　　　　D. 都可以

6. 溴新斯的明的禁忌症是(　　　)。
   A. 青光眼　　　　　B. 重症肌无力　　　C. 机械性肠梗阻　　D. 尿潴留

7. 乙酰胆碱的作用是(　　　)。
   A. 激动 M,N 受体　　　　　　　　　B. 阻断 M,N 胆碱
   C. 选择性激动 M 受体　　　　　　　D. 抑制胆碱酯酶

8. 治疗重症肌无力最好选用(　　　)。

A. 毛果芸香碱　　　B. 毒扁豆碱　　　　　C. 溴新斯的明　　　D. 阿托品

9. 对溴新斯的明描述错误的是(　　　)。

　　A. 具有季铵盐结构　　　　　　　　B. 口服后在肠内被部分破坏

　　C. 以原形药物从尿中排出　　　　　D. 口服剂量应远大于注射剂量

10. 丁溴东莨菪碱中枢作用较弱的主要原因是(　　　)。

　　A. 其酯键易水解　　　　　　　　　B. 具有环氧托品烷的结构

　　C. 具有季铵结构　　　　　　　　　D. 具有游离羟基

11. 阿托品在碱性水溶液中易被水解,这是因为化学结构中含有(　　　)。

　　A. 酰胺键　　　　　B. 内酯键　　　　　C. 酰亚胺键　　　　D. 酯键

12. 注射用溴新斯的明是其(　　　)。

　　A. 氢溴酸盐　　　　B. 盐酸盐　　　　　C. 甲磺酸盐　　　　D. 硫酸盐

二、多项选择题

1. 能够发生 Vitali 反应的药物有(　　　　)。

　　A. 阿托品　　　　　　　B. 毛果芸香碱　　　　C. 山莨菪碱

　　D. 氯化琥珀胆碱　　　　E. 东莨菪碱

2. 毛果芸香碱具有的性质有(　　　　)。

　　A. 是一种天然碱,具有碱性　　　　B. 结构中含有咪唑环

　　C. 含有两个手性碳原子,药用其外消旋体　　D. 用于治疗原发性青光眼

　　E. 为胆碱酯酶抑制剂

3. 硫酸阿托品的主要临床用途有(　　　　)。

　　A. 治疗胃肠道及肾、胆绞痛　　　　B. 治疗原发性青光眼

　　C. 治疗有机磷中毒　　　　　　　　D. 用于散瞳

　　E. 治疗重症肌无力

4. 与硫酸阿托品不相符的叙述有(　　　　)。

　　A. 莨菪醇和莨菪酸结合成的酯　　　B. 临床上常用硫酸盐

　　C. Vitali 反应鉴别　　　　　　　　D. 在碱溶液中较稳定

　　E. 含有季铵结构

三、问答题

1. 比较阿托品、山莨菪碱、东莨菪碱和樟柳碱的结构,分析 4 种药物的作用异同点。

2. 硫酸阿托品水溶液不稳定,易被水解失效,配制其注射液时应采取哪些措施预防水解?

第 9 章　影响肾上腺素能神经系统药物

📖 【学习目标】

1. 掌握拟肾上腺素药和抗肾上腺素药的分类；掌握肾上腺素、盐酸麻黄碱、盐酸可乐定、沙丁醇胺、盐酸哌唑嗪、盐酸普萘洛尔等的名称、化学结构、理化性质及用途。

2. 熟悉肾上腺素能受体的分类、分布及其生理效应；熟悉去甲肾上腺素、异丙肾上腺素、盐酸多巴胺等药物的化学结构和用途；熟悉拟肾上腺素药物、β 受体拮抗剂的构效关系。

3. 了解 β 受体拮抗剂的研究历史；麻黄碱类化合物的使用管理；肾上腺素能药物的合成及作用机制。

全部交感神经的节后纤维都属于去甲肾上腺素能神经，简称"肾上腺素能神经"。肾上腺素能药物通过作用于人体内的肾上腺素受体而产生生理效应，主要包括拟肾上腺素药和肾上腺素受体拮抗剂。

肾上腺素能受体分为 α、β 两大类，在体内各组织分布较广，对心血管、呼吸及内分泌系统等具有广泛的生理功能和调节作用(见表9.1)。

表9.1　肾上腺素能受体的分类、分布、生理效应及临床应用

受体类型		分　布	生理效应	临床应用	
				激动剂	拮抗剂
α	α_1	血管平滑肌、扩瞳肌、毛发运动平滑肌、心肌效应细胞	收缩平滑肌、增加心收缩力，升压，缩瞳，毛发直立	升血压 抗休克	降血压
	α_2	突触前膜和后膜、血管平滑肌、血小板、脂肪细胞	抑制去甲肾上腺素释放，降压，血小板凝聚、抑制脂肪分解	降血压	升血压
β	β_1	心脏、肾脏、脑干	增强心肌收缩力，升压	强心和抗休克	抗心率失常 抗高血压 抗心绞痛
	β_2	子宫肌、气管、胃肠道、血管壁	舒张子宫和血管平滑肌、舒张支气管，加强糖原分解	平喘，改善微循环，抑制组胺和慢反应物质的释放，防止早产	
	β_3	脂肪组织	分解脂肪，增加氧耗	减肥和糖尿病	

9.1 拟肾上腺素药物

肾上腺素是由肾上腺髓质分泌的主要激素,具有明显的升高血压的作用。拟肾上腺素药是一类能直接与肾上腺素受体结合成促进肾上腺素能神经末梢释放递质,激动受体,从而产生与肾上腺素作用相似的药物。因为这类药物在结构上都是胺类,部分药物还具有儿茶酚结构(邻苯二酚结构),所以又称拟交感胺或儿茶酚胺。

按化学结构的不同,拟肾上腺素药可分为苯乙胺类和苯异丙胺类。

按作用的受体不同,又可分为 α 肾上腺素受体激动剂,β 肾上腺素受体激动剂,α、β 肾上腺素受体激动剂。

1) α 肾上腺素受体激动剂

α 肾上腺素受体激动剂按照对受体作用的选择性不同,可分为 α_1 受体激动剂、α_2 受体激动剂和非选择性 α 受体激动剂 3 类。

α_1 受体激动剂可收缩周围血管,使外周阻力增加、血压上升,临床主要用于低血压和抗休克。

α_2 受体主要分布在去甲肾上腺素能神经的突触前膜上,受体激动时可反馈抑制去甲肾上腺素的释放,具有较强的降血压作用,临床主要用于高血压。常用的 α 受体激动剂见表 9.2。

表 9.2 常用的 α 受体激动剂

药物名称	药物结构	作用受体	药理特点与用途
甲氧明		α_1	本品具有收缩周围血管的作用,作用较去甲肾上腺素弱而持久,常用于外科手术,以维持或恢复动脉压,尤其适用于脊椎麻醉而致的血压降低及外科手术所致的低血压
间羟胺		α_1	本品升压作用比去甲肾上腺素稍弱但较持久,适用于各种休克及手术时低血压
去氧肾上腺素		α_1	本品有明显的收缩血管作用,作用与去甲肾上腺素相似但弱而持久,用于感染中毒性及过敏性休克、室上性心动过速、散瞳检查
甲基多巴		α_2	本品适用于肾功能不良的高血压,用于中度、重度和恶性高血压,尤其适用于肾型高血压

续表

药物名称	药物结构	作用受体	药理特点与用途
萘甲唑啉		α_2	本品使局部血管收缩,用于鼻黏膜充血及鼻塞
莫索尼定		α_2	本品为可乐定的结构衍生物,可直接产生中枢性降压作用,也可使外周血管阻力下降。同时是咪唑啉 I_1 受体高度亲和的选择性激动剂

盐酸可乐定 Clonidine Hydrochloride

化学名:2-[(2,6-二氯苯基)亚氨基]咪唑烷盐酸盐,又名氯压定、可乐宁、催压降。

本品为白色结晶性粉末;无臭,略有甜味;溶于水和乙醇,微溶解于氯仿,几乎不溶于乙醚;$pK_a=8.3$,在生理的 pH 条件下约有 80% 以阳离子形式存在;熔点为 305 ℃。

本品大部分在肝脏代谢,主要代谢物为无活性的 4-羟基可乐定和 4-羟基可乐定葡萄糖醛酸酯和硫酸酯。20% ~40% 以原形和代谢物的形式从尿中排出,约 20% 从粪便中排出。

4-羟基可乐定

4-羟基可乐定葡萄糖醛酸酯

本品可直接激动延髓和下丘脑前区与视前区 α_2 受体,减少中枢交感神经冲动传出,抑制外周交感神经活动,降低血压;同时,也可以激动外周交感神经突触前膜 α_2 受体,增强其负反馈作用,减少末梢神经释放去甲肾上腺素,降低外周血管和肾血管阻力,减慢心率,降低血压。

本品为中枢 α_2 受体激动剂,临床用于中、重度高血压,以及伴有青光眼的高血压,但不作为一线药物,常与其他降压药配合使用,也可用于吗啡药品成瘾的戒断。口服迅速吸收,生物利用度达 95% 以上,服后 0.5 h 产生降压作用,可维持 6 h。

2)β 肾上腺受体激动剂

β 肾上腺受体激动剂按照对受体作用的选择性不同,可分为 β_1 受体激动剂、β_2 受体激动剂和非选择性 β 受体激动剂 3 类。

β₁ 受体激动剂主要能促进房室传导,引起心率增加,具有较强正性肌力作用,临床上用于急性心肌梗死、心力衰竭及中毒性休克的治疗。

β₂ 受体激动剂使支气管冠状动脉松弛,临床主要用于哮喘及改善微循环。

20 世纪 80 年代,研究者发现 β₃ 肾上腺素能受体,并随后在人类心脏得以克隆。β₃ 受体主要分布在脂肪组织、胆囊、小肠和膀胱。目前有多种 β₃ 受体激动剂正处在临床前和临床研究阶段,有望成为减肥和抗糖尿病药物。常用的 β 受体激动剂见表9.3。

表9.3　常用的 β 受体激动剂

药物名称	药物结构	作用受体	药理特点与用途
盐酸异丙肾上腺素		β	本品同时激动 β₁ 和 β₂ 受体,临床用于传导阻滞、心肌梗死后的心源性休克和败血性休克,以及哮喘治疗,但选择性低、副作用大
普瑞特罗		β₁	本品为芳氧基丙醇胺类化合物,无儿茶酚结构,能直接兴奋心肌,正性肌力作用强,对心率影响不明显,适用于急慢性心力衰竭的治疗
扎莫特罗		β₁	本品选择性作用于心脏 β₁ 受体,使心脏兴奋,临床用于伴有心肌梗塞的心力衰竭,特别适用于哮喘及疲劳症状使活动受限制的患者
硫酸特布他林		β₂	本品支气管扩张作用与沙丁胺醇相近。临床用于支气管哮喘、哮喘型支气管炎和慢性阻塞性肺部疾患时的支气管痉挛;还可抑制子宫收缩,预防早产

续表

药物名称	药物结构	作用受体	药理特点与用途
克仑特罗	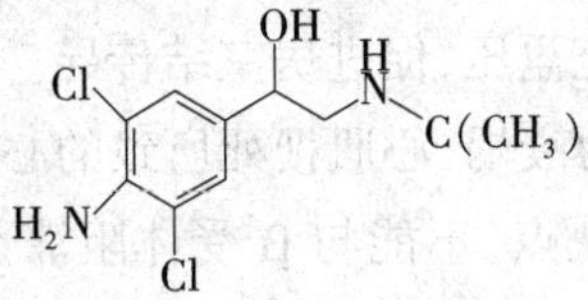	β₂	本品为强效选择性β₂受体激动剂,其松弛支气管平滑肌的作用强而持久,主要用于支气管哮喘及哮喘型慢性支气管炎、肺气肿等疾病
福莫特罗	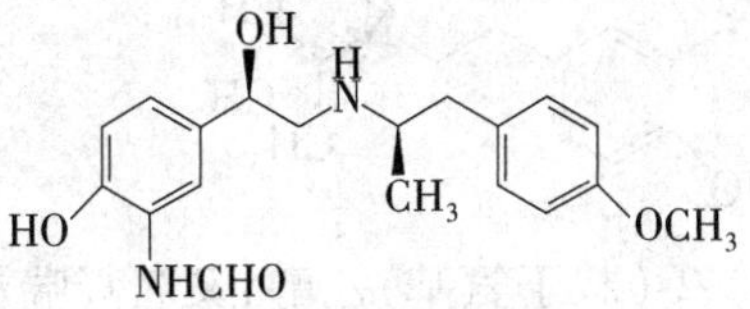	β₂	本品为一新型的非儿茶酚胺类长效选择性β₂受体激动剂,作用强而持久,持续时间达12小时,主要用于哮喘与慢性阻塞性肺病的维持治疗与预防发作,特别适用于哮喘夜间发作患者
丙卡特罗	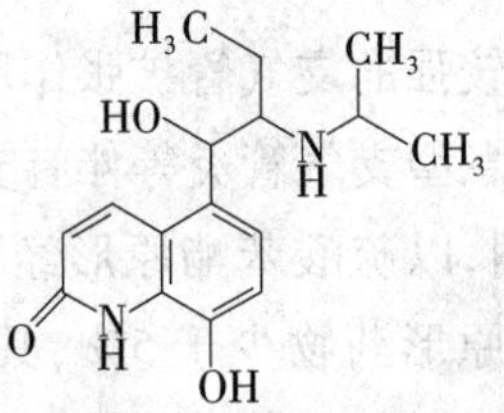	β₂	本品对支气管的β₂受体具有较高选择性,其支气管扩张作用强而持久,用于支气管哮喘、喘息性支气管炎和慢性阻塞性肺部疾病所致的喘息症状

（1）盐酸多巴酚丁胺

盐酸多巴酚丁胺　Dobutamine Hydrochloride

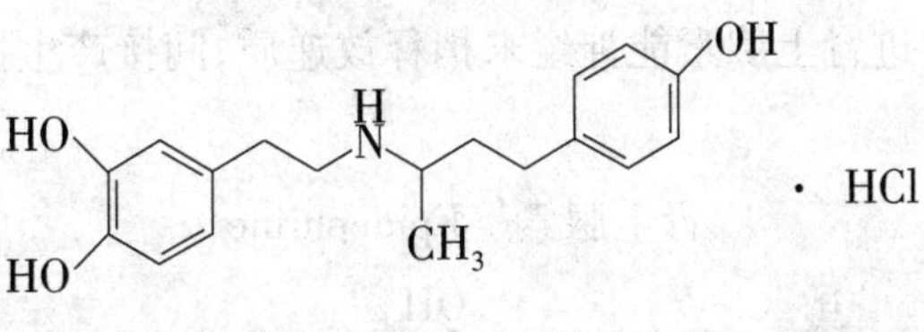

化学名:4-[2-[[1-甲基-3-(4-羟苯基)丙基]氨基]乙基]-1,2-苯二酚盐酸盐,又名盐酸多丁胺。

本品为白色或类白色结晶性粉末;几乎无臭,味微苦;在水或无水乙醇中略溶,在三氯甲烷中几乎不溶。

本品含有邻二酚及苯酚结构,具还原性,遇光及放置空气中可氧化,使颜色渐变深;含酚羟基,其水溶液遇三氯化铁试液显墨绿色,再加氨试液,即变为蓝紫色、紫色,最后呈紫红色。

本品为多巴胺的 N-取代衍生物,为选择性心脏 β_1 受体兴奋剂,其正性肌力作用比多巴胺强,对 β_2 受体和 α 受体兴奋性较弱。治疗量能增加心肌收缩力,增加心排出量,很少增加心脏耗氧量,可降低外周血管阻力,降低心室充盈压,促进房室结传导。

本品用于器质性心脏病所发生的心力衰竭、心肌梗死所致的心源性休克及术后低血压,有作用时间短、口服无效、易产生耐药性等缺点,不能与 β 受体阻滞剂同用,也不能与碱性药物混合使用。

（2）沙丁胺醇

沙丁胺醇　Salbutamol

化学名:1-(4-羟基-3-羟甲基苯基)-2-(叔丁氨基)乙醇,又名舒喘灵。

本品为白色结晶性粉末;在乙醇中溶解,在水中略溶,在乙醚中不溶;熔点为 154～158 ℃,熔融时同时分解。

本品具有酚羟基,其水溶液中加入三氯化铁试液,振摇,溶液显紫色,加碳酸氢钠试液后,溶液转为橙红色。

本品能选择性兴奋平滑肌 β_2 受体,有较强的支气管扩张作用,不易代谢失活,因而口服有效、作用时间长。主要用于支气管哮喘、喘息型支气管炎等伴有支气管痉挛的呼吸道疾病。

本品口服后,大部分在肠道和肝脏代谢,以硫酸苯酯原形经肾排出体外;气雾剂吸入给药后,10%～20% 进入下呼吸道,进入循环的原形药物少于 5%,其他则沉积在雾化器中和口腔中。口腔中的药物可吞咽进入消化道,部分吸收后经过肝脏的首过效应代谢为硫酸苯酯,最终也经肾脏排出体外。

3）α、β 肾上腺素受体激动剂

α、β 肾上腺素受体激动剂对肾上腺能受体无选择性激动作用,可间接或直接作用于 α 受体和 β 受体,产生激动效应。其代表药物有多巴胺、肾上腺素和麻黄碱。肾上腺素可直接激动 α、β 受体;麻黄碱可促进肾上腺素能神经末梢释放递质,间接产生拟肾上腺素作用。

（1）肾上腺素

肾上腺素　Epinephrine

化学名:(R)-4-[2-(甲氧基)-1-羟基乙基]-1,2-苯二酚,又名副肾碱。

本品为白色或类白色结晶性粉末;无臭;在水中极微溶解,在乙醇、三氯甲烷、乙酸、脂肪油和挥发油中不溶,在无机酸及氢氧化钠溶液中易溶,在氨溶液及碳酸钠溶液中不溶;熔点为206～212 ℃,熔融时同时分解。

本品药用为左旋体结构。β碳上的醇羟基通过形成氢键与受体相互结合,其立体结构对活性有显著影响,R构型的活性是S型的12倍。本品分子中含有一个手性碳原子,室温放置或加热时,会发生左旋体转变为右旋体的消旋化现象,致使药物活性降低。消旋化的速度与pH值有关,在pH<4时,消旋化速度较快。

本品显酸碱两性:分子结构中因具有邻苯二酚而显弱酸性,可与氢氧化钠成盐而溶解,但不溶于碳酸钠以及氨试液;因侧链的仲氨基而显弱碱性,可与强酸成盐而溶于水。向本品的稀盐酸溶液中加入三氯化铁试液,即显翠绿色;再加入氨试液,即变紫色,最后变为紫红色。

本品因具有邻苯二酚结构,具有较强的还原性,易被氧化。在酸性介质中相对稳定,在中性或者碱性溶液中不稳定,容易被氧化而变质。空气中的氧或其他弱氧化剂(二氧化锰、碘等)、日光、热及微量重金属离子均可加速其氧化。本品先氧化生成红色的肾上腺素红,继而聚合成棕色多聚体。

肾上腺素红   多聚物

故在做制剂时,应注意以下几点:①控制注射液 pH = 2.5～5.0;②加金属离子配合剂(EDTA-2Na);③加抗氧剂焦亚硫酸钠;④注射用水经惰性气体二氧化碳或氮气饱和,安瓿内同时充入惰性气体二氧化碳或氮气;⑤100 ℃流通蒸汽灭菌15 min。制剂制好后,遮光、减压、密封、置阴凉处存放。

本品为内源性活性物质,具有较强的兴奋α受体及β受体作用,能使心肌收缩力加强,心率加快,皮肤黏膜及内脏小血管收缩,但也会使冠状血管和骨骼肌血管扩张。临床主要用于过敏性休克、心脏骤停和支气管哮喘的急救,还可用于鼻黏膜和牙龈出血。与局部麻醉药合用,可减少其毒副作用及手术部位的出血。肾上腺素易被消化液分解,不宜口服,常制成盐酸盐或酒石酸注射使用。

肾上腺素的合成以邻苯二酚为原料,在氧氯化磷存在下与氯乙酸缩合引入氯代乙酰基,再经甲胺胺化生成肾上腺素酮,羰基经催化氢化还原成羟基,最后用d-酒石酸拆分即可制得左旋肾上腺素。

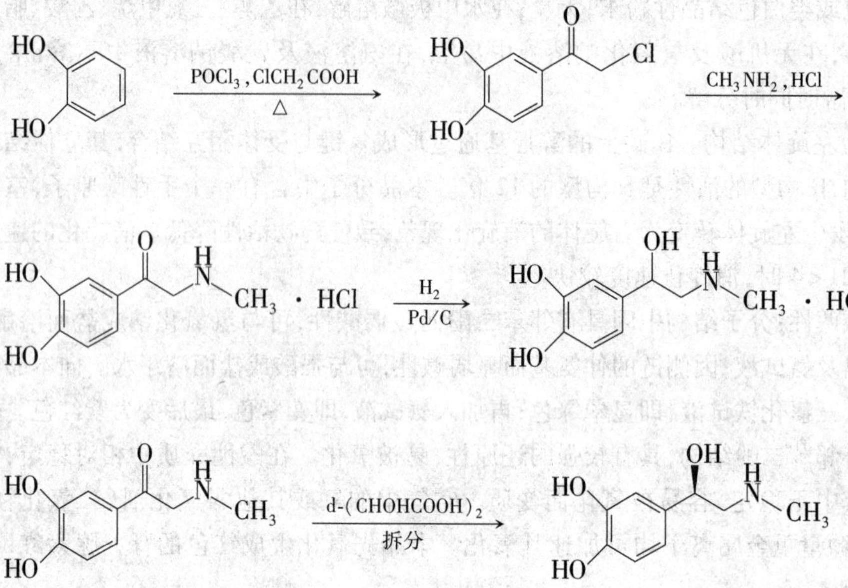

（2）重酒石酸去甲肾上腺素

重酒石酸去甲肾上腺素　Norepinephrine Bitartrate

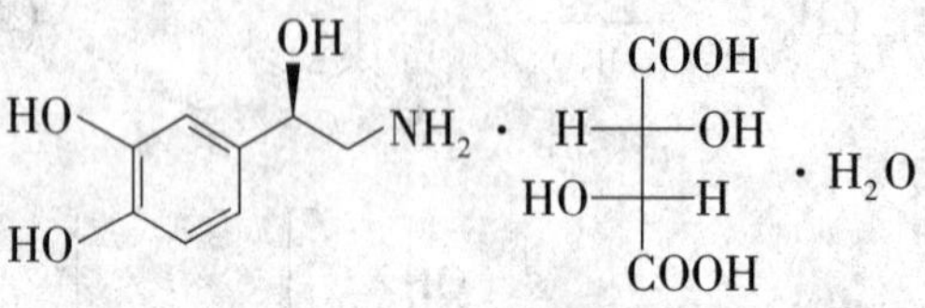

化学名：(R)-4-(2-氨基-1-羟基乙基)-1,2-苯二酚重酒石酸盐一水合物，又名重酒石酸正肾上腺素。

本品为白色或类白色结晶性粉末；无臭；遇光和空气易变质；在水中易溶，在乙醇中微溶，在三氯甲烷和乙醚中不溶；熔点为 100～106 ℃，熔融时同时分解，并显浑浊。

本品分子中具有邻苯二酚结构，遇光和空气或弱氧化剂易氧化变质，先生成红色的去甲肾上腺素红，继而转为棕色的多聚体，重金属离子或某些盐类可促使本品氧化加速。故注射液加抗氧剂焦亚硫酸钠，并密封避光保存，避免与空气接触。

本品氨基氮原子上无取代基，为 α、β 受体激动剂，但以 α_1 受体作用为主，与肾上腺素比较，其收缩血管与升压作用较强，并反射性地引起心率减慢，但兴奋心脏、扩张支气管作用较弱。

本品用于黏膜表面、皮下或肌肉注射，但注射时因剧烈的局部血管收缩，吸收很少。口服经肝肠循环而失效，故主要通过静脉注射给药，用于各种休克。此外，口服可用于上呼吸道与胃出血，效果较好。

(3)盐酸多巴胺

盐酸多巴胺 Dopamine Hydrochloride

化学名:4-(2-氨基乙基)-1,2-苯二酚盐酸盐,又名多巴胺盐酸盐。

本品为白色或类白色有光泽的结晶或结晶性粉末;无臭;在水中易溶,在无水乙醇中微溶,在三氯甲烷和乙醚中极微溶。

多巴胺具有儿茶酚的结构,在空气中易氧化变色;遇碱易分解,故不宜与碱性药物配伍使用。

本品是多巴胺受体激动剂,也是在体内生物合成去甲肾上腺素和肾上腺素的前体,是重要的内源性活性物质,具有直接兴奋 α 和 β 受体的作用,对心脏的 $β_1$ 受体有一定的选择性。用于慢性心功能不全和休克的急救。

(4)盐酸麻黄碱

盐酸麻黄碱 Ephedrine Hydrochloride

化学名:[R-(R*,S*)]-α-[1-(甲氨基)乙基]苯甲醇盐酸盐,又名盐酸麻黄素。

本品为白色针状结晶或结晶性粉末;无臭,味苦;在水中易溶,在乙醇中溶解,在三氯甲烷和乙醚中不溶;熔点为217~220 ℃。

本品含有两个手性中心,4 个光学异构体,分别为(－)-麻黄碱、(＋)-麻黄碱、(－)-伪麻黄碱和(＋)-伪麻黄碱。(－)-1R,2S 麻黄碱作用最强,有直接激动 α、β 受体和间接促进释放肾上腺素的作用。(＋)-1S,2R 麻黄碱仅有间接作用;伪麻黄碱拟肾上腺作用较弱,而且只有间接作用,中枢副作用较小,广泛用于减轻鼻充血,是许多复方感冒药的主要成分。

(1R,2S)	(1R,2R)	(1S,2R)	(1S,2S)
(－)-麻黄碱	(－)-伪麻黄碱	(＋)-麻黄碱	(＋)-伪麻黄碱

本品具有氨基醇结构,其水溶液遇硫酸铜试液或氢氧化钠溶液可生成麻黄碱与铜盐的络合物,使溶液显蓝紫色。

本品分子中无酚羟基结构,因此干燥品比较稳定,遇空气、日光、热等不易被破坏。但因其分子中的侧链上有 α-羟基-β-氨基结构,故也可被氧化剂氧化破坏,如本品与氢氧化钠、高锰酸钾试液共热可生成苯甲醛及甲胺,苯甲醛具有特殊气味,甲胺可使湿润的红色石蕊试纸变蓝。

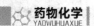

因此,药典规定本品的注射液及滴鼻液应遮光、密闭保存。

本品为 α,β 受体激动药,与肾上腺素相比,药理作用相似,但作用缓慢、温和,持续时间长,性质比较稳定,口服有效,临床上主要用于治疗支气管哮喘、过敏性疾病、低血压及鼻黏膜充血肿胀引起的鼻塞等。中枢副作用较大,用量过大或长期使用会产生震颤、焦虑、失眠、心悸等反应。

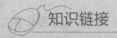

冰毒与摇头丸

冰毒,即去氧麻黄碱,具有欣快、警觉及抑制食欲之作用,最初作为药物用于哮喘、嗜睡等疾病的治疗。但重复使用会成瘾,长期使用会导致器官性脑症候群,有高血压及脑中风等危险。因原料易得,制备简单而成为主要的毒品之一。

摇头丸,是亚甲基双氧安非他明及其类似物的统称。因服用后可即兴随音乐剧烈摆动头部而不觉痛苦而得名。20 世纪 90 年代初流行于欧美,服用后表现为活动过度、情感冲动、偏执、妄想、自我约束力下降以及产生幻觉和暴力倾向,具有很大的社会危害性。

9.2　抗肾上腺素药物

抗肾上腺素药物能通过阻断肾上腺素能神经递质或外源性肾上腺素受体激动剂与肾上腺素受体的相互作用,产生与肾上腺素能神经递质作用相反的生物活性。根据药物对 α 和 β 两种肾上腺素能受体的选择性不同,将抗肾上腺素药分为 α 肾上腺素受体拮抗剂和 β 肾上腺素受体拮抗剂。

9.2.1　α 肾上腺素受体拮抗剂

当 α 肾上腺素受体拮抗剂选择性地与血管收缩有关的 α 受体相作用,而对与血管舒张有关的 β 受体没有影响时,血管舒张作用充分地表现出来,故血压下降。

尿道和前列腺平滑肌 α 受体功能亢进时可造成梗阻,因此部分 α 受体拮抗剂也可用于良性前列腺增生的治疗和男性勃起功能障碍改善。

α 受体拮抗剂分为非选择性 α 受体拮抗剂、α_1 受体拮抗剂和 α_2 受体拮抗剂。

1)非选择性 α 受体拮抗剂

非选择性 α 受体拮抗剂可同时拮抗 α_1 和 α_2 受体,该类药物在临床上主要用于改善微循环、治疗外周血管痉挛性疾病及血栓闭塞性脉管炎。

甲磺酸酚妥拉明　Phentolamine Mesylate

化学名:3-[[(4,5-二氢-1*H*-咪唑-2-基)甲基]-(4-甲苯基)氨基]苯酚甲磺酸盐。

本品为白色或类白色结晶性粉末;无臭,味苦;在水或乙醇中易溶,在氯仿中微溶;熔点为176~181 ℃,熔融时同时分解。

本品通过阻断 α 受体和间接激动 β 受体,使周围血管迅速扩张,可显著降低外周血管阻力,增加周围血容量,改善微循环。

本品用于治疗外周血管痉挛性疾病,如肢端动脉痉挛、手足发绀等。特别适用于嗜铬细胞瘤患者可能出现的高血压危象及充血性心力衰竭的治疗。

2) 选择性 α₁ 受体拮抗剂

选择性 α_1 受体拮抗剂通过扩张血管,降低外周血管阻力,使血压下降并减少引起心动过速的不良反应,具有良好的降压效果,且能口服,可作为抗高血压的首选药物。其代表药物有盐酸哌唑嗪等。

盐酸哌唑嗪　Prazosin Hydrochloride

· HCl

化学名:1-(4-氨基-6,7-二甲氧基-2-喹唑啉基)-4-(2-呋喃甲酰)哌嗪盐酸盐,又名降压嗪。

本品为白色或类白色结晶性粉末;无臭,无味;在乙醇中微溶,在水中几乎不溶。

本品为第一个选择性 α_1 受体拮抗剂,可选择性阻滞突触后 α_1 受体,松弛血管平滑肌,扩张周围血管,降低周围血管阻力,从而降低血压。临床用于治疗各种病因引起的高血压和充血性心力衰竭。

本品对肾血流量与肾小球滤过率影响小,可通过阻滞膀胱颈、前列腺包膜和腺体、尿道的 α_1 受体,舒张前列腺平滑肌,减轻前列腺增生病人排尿困难,可用于良性前列腺肥大。除本品外,该类药物还有一些其他常用的选择性 α_1 受体拮抗剂,它们的具体药物结构、药理特点与用途见表9.4。

表9.4 其他常用的选择性 α_1 受体拮抗剂

药物名称	药物结构	药理特点与用途
特拉唑嗪		本品为哌唑嗪结构衍生物,半衰期是哌唑嗪的 2 ~ 3 倍,一日服用一次。可以单独用药或与其他抗高血压药物(如噻嗪类利尿剂或 β 受体拮抗剂)合用,用于轻度或中度高血压的治疗,以及良性前列腺增生引起的尿潴留的症状治疗
阿呋唑嗪		本品为喹唑啉衍生物,用于轻、中度前列腺肥大症,尤其梗阻症状明显的病人。对存在于前列腺、前列腺包膜、近端尿道和膀胱底部平滑肌的 α_1 受体有特异性亲和力,可降低尿道张力,减少尿液流动的阻力。其对生殖泌尿道的选择性高于哌唑嗪和特拉唑嗪
多沙唑嗪		本品为喹唑啉衍生物,作用机制与哌唑嗪、特拉唑嗪相近,比特拉唑嗪半衰期更长,一日一次。用于良性前列腺增生症,也可用于原发性轻、中度高血压
坦洛新		本品对尿道、膀胱及前列腺器官平滑肌 α_1 受体亚型 α_{1A} 有高选择性的阻断作用,可降低前列腺部尿道内压,对膀胱内压无明显影响,故可用于前列腺增生引起的排尿障碍
吲哚拉明		本品除了能够选择性地竞争周围血管突触后的 α_1 受体,使周围血管平滑肌松弛,血压降低外,还有局部麻醉作用,使心肌膜稳定性增加,可单独或与利尿药合用治疗轻、中度高血压,也可用于偏头痛

9.2.2 β 肾上腺素受体拮抗剂

该类药物的作用机理是:阻止内源性儿茶酚胺类物质肾上腺素和去甲肾上腺素与受体结合,减弱心肌收缩力,并降低外周血管阻力,从而减少心肌耗氧量。该类药物是心绞痛、心肌梗死、高血压、心率失常等多种疾病的常用治疗药物,还可用于偏头痛、青光眼等。目前,β受体拮抗剂已成为治疗高血压的一线药物。

目前临床上使用的β受体拮抗剂有30多种,按化学结构将其分为芳基乙醇胺类和芳氧丙醇胺类,其中,大多数β受体拮抗剂为芳氧丙醇胺类;根据受体选择性,分为非选择性β受体拮抗剂、选择性β_1受体拮抗剂和α、β双重拮抗剂3类。

1)非选择性β受体拮抗剂

非选择性β受体拮抗剂的代表药物有盐酸普萘洛尔等。

盐酸普萘洛尔　Propranolol Hydrochloride

化学名:1-异丙氨基-3-(1-萘氧基)-2-丙醇盐酸盐,又名心得安。

本品为白色或类白色结晶性粉末;无臭、味微甜而后苦;溶于水、乙醇,微溶于三氯甲烷;熔点为162～165 ℃。

本品是第一个应用的典型非选择性β受体拮抗剂,在同一剂量对β_1和β_2受体产生相似幅度的拮抗作用,并具有膜稳定作用。本品临床用于心绞痛、窦性心动过速、心房扑动及颤动等室上性心动过速,也可用于房性或室性期前收缩及高血压等病的治疗。

知识链接

詹姆斯·布莱克(Black James)(1924—2010),苏格兰药理学家,普萘洛尔的主要发明人之一。1958年布莱克进入帝国化学工业(ICI Pharma Ceuticals),开始了β受体拮抗剂的研究。1962年第一个安全有效、对治疗心绞痛起革命性影响的β受体拮抗剂普萘洛尔即成功上市,由此布莱克获得了1988年诺贝尔生理学或医学奖。

其他常用的非选择性β受体拮抗剂的结构、药理特点与用途见表9.5。

表9.5　其他常用的非选择性β受体拮抗剂

药物名称	药物结构	药理特点与用途
阿普洛尔		本品又名烯普洛尔,有内在拟交感活性的、非选择性的β受体阻断药,作用似普萘洛尔,但阻断作用较弱,为普萘洛尔的1/3。临床用于窦性心动过速,阵发性室上性和室性心动过速、室性期前收缩、心绞痛、高血压等

续表

药物名称	药物结构	药理特点与用途
氧烯洛尔		本品具有内在拟交感活性及膜稳定性,其阻断作用与普萘洛尔相似,适应症同阿普洛尔
吲哚洛尔		本品以吲哚环代替普萘洛尔的萘环,作用较普萘洛尔强6~15倍,有较强的内在拟交感活性,故对减少心率及心输出量的作用较弱,其降低血浆肾素活性的作用比普萘洛尔弱。口服后易吸收,生物利用度为90%,可用于高血压、心绞痛、心律失常、心肌梗死、甲状腺功能亢进等
纳多洛尔		本品是目前已知的这类药物中半衰期最长,无膜稳定作用及内在拟交感活性作用。半衰期14~24 h,作用比普萘洛尔强2~4倍,用于高血压、心绞痛、心律失常等,肾功能减退者慎用
噻吗洛尔		本品为取代噻二唑母核,口服吸收完全,对β受体的阻断作用为普萘洛尔的5~10倍,对心肌的抑制作用较普萘洛尔轻,无膜稳定作用,无内源性拟交感活性,有明显的降眼压作用,用于治疗心律失常、心绞痛和心肌梗死,以及轻、中度高血压

2)选择性 β_1 受体拮抗剂

选择性 β_1 受体拮抗剂的代表药物有酒石酸美托洛尔等。

酒石酸美托洛尔　Metoprolol Tartrate

化学名:(±)-1-异丙氨基-3-[4-(2-甲氧乙基)苯氧基]-2-丙醇 L(+)-酒石酸盐。

本品为白色或类白色结晶性粉末;无臭;在水中极易溶解,在乙醇和三氯甲烷中易溶,在无水乙醇中略溶,在丙酮中极微溶解,在乙醚中几乎不溶,在冰醋酸中易溶;熔点为120~124 ℃。

本品分子具有4-甲氧乙基取代芳氧丙醇胺结构,分子中含有1个手性碳原子,药物使用其外消旋体的 L-(+)-酒石酸盐,故测得的比旋光度为右旋。

本品属第二代β受体拮抗剂,β_1 受体选择性好,抑制 β_1 受体的强度与普萘洛尔相仿,但

抑制 β_2 受体的作用比普萘洛尔弱,无内源性拟交感活性。临床用于治疗心绞痛、心肌梗死、心律失常和高血压等。

酒石酸美托洛尔口服吸收迅速、完全,首过效应约 50% ,口服 1.5 h 后血浓度达峰值。在肝内代谢,代谢主要发生在氨基、苯环 4 位侧链的 α 碳和醚基上,主要代谢物经肾排泄。

3)非典型 β 受体拮抗剂

非典型 β 受体拮抗剂能同时阻断 α_1、β 受体作用,如拉贝洛尔、阿罗洛尔等。

盐酸拉贝洛尔　Labetalol Hydrochloride

化学名:2-羟基-5-[1-羟基-2-[(1-甲基-3-苯丙基)氨基]乙基]苯甲酰胺盐酸盐。

本品为白色或类白色粉末;微溶于水和醇,不溶于二氯甲烷和醚;熔点为 181 ～ 185 ℃ ,熔融时同时分解。

本品分子含有酚羟基,呈酸性,1% 的水溶液的 pH 为 4.0 ～ 5.0,需要避光保存。

本品阻断 β_1 受体的作用比阻断 β_2 受体的作用略强。在等效剂量下,其心率减慢作用比普萘洛尔轻,降压作用出现较快。此外可使肾血流量增加,而普萘洛尔使之减少。本品可用于中度或重度高血压患者及老年高血压患者,近年来更成为妊娠高血压的首选降压药物。

其他常用的非典型 β 受体拮抗剂的结构、药理特点与用途见表9.6。

表9.6　其他常用的非典型 β 受体拮抗剂

药物名称	药物结构	药理特点与用途
卡维地洛		本品无内在拟交感活性,抑制交感神经兴奋和儿茶酚胺释放,扩张血管和阻滞钙离子通道,有抗氧化功能。临床用于原发性高血压,可单独用药,也可和其他降压药合用
阿罗洛尔		本品无膜稳定作用,亦无内在拟交感活性。阻断 β 受体的作用比普萘洛尔强。临床用于原发性高血压(轻度—中度)、心绞痛、心动过速性心律失常以及原发性震颤
塞利洛尔		本品具有高度 β 受体阻断作用,内在拟交感活性为普萘洛尔的 0.3 ～ 1倍,无膜稳定作用,有微弱的正性肌力和直接扩血管作用。适用于轻、中度高血压

本章习题

一、单项选择题

1. 致使肾上腺素发生氧化变色的不稳定结构是（　　）。
    A. 侧链上的羟基　　B. 儿茶酚胺结构　　C. 侧链上的氨烃基　　D. 侧链上的氨基

2. 下列拟肾上腺素药物结构中，侧链上有异丙氨基的是（　　）。
    A. 肾上腺素　　　　B. 去甲肾上腺素　　C. 麻黄碱　　　　　D. 异丙肾上腺素

3. 盐酸麻黄碱的结构为（　　）。

    A.   B.

    C.   D.

4. 对盐酸麻黄碱描述正确的是（　　）。
    A. 属苯丙胺类　　　B. 不具有中枢作用　　C. 药用(S,S)构型　　D. 药用(R,S)构型

5. 含有邻苯二酚结构的药物有（　　）。
    A. 沙丁胺醇　　　　B. 拉贝洛尔　　　　C. 去甲肾上腺素　　D. 麻黄碱

6. 以下拟肾上腺素药物中不含手性碳原子的是（　　）。
    A. 重酒石酸去甲肾上腺素　　　　　　B. 盐酸异丙肾上腺素
    C. 多巴胺　　　　　　　　　　　　　D. 肾上腺素

7. 去甲肾上腺素水溶液，室温放置或加热时，效价降低，是因为发生了（　　）。
    A. 水解反应　　　　B. 还原反应　　　　C. 氧化反应　　　　D. 消旋化反应

8. 以下拟肾上腺素药物中含有两个手性碳原子的药物是（　　）。
    A. 盐酸多巴胺　　　B. 沙丁胺醇　　　　C. 肾上腺素　　　　D. 盐酸麻黄碱

二、多项选择题

1. 以下药物中不属于儿茶酚胺类的药物有（　　）。
    A. 去甲肾上腺素　　　B. 盐酸哌唑嗪　　　　C. 盐酸多巴酚丁胺
    D. 重酒石酸间羟胺　　E. 异丙肾上腺素

2. 关于麻黄碱叙述正确的有（　　）。
    A. 苯异丙胺类　　　　　　　　　　B. 有两个手性碳原子，4 个光学异构体
    C. 有邻苯二酚结构　　　　　　　　D. (+)(1S,2S)伪麻黄碱常用于复方感冒药中
    E. (－)(1R,2S)对 α 和 β 受体都有激动作用

3. 下列说法与肾上腺素相符的有（　　）。
    A. 含有邻苯二酚结构　　　　B. 呈酸碱两性
    C. 可以口服　　　　　　　　D. 对 α 和 β 受体都有较强的激动作用
    E. 药用 R 构型，具有右旋性

4. 沙丁胺醇具有的特性有（　　）。

A. 结构中含有叔丁氨基结构　　B. 结构中含有酚羟基和醇羟基

C. 含有两个手性碳　　D. 对 β_1 受体具有较高选择性

E. 短效 β_2 受体拮抗剂

5. 具有平喘作用的选择性 β_2 受体激动剂有（　　　）。

A. 沙丁胺醇　　　　B. 沙美特罗　　　　C. 富马酸福莫特罗

D. 多巴酚丁胺　　　E. 硫酸特布他林

6. 具有儿茶酚胺结构,需要避光保存的药物有（　　　）。

A. 重酒石酸去甲肾上腺素　　B. 盐酸多巴胺

C. 重酒石酸间羟胺　　　　　D. 盐酸麻黄碱

E. 盐酸异丙肾上腺素

7. 下列药物属于 β 受体阻断剂的有（　　　）。

A. 盐酸哌唑嗪　　　B. 盐酸普萘洛尔　　　C. 阿替洛尔

D. 盐酸特拉唑嗪　　E. 酒石酸美托洛尔

8. 以下叙述与盐酸普萘洛尔相符的有（　　　）。

A. 分子结构中含萘氧基、异丙氨基,又名心得安

B. 含有一个手性碳原子,左旋体活性强,药用为外消旋体

C. 含有两个手性碳原子,药用为外消旋体

D. 含有儿茶酚胺结构,易被氧化变色

E. 非选择性 β 受体拮抗剂,用于高血压、心绞痛等

9. 下列药物中属于 α_1 受体拮抗剂类降压药的有（　　　）。

A. 酒石酸美托洛尔　　B. 盐酸普萘洛尔　　C. 盐酸特拉唑嗪

D. 阿替洛尔　　　　　E. 盐酸哌唑嗪

10. 药物分子中具有芳氧基丙醇胺结构的有（　　　）。

A. 酒石酸美托洛尔　　B. 盐酸普萘洛尔　　C. 盐酸特拉唑嗪

D. 阿替洛尔　　　　　E. 盐酸哌唑嗪

三、简答题

1. 简述拟肾上腺素药物的分类及各代表药物,并说明其临床用途。

2. 比较麻黄碱与肾上腺素的结构,分析二者的稳定性、作用特点有什么不同。

3. 试总结具有儿茶酚胺结构的拟肾上腺素药物,分析儿茶酚胺结构与其性质、稳定性、作用强度及代谢的关系。

4. 结合儿茶酚胺类药物的结构特点,分析并归纳所有影响氧化反应速度的因素。说明制备其注射剂时采取哪些措施可以防止氧化反应的进行。

四、案例分析

某患者做青霉素皮试时出现头晕眼花、心悸胸闷、脉搏细微等过敏症状。迅速给予1‰肾上腺素 2 mg 心内注射,患者感心悸更甚,复在三角肌部位注射肾上腺素 8 mg,随后出现心率180 次/min,血压 190/120 mmHg,神志模糊,呼吸困难,口唇发绀,咳嗽、吐大量粉红色泡沫样痰等症状,急转院。诊断为:①肾上腺素过量并急性肺水肿;②休克。

试分析出现以上症状的原因和应采取的相应措施。

第 10 章 作用于组胺受体药物及抗消化道溃疡药

📖【学习目标】

1. 掌握马来酸氯苯那敏、盐酸苯海拉明、雷尼替丁、西咪替丁的名称、化学结构、理化性质及临床用途。

2. 熟悉组胺 H_1 受体拮抗剂的结构类型;熟悉组胺 H_1 受体拮抗剂的结构特点、作用特点。

3. 了解抗消化道溃疡药物的类型;H_1、H_2 受体拮抗剂的结构类型及其构效关系;质子泵抑制剂的作用机理。

组胺(Histamine)是广泛存在于人体内的一种内源性的生物活性物质,可参与多种复杂的生理活动。它由组氨酸在脱羧酶的催化下脱羧形成。组胺通常与肝素和蛋白质结合成粒状复合物存在于肥大细胞和嗜碱性粒细胞的颗粒中。当机体受到毒素、水解酶、食物及一些化学物质的刺激、损伤时,引起肥大细胞脱颗粒,使组胺释放进入细胞间液,与受体结合产生复杂的生理作用。

组氨酸 —组氨酸脱羧酶→ 组胺

研究发现,组胺受体有多种亚型:H_1、H_2、H_3 和 H_4 受体。H_1 受体分布于支气管、胃肠道平滑肌及其他多种组织或器官中,组胺作用于 H_1 受体,会引起毛细血管舒张,导致血管壁渗透性增加,出现水肿和痒感,出现过敏反应的症状;还会引起肠道、子宫、支气管等器官的平滑肌收缩,严重时引起支气管平滑肌痉挛而致呼吸困难。H_2 受体分布于胃及十二指肠壁细胞膜,组胺作用于 H_2 受体,会引起胃酸和胃蛋白酶分泌增加,导致消化性溃疡的形成。H_3 受体在中枢神经系统和一些外周组织中发现,但作用机制尚未完全确定。H_4 在小肠内发现,与调节免疫功能有关,目前正处于研究阶段。

本章主要介绍组胺 H_1 受体拮抗剂和 H_2 受体拮抗剂,前者用作抗过敏药,后者用作抗溃疡药。

10.1 抗过敏药

临床上使用的抗过敏药主要是 H_1 受体拮抗剂,用于变态反应性疾病如过敏性哮喘、鼻炎和荨麻疹以及晕动症,如晕车、船等。按照化学结构分类,H_1 受体拮抗剂药物主要有乙二胺类、哌嗪类、氨基醚类、丙胺类、哌啶类、三环类。

乙二胺类、哌嗪类　　　　　氨基醚类　　　　　丙胺类、哌啶类

1) 乙二胺类 H_1 受体拮抗剂

乙二胺类药物结构中,Ar 可为苯基、对位取代苯基或噻吩基;Ar′ 常为苯基或 2-吡啶基;R 及 R′ 常为甲基,也可环合成杂环。

本类药物抗组胺作用弱于其他结构类型,并具有中等程度的中枢镇静作用,还可引起胃肠道功能紊乱,局部外用可引起皮肤过敏。

本类药物主要有曲吡那敏(Tripelennamine)和将乙二胺的氮原子构成杂环的安他唑啉(Antazoline)等。前者用于过敏性皮炎、湿疹、过敏性鼻炎、哮喘等,后者兼有抗过敏和抗心律失常作用。

曲吡那敏　　　　　　　　　　　安他唑啉

2) 氨基醚类 H_1 受体拮抗剂

将乙二胺类药物结构中的 $ArCH_2(Ar′)N$—原子置换成 $Ar(Ar′)CHO$—得到氨基醚类药物,主要有苯海拉明,除用作抗过敏药外,也用于抗晕动病。类似药物还有作用更强大、起效快的司他斯汀(Setastine)、氯马斯汀(Clemastine)等。氯马斯汀是氨基醚类第一个非镇静性抗组胺药,为无嗜睡作用的 H_1 受体拮抗剂,临床用于过敏性鼻炎、荨麻疹、湿疹及其他过敏性皮炎,也可用于支气管哮喘。

司他斯汀　　　　　　　　　　　氯马斯汀

盐酸苯海拉明　*Diphenhydramine Hydrochloride*

化学名:N,N-二甲基-2-(二苯基甲氧基)乙胺盐酸盐,又名苯那君。

本品为白色结晶性粉末;无臭,味苦,随后有麻痹感;在水中极易溶解,在乙醇和氯仿中易溶,在丙酮中略溶,在乙醚和苯中极微溶解;熔点为167~171 ℃。

本品为有机碱的盐酸盐,其水溶液显酸性,如遇碱性药物,则会析出液体状苯海拉明的游离体。

本品为醚类化合物,化学性质不活泼,纯品对光稳定。在碱性溶液中稳定,但在酸性溶液中易水解生成二甲氨基乙醇和二苯甲醇,遇光水解加速。这是因为与醚键相连的 α-碳原子与两个苯环形成共轭效应,使其比一般的醚键更易受酸的催化而分解。由于二苯甲醇在水中的溶解度很小,分散在水层,呈白色乳浊状,所以本品注射液在使用中若发生了水解则会导致澄清度不合格。二苯甲醇在日光中也易氧化变色。因此,本品应该遮光、密封保存。

本品加硫酸,初显黄色,随即变橙红色,加水稀释变成白色乳浊液,可供鉴别。

本品具有抗过敏、镇静、止吐、防晕作用。主要用于过敏性疾病,如过敏性鼻炎、慢性荨麻疹、各种过敏性皮肤病等;也常用于乘车、乘船引起的恶心、呕吐、头晕等。

3)丙胺类 H_1 受体拮抗剂

运用生物电子等排原理,将乙二胺的 $ArCH_2(Ar')N$— 置换成 $Ar(Ar')CH$—,获得一系列芳丙胺结构的化合物。主要药物有氯苯那敏和阿伐斯汀(Acrivastine),后者具有选择性阻断组胺 H_1 受体的作用,因不易通过血脑屏障,故无镇静作用,临床用于过敏性鼻炎及荨麻疹等。

马来酸氯苯那敏 Chlorphenamine Maleate

化学名:2-[对-氯-α-[2-(二甲氨基)乙基]苯基]吡啶马来酸盐,又名扑尔敏。

本品为白色结晶性粉末;无臭,味苦;在水、乙醇和三氯甲烷中易溶,在乙醚中微溶;熔点为131.5~135 ℃。

氯苯那敏结构中含有一个手性中心,存在一对光学异构体,其中,右旋体(S 构型)活性比左旋体(R 构型)强;临床用其外消旋体。

本品具有升华性,升华物具有特殊的晶型,可与其他 H$_1$ 受体拮抗剂区别。

因为顺丁烯二酸(马来酸)是较强的酸,因此本品的水溶液显酸性。

本品具有叔胺结构,与枸橼酸-醋酐试液在水浴上加热,即显红紫色;在稀硫酸中,加高锰酸钾试液,红色消失。这是马来酸的不饱和双键被氧化所致。

本品具有抗过敏作用,主要用于过敏性鼻炎、皮肤黏膜的过敏、荨麻疹及枯草热等;还可与解热镇痛药配伍用于缓解感冒症状。本品用量小、副作用小,适合小儿使用。

4) 三环类 H$_1$ 受体拮抗剂

将上述乙二胺类、氨基醚类、丙胺类药物的两个芳(杂)环通过一个或两个原子连接成三环系列的化合物,可获得很多新的抗过敏药,如异丙嗪(Promethazine)和赛庚啶(Cyprohepta-dine)等。不过这类药物往往还有其他药理作用,如赛庚啶抗组胺作用较强,有抗 5-羟色胺及抗胆碱作用。氯雷他定(Loratadine)、酮替芬是赛庚啶的结构类似物。氯雷他定对外周 H$_1$ 受体有很高的亲和力,而对中枢内 H$_1$ 受体的作用很低,为三环类无嗜睡作用的抗组胺药物,临床用于过敏性鼻炎、慢性荨麻疹及其他过敏性皮肤病。酮替芬具有 H$_1$ 受体拮抗作用,亦是过敏介质释放抑制剂,多用于哮喘的预防和治疗。

异丙嗪   赛庚啶   氯雷他定

（1）盐酸赛庚啶

盐酸赛庚啶　Cyproheptadine Hydrochloride

$\cdot HCl \cdot \frac{3}{2} H_2O$

化学名:1-甲基-4-(5H-二苯并[a,d]环庚三烯-5-亚基)哌啶盐酸盐倍半水合物。

本品为白色至微黄色结晶性粉末;几乎无臭,味微苦;易溶于甲醇,溶于氯仿,略溶于乙醇,微溶于水,几乎不溶于乙醚中。

本品分子中含有 1.5 个结晶水,在溶解过程中溶液有乳化现象,水溶液呈酸性。

本品具有叔胺结构,与甲醛-硫酸试液作用呈灰绿色,可供鉴别。

本品结构中含有不饱和双键,对光敏感,应遮光、密封保存。

本品临床用于荨麻疹、湿疹、皮肤瘙痒、血管性水肿、过敏性鼻炎、过敏性结膜炎、其他过敏性瘙痒性皮肤病。

（2）氯雷他定

氯雷他定　Loratadine

化学名:4-(8-氯-5,6-二氢-11H-苯并[5,6]环庚并[1,2-b]吡啶-11-亚基)-1-哌啶羧酸乙酯。

本品为白色或类白色结晶性粉末;无臭;在甲醇、乙醇和丙酮中易溶;在 0.1 mol/L 盐酸溶液中略溶;水中几乎不溶;熔点为 133～137 ℃。

本品加稀盐酸溶液溶解后,加碘化铋钾试液 2～3 滴,产生橙黄色沉淀。

本品为非镇静性抗组胺药,临床用于过敏性鼻炎,慢性荨麻疹及其他过敏性、瘙痒性皮肤病。

5）哌嗪类 H_1 受体拮抗剂

此类药物可视作乙二胺类的特殊形式,即将乙二胺的两个 N 原子相连,组成哌嗪环,仍有 H_1 受体拮抗活性,且作用时间长,主要药物有西替利嗪、布克利嗪(Buclizine)、美克洛嗪(Meclozine)等。美克洛嗪是一种被认为能起止吐作用的抗组胺制剂,有镇吐和抗眩晕作用,临床用于防治晕动病;布克利嗪则具有镇吐、镇静、抗组胺作用,用于晕动症和其他原因引起的恶心、呕吐。

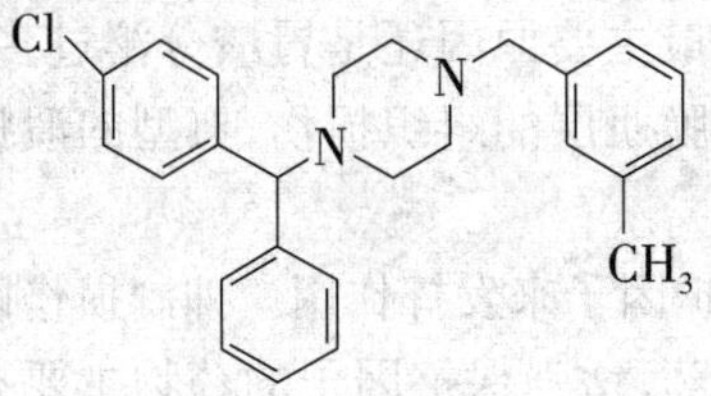

美克洛嗪 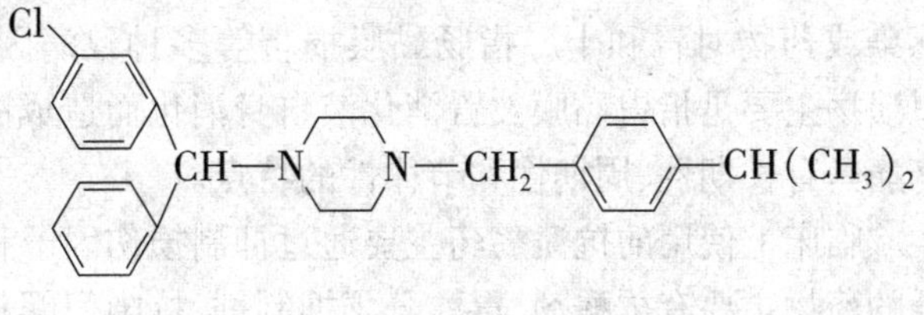　　　　　　　　　　　　　　布克利嗪

盐酸西替利嗪　Cetirizine Hydrochloride

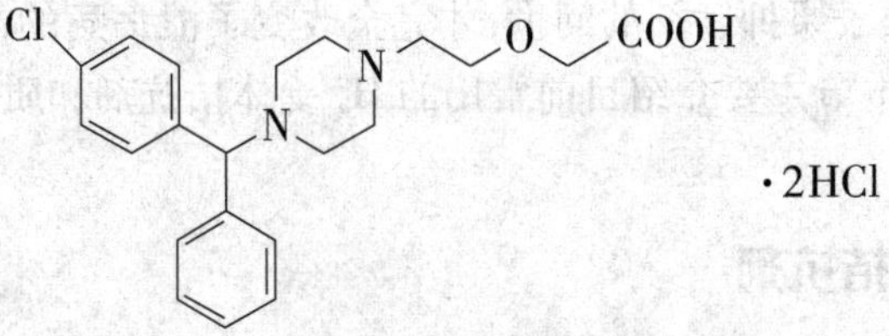

·2HCl

化学名:(±)-2-[2-[4-[(4-氯苯基)苯甲基]-1-哌嗪基]乙氧基]乙酸二盐酸盐。

本品为白色或类白色结晶性粉末;无臭;在水中易溶,在甲醇或乙醇中溶解,在三氯甲烷或丙酮中几乎不溶。

本品分子中的—COOH 易离子化,不易透过血脑屏障,进入中枢神经系统的量极少,属于非镇静性抗组胺药。服药后,能很快、很好地被吸收,作用时间长。

本品选择性作用于 H$_1$ 受体,作用强而持久,对 M 受体和 5-HT 受体的作用极小。临床用于过敏性鼻炎、过敏性结膜炎。

6) 哌啶类 H$_1$ 受体拮抗剂

哌啶类是无嗜睡作用 H$_1$ 受体拮抗剂的主要类型,此类药物是将乙二胺类、氨基醚类、丙胺类的结构中的一个 N 形成哌啶结构得到的。例如左卡巴斯汀(Levocabastine)、阿司咪唑(Ebastine)等,前者为高活性异构体,临床用于变态反应性结膜炎和鼻炎;后者临床用于过敏性鼻炎和荨麻疹等过敏药性疾病的治疗。

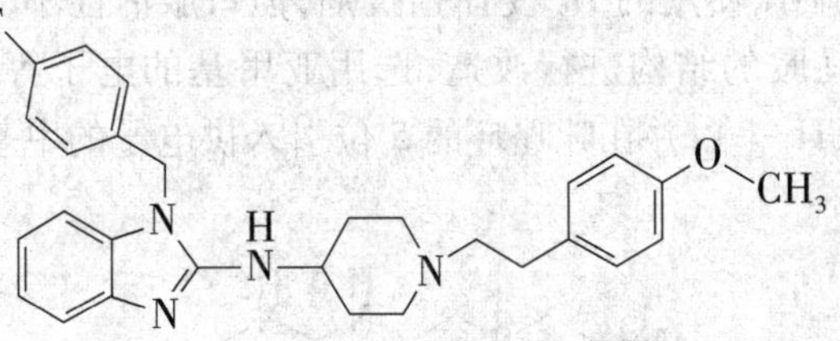

阿司咪唑 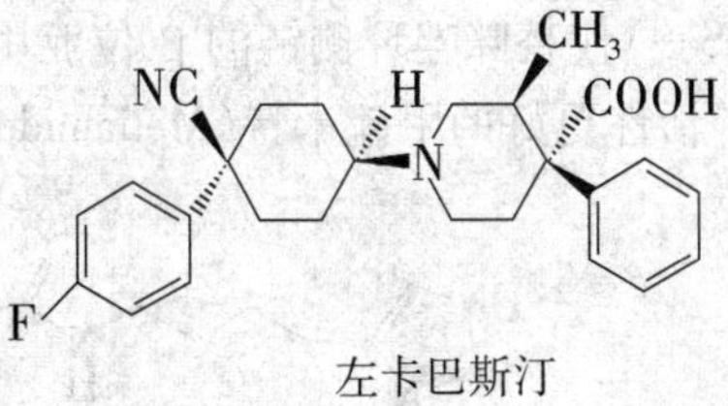　　　　　　　　　　　　　　左卡巴斯汀

10.2　抗溃疡药

消化性溃疡疾病主要指胃肠道黏膜在某些因素作用下被胃液消化所形成的溃疡,多发生

在食管、胃和十二指肠,是一种常见多发病。其发生与胃酸、胃蛋白酶分泌过多、幽门螺旋杆菌感染或药物对胃和十二指肠黏膜损害等多种致病因素有关,最主要原因还是胃酸分泌过多。胃溃疡主要是指胃黏膜被胃消化液自身消化而造成的超过黏膜肌层的组织损伤,典型的溃疡疼痛具有长期性、周期性和节律性的特点。

临床上使用的抗溃疡药主要通过抑制损伤因子和增强保护因子来发挥作用。抑制损伤因子的药物主要有抗酸剂、胃酸分泌抑制剂、抗幽门螺杆菌感染药;增强保护因子的药物主要有胃黏膜保护剂。抗酸药是一类能中和胃酸的弱碱性无机化合物,这类药物副作用大且未能解决胃酸分泌过多的病因。在近年来揭示了胃酸分泌的生理和病理的基础上,胃酸分泌抑制剂组胺 H_2 受体拮抗剂和质子泵抑制剂的问世,才完全改变了溃疡病的治疗方法,这些药物是目前最常用的抗溃疡药。本节主要介绍目前常用的 H_2 受体拮抗剂和质子泵抑制剂。

10.2.1　H_2 受体拮抗剂

早在 20 世纪 40 年代,人们发现抗组胺药物可有效地减弱组胺的许多反应,用于抗过敏性疾病(现在把这类抗组胺药叫作 H_1 受体拮抗剂),但这类药不能拮抗胃部组胺对胃酸分泌的促进作用。人们猜想,体内存在组胺受体的两个亚型,并把可能在胃壁细胞存在的有关胃酸分泌的组胺受体叫作 H_2 受体。1964 年,苏格兰药理学家詹姆斯·布莱克博士开始研究 H_2 受体拮抗剂,并信心十足地要从中得到抑制胃酸分泌的抗胃溃疡的药物。因 H_1 受体拮抗剂都没有抑制胃酸分泌的作用,所以研究工作从组胺的结构改造出发,以组胺的结构为基础,保留组胺的咪唑环,改变侧链。

布立马胺(Burimamide)成为第一个投入临床使用的 H_2 受体拮抗剂,但口服活性小,难以有效治疗消化道疾病。研究者继续对布立马胺的结构进行改造,选用亚甲基的电子等排硫(—S—)代替咪唑环侧链的 β 位亚甲基(—CH_2—),并在咪唑环的 5 位引入供电子的甲基,获得了活性更好的甲硫米特(Metiamide)。

布立马胺　　　　　　　　　　　甲硫米特

甲硫米特在体内外均有较强的 H_2 受体拮抗活性,但在初步的临床研究中发现,有少数患者出现粒细胞减少和肾损伤症状,试验被迫终止。研究表明,这一副作用可能是由分子中的硫脲基所致,于是转而寻找非硫脲结构的 H_2 受体拮抗剂;用性质类似的脲基和胍基来取代甲硫米特的硫脲基。但所得脲类衍生物活性太低,而胍类衍生物因胍基的碱性太强造成活性降低。

因此设想在胍基的亚氨基氮原子上引入强吸电子的氰基和硝基,降低胍基的碱性。合成了甲硫米特的硝基胍和氰基胍的衍生物后,发现都具拮抗活性,其中氰胍衍生物西咪替丁活性最强,且无甲硫米特的毒副作用,因此成为选择性的强效 H_2 受体拮抗剂。西咪替丁的发现,是药物设计的一个成功范例。

1）咪唑类

西咪替丁是第一个上市的 H_2 受体拮抗剂,一经问世即成为治疗溃疡的首选药物,刚上市时的价格是 20 美元/100 粒,是第一个每年销售额超过 10 亿美元的药物,随后在世界上 100 多个国家获准上市。但后来发现,西咪替丁有轻度的拮抗雄性激素的作用,长期服用会引起男性轻微的性功能障碍及乳房发育、妇女溢乳等副作用。

西咪替丁　Cimetidine

化学名:1-甲基-2-氰基-3-[2-[[(5-甲基咪唑-4-基)甲基]硫代]乙基]胍。

本品为白色或类白色结晶性粉末;几乎无臭;在甲醇中易溶,在乙醇中溶解,在异丙醇中略溶,在水中微溶,在稀盐酸中易溶。

本品分子结构中有咪唑基及胍基,都显弱碱性,可与酸成盐而溶于水。

本品固体性质较稳定,在室温密闭状态下保存 5 年或加热至 100 ℃ 48 小时,均未见分解。而本品水溶液由于分子结构中有氰基,可水解生成酰胺,进一步水解可生成酸,而在此条件下加热则断出氰基形成胍类。

本品水溶液加氨水少许和硫酸铜试液可生成蓝灰色沉淀;再加过量的氨溶液,沉淀即溶解。可与一般的胍类化合物相区别。

本品分子结构中有硫原子,经灼烧后放出硫化氢,能使醋酸铅试纸显黑色(生成黑色硫化铅),为含硫化合物的鉴别反应。

2）呋喃类

用呋喃环置换西咪替丁结构中的咪唑环,并在环上引入二甲氨基甲基,将侧链末端氰基胍亚氨基置换为硝基乙烯,得到呋喃类 H_2 受体拮抗剂雷尼替丁。雷尼替丁无西咪替丁的拮抗雄性激素的作用,不良作用少,上市后不久其销量就超过了西咪替丁而跃居 H_2 受体拮抗剂的首位,被称为第二代 H_2 受体拮抗剂药物。

盐酸雷尼替丁　Ranitidine Hydrochloride

化学名:N′-甲基-N-[2-[[[5-[(二甲氨基)甲基]-2-呋喃基]甲基]硫基]乙基]-2-硝基-1,1-乙烯二胺盐酸盐,又名呋喃硝胺、甲硝呋胍。

本品为类白色至淡黄色结晶性粉末;有异臭;极易潮解,吸潮后颜色变深,应遮光、密封,在阴凉干燥处保存;在水和甲醇中易溶,在乙醇中略溶,在丙酮中几乎不溶。

本品具有含硫化合物的反应,用小火缓缓加热可产生硫化氢气体,遇醋酸铅试纸生成黑色硫化铅。

本品抑制胃酸分泌的作用比西咪替丁强 5~8 倍,不良反应较少,无西咪替丁抗雄激素的副作用,临床用于胃溃疡、十二指肠溃疡及反流性食管炎等。

3) 噻唑类

雷尼替丁生物利用度不高,将亲脂性较大的噻唑环代替雷尼替丁分子中的呋喃环得到尼扎替丁(Nizatidine),其活性与雷尼替丁相仿,而生物利用度高达 95%。

法莫替丁为噻唑类 H_2 受体拮抗剂的代表药,其氢键键合的极性基团为氨磺酰脒基,是选择性高和作用强的 H_2 受体拮抗剂,无抗雄激素作用,与肝药酶系统的细胞色素 P450 无相互作用,几乎不影响其他药物的代谢,故配伍禁忌少,同时还能增加胃黏膜的血流,加强防御机制,提高止血效果。雷尼替丁和法莫替丁被称为第三代 H_2 受体拮抗剂。

尼扎替丁

法莫替丁 Famotidine

化学名:[1-氨基-3-[[[2-[(二氨基亚甲基)氨基]-4-噻唑基]甲基]硫基]亚丙基]硫酰胺。

本品为白色或类白色结晶性粉末;遇光色变深;在冰醋酸中易溶;在甲醇中微溶,在丙酮中极微溶解,在水和三氯甲烷中几乎不溶。

本品临床用于胃、十二指肠溃疡,消化道出血,胃炎及反流性食管炎等。

10.2.2 质子泵抑制剂

质子泵即 H^+/K^+-ATP 酶,仅存在于胃壁细胞。质子泵抑制剂又名 H^+/K^+-ATP 酶抑制剂,直接作用于 H^+/K^+-ATP 酶催化胃酸分泌的最后一个环节,抑制各种因素引起的胃酸分泌,可以治疗各种原因引起的消化性溃疡,与 H_2 受体拮抗剂相比,具有作用强、选择性高、副作用较小等优点。

根据 H^+/K^+-ATP 酶作用方式的不同,质子泵抑制剂可分为可逆型与不可逆型两大类,其中不可逆型的研究开发相对较成熟,已有多个新药上市。质子泵抑制剂是已知最强的抑制胃酸分泌的药物,抑酸效果明显优于 H_2 受体拮抗剂。

1970 年瑞典 Hässle 的研究人员在筛选抗病毒药物时,发现吡啶硫代乙酰胺具有抗胃酸分泌的作用,但对肝脏的毒害很大。当时他推测肝毒性可能与结构中的硫代羰基有关,因此进行了将毒性降低的结构改造,即用硫醚置换具有毒性的硫代酰胺基团,最后得到化合物 H-7767。H-7767 有抗胃酸分泌作用,其硫氧化衍生物替莫拉唑(Timoprazole)具有很强的抗胃酸分泌作用,然而毒理实验发现,替莫拉唑阻碍人体甲状腺对碘的摄取。为分离阻断碘摄取作用,再对其进行结构改造——在两个环上引入合适的取代基,得到了吡考拉唑,消除了该副作用。在此之后,研究发现吡考拉唑并不拮抗 H_2 受体,其抗酸分泌作用是抑制 H^+/K^+-ATP 酶的结果,从而开辟了 H^+/K^+-ATP 酶抑制剂开发的新领域。

硫代乙酰胺　　　　　　　H-7767　　　　　　$R^1 = R^2 = R^3 = H$　替莫拉唑
$R^1 = R^3 = CH_3; R^2 = COOCH_3$　吡考拉唑

在替莫拉唑的结构基础上进行进一步改造,合成了一系列的苯并咪唑类化合物,如奥美拉唑、兰索拉唑、泮托拉唑、雷贝拉唑等。

兰索拉唑　　　　　　　　　　　　　　　　泮托拉唑

雷贝拉唑　　　　　　　　　　　　　艾司奥美拉唑

奥美拉唑对胃酸分泌作用强而持久,对十二指肠溃疡治愈率高。

兰索拉唑为含氟化合物,抑酸作用比奥美拉唑强 2~3 倍,口服可快速吸收,稳定性和生物利用度更好,具有一定的抗幽门螺杆菌作用。

泮托拉唑与奥美拉唑相比,与质子泵的结合选择性更高,稳定性更强。泮托拉唑在疗效、稳定性和对壁细胞的选择性方面比兰索拉唑更优,而且它与细胞色素 P450 相互作用少,配伍应用面广。

相比于奥美拉唑、兰索拉唑和泮托拉唑,雷贝拉唑对质子泵抑制作用快、强、持久,非竞争性地、不可逆地抑制幽门螺杆菌的脲酶。因药效学和药动力学的突出优点,被誉为"质子泵抑制剂的新突破"。

奥美拉唑　　Omeprazole

化学名:5-甲氧基-2-[[(4-甲氧基-3,5-二甲基-2-吡啶基)-甲基]亚硫酰基]-1H-苯并咪唑,又名洛赛克、奥克。

本品为白色或类白色结晶性粉末;无臭;遇光易变色;在三氯甲烷中易溶,在甲醇和乙醇中略溶,在丙酮中微溶,在水中不溶,在0.1 mol/L 氢氧化钠溶液中溶解。

本品亚砜基上的硫原子有手性,具光学活性,药用其外消旋体。其S-(-)型异构体为埃索美拉唑。

本品具有酸碱两性,可溶于碱性溶液;在强酸性水溶液中不稳定,很快分解。

奥美拉唑为次磺酰胺的前药,体外无活性,口服吸收后选择性地聚集在胃壁细胞的酸性环境中,在酸性条件下重排为活性代谢物次磺酰胺和次磺酸与 H^+/K^+-ATP 酶上的巯基通过二硫键共价结合,形成酶—抑制剂复合物,使酶失活,产生不可逆抑制作用,阻断胃酸分泌的最后环节,使胃液中酸的含量大为降低。

奥美拉唑为不可逆型质子泵抑制剂。长期使用易引起胃酸缺乏,会诱发胃窦反馈机制,导致高胃泌素血症;长期处于这种状态,有可能在胃体中引起内分泌细胞的增生,形成胃癌。因此,这类药物在临床上不宜长期连续使用。

本章习题

一、单项选择题

1. 马来酸氯苯那敏又名为（　　　　）。
   A. 苯那君　　　　　　　B. 扑尔敏　　　　　　　C. 非那根　　　　　　　D. 息斯敏

2. 下列药物中,具有明显中枢镇静作用的是（　　　　）。
   A. 氯苯那敏　　　　　　B. 氯马斯汀　　　　　　C. 阿伐斯汀　　　　　　D. 氯雷他定

3. 下列药物中,属于咪唑类抗溃疡药的是（　　　　）。
   A. 氢氧化铝　　　　　　B. 西咪替丁　　　　　　C. 雷尼替丁　　　　　　D. 法莫替丁

4. 组胺 H_2 受体拮抗剂主要用于（　　　　）。
   A. 抗溃疡　　　　　　　B. 抗过敏　　　　　　　C. 抗高血压　　　　　　D. 解痉

5. 下列药物中,可用于抗过敏的是（　　　　）。
   A. 西咪替丁　　　　　　B. 哌替啶　　　　　　　C. 盐酸苯海拉明　　　　D. 阿替洛尔

6. 下列药物中,属于质子泵抑制剂的是（　　　　）。
   A. 盐酸苯海拉明　　　　B. 法莫替丁　　　　　　C. 奥美拉唑　　　　　　D. 西替利嗪

7. 下列药物中,属于呋喃类抗溃疡药的是（　　　　）。
   A. 西咪替丁　　　　　　B. 雷尼替丁　　　　　　C. 法莫替丁　　　　　　D. 尼扎替丁

8. 下列药物中,化学结构式为

$$H_3C-N(CH_3)-CH_2-\bigcirc_O-CH_2-S-CH_2CH_2-NH-C(=CH-NO_2)-NH-CH_3$$

的是（　　　　）。
   A. 雷尼替丁　　　　　　B. 西咪替丁　　　　　　C. 奥美拉唑　　　　　　D. 法莫替丁

9. 下列药物中,属于前药的是（　　　　）。
   A. 雷尼替丁　　　　　　B. 甲氧氯普胺　　　　　C. 奥美拉唑　　　　　　D. 多潘立酮

10. 抗过敏药盐酸赛庚啶的化学结构属于（　　　　）。
    A. 氨基醚类　　　　　　B. 哌嗪类　　　　　　　C. 三环类　　　　　　　D. 丙胺类

二、多项选择题

1. 组胺 H_1 受体拮抗剂的结构类型有（　　　　）。
   A. 乙二胺类　　B. 丙胺类　　C. 氨基醚类　　D. 三环类　　E. 哌啶类

2. H_2 受体拮抗剂的结构类型有（　　　　）。
   A. 咪唑类　　B. 呋喃类　　C. 噻唑类　　D. 磺胺类　　E. 喹诺酮类

3. 能抑制胃酸分泌的药物有（　　　　）。
   A. 法莫替丁　　B. 雷尼替丁　　C. 奥美拉唑　　D. 兰索拉唑　　E. 可待因

4. 属于 H_1 受体拮抗剂的药物有（　　　　）。
   A. 马来酸氯苯那敏　　　　　　　　B. 西替利嗪
   C. 苯海拉明　　　　　　　　　　　D. 奥美拉唑
   E. 西咪替丁

5. 关于马来酸氯苯那敏的叙述正确的是（　　　　）。
   A. 能使高锰酸钾的红色褪去　　　　B. 丙胺类 H_1 受体拮抗剂

C. 氨基醚类 H_1 受体拮抗剂　　　　　　　D. 有一个手性碳原子,但药用外消旋体

E. 有镇静作用

6. 能抑制胃酸分泌的抗溃疡药物有(　　　　　)。

A. 氢氧化铝　　B. 法莫替丁　　C. 奥美拉唑　　D. 兰索拉唑　　E. 雷尼替丁

7. 奥美拉唑具有的性质有(　　　　　)。

A. 具有弱碱性和弱酸性　　　　　　　　B. 含有吡啶环和亚砜结构

C. 属于前体药物　　　　　　　　　　　D. 具有旋光性,目前药用外消旋体

E. H^+/K^+-ATP 酶抑制剂

三、简答题

1. 第一代 H_1 受体拮抗剂有哪些不良反应?举例说明是如何克服的。

2. 常用的抗溃疡药有哪些类型?各举一例,并说明其作用机制。

3. 为什么奥美拉唑为前体药物?以奥美拉唑为例说明质子泵抑制剂的作用原理及作用特点。

四、案例分析

李某,36 岁,是一位卡车司机,由于花粉过敏到药店买药,为了不影响他的工作,作为药剂师的你给他推荐下列哪种药物,并说明理由。

氯苯那敏　　赛庚啶　　氯雷他定　　苯海拉明

第 11 章　激素类药物

【学习目标】

1. 掌握甾体激素的基本结构、分类；典型药物雌二醇、炔雌醇、己烯雌酚、甲睾酮、黄体酮、醋酸地塞米松、胰岛素、格列本脲的结构特点、理化性质及临床用途。

2. 熟悉枸橼酸他莫昔芬、苯丙酸诺龙、炔诺酮、米非司酮、醋酸氢化可的松、曲安奈德、甲苯磺丁脲、盐酸二甲双胍的结构特点、理化性质及临床用途。

3. 了解雌激素、雄激素、孕激素、肾上腺皮质激素及降糖药物的发展；降血糖药物的作用特点。

　　激素，又称荷尔蒙，是由内分泌腺或内分泌细胞分泌的一类高效生物活性物质，它直接进入血液或淋巴液到达靶部位而起作用。激素对人类的繁殖、生长、发育、代谢及其他各种生理功能、行为变化等，都起着重要的调节作用。

　　一种激素只能作用于某一或某些特定的器官或组织，这些器官或组织就称为靶器官或靶组织。在靶器官或靶组织中存在着接收激素信息的蛋白质，即激素受体，激素通过与受体结合而产生生理作用。

11.1　甾体激素概述

　　甾体激素是指含有甾体母核结构的激素。甾体激素具有极重要的医药价值，是维持生命、调节机体物质代谢、细胞发育分化、促进性器官发育、维持生殖的重要的活性物质，能治疗多种疾病，并且也是计划生育及免疫抑制等不可缺少的药物。

11.1.1　甾体激素的基本结构

　　甾体激素按照药理作用分类，可分为性激素和肾上腺皮质激素，其中性激素又分为雌激素、雄激素和孕激素。

　　甾体激素的基本结构是环戊烷并多氢菲（甾烷），由 4 个环构成，其中 A、B、C 3 个环为六元环，D 环为五元环。根据甾烷上取代基的不同，可分别得到雌甾烷、雄甾烷和孕甾烷。

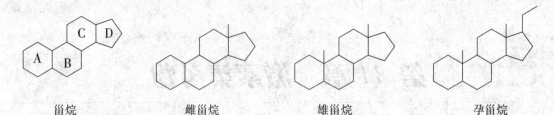

甾烷   雌甾烷   雄甾烷   孕甾烷

注意："甾"字下面的"田"表示基本结构中 A、B、C、D 4 个环,上面的"巛"表示 3 个侧链,即 C_{10}、C_{13} 上的两个角甲基和 C_{17} 上的一个支链。

根据以上母核,可将甾体激素分为雌甾烷类、雄甾烷类和孕甾烷类三类药物。

11.1.2 甾体激素的分类和命名

1)按照系统命名法进行命名

(1)命名方法

甾体药物命名时,首先选择一个和被命名药物结构最为接近的母核作为母体,即从雌甾烷、雄甾烷和孕甾烷 3 个母核中选择母体;然后从被命名药物结构中将母体部分去除,把剩下的基团作为取代基,放在母体前(单键取代基)或母体后(烯或酮基),并在取代基前标明该取代基的位置和构型。

(2)基本规定

①取代基位于甾环环平面上方,用实线"—"相连,为 β 构型;取代基位于甾环环平面下方,用虚线"－－－－"相连,为 α 构型;如取代基构型未定,用波纹线相连,为 ζ 构型。

②去甲基或降(nor)表示与母体相比,失去 1 个甲基或环缩小 1 个碳原子;高(homo)表示与母体相比,环扩大 1 个碳原子。

③结构中有 1 个或 2 个双键用"烯""二烯"表示;结构中有 1 个或 2 个羰基用"酮""二酮"表示。

④双键可用"烯"或"Δ"表示,如 5,6 位双键可用 Δ^5 表示,而 Δ^4-3-酮表示 4 位有双键,3 位有酮基。例如:

17α-甲基-17β-羟基雄甾-4-烯-3-酮   孕甾-4-烯-3,20-二酮

$\Delta^{1,4}$ $\Delta^{1,5(10)}$

2）以类似化合物为母体进行命名

（1）基本方法

先选择一个和被命名药物结构类似的药物作为母体,然后将二者的差异采用基本规则标明即可。

（2）基本规则

"氢化"表示增加两个氢原子;"去氢"表示减少两个氢原子;"失氧"表示少一个氧原子;"Δ"表示双键。例如:

可的松

氢化可的松

11.1.3 甾体激素的一般性质

1）显色反应

（1）与浓硫酸的显色反应

甾体激素药物溶于乙醇后,能与浓硫酸显色,可应用于该类药物的鉴别。部分甾体激素药物与硫酸的显色反应见表11.1。

表11.1 部分甾体激素药物与硫酸的显色反应

药　　物	呈现颜色	荧　光	加水稀释后的现象
炔诺酮	红褐	黄绿	黄褐色沉淀
炔雌醇	红	黄绿	玫瑰红絮状沉淀
地塞米松	淡橙至橙	无	黄色絮状沉淀
甲基睾丸素	淡黄	绿	暗黄,淡绿荧光
醋酸可的松	黄褐	无	颜色消失
氢化可的松	橙黄至红色	绿	黄至橙黄,微带绿色荧光
氢化泼尼松	红	无	红色消失,灰色絮状沉淀

（2）不同官能团的显色反应

①17α-羟酮基(又名17α-醇酮基)的显色反应。肾上腺皮质激素分子结构中含17α-羟酮基,具有强还原性,能发生四氮唑盐反应,即在强碱性条件下可与2,3,5-三苯基氯化四氮唑反应显深红色。

②酮(羰)基的显色反应。甾体激素分子结构中含3-酮基和21-酮基,能与羰基试剂,如2,4-二硝基苯肼、硫酸苯肼、异烟肼等生成腙类化合物,显鲜艳的红色。11-酮基由于空间障碍,

在一般条件下很难发生上述反应。

③甲基酮与亚甲基酮的显色反应。含有甲基酮的甾体化合物能与亚硝基铁氰化钠反应，产生蓝紫色阴离子复合物。

④酚羟基的显色反应。C_3 为酚羟基的雌激素，能与三氯化铁反应显紫红色。

⑤有机氟的显色反应。一些含氟的甾体激素如醋酸氟轻松等，经有机物破坏后生成无机氟化物，再与茜素氟蓝及硝酸亚铈反应显蓝紫色。

2)沉淀反应

(1)末端炔基($CH≡C—$)的沉淀反应

某些雌激素或孕激素(如炔雌醇、炔诺酮等)含末端炔基，能与硝酸银生成白色金属炔化物沉淀。

(2)17α-羟酮基的沉淀反应

肾上腺皮质激素的 17α-羟酮基具有强还原性，能与斐林试剂生成砖红色 Cu_2O 沉淀，能与多伦试剂生成黑色金属银沉淀。

11.2 雌激素

11.2.1 天然雌激素

雌激素是最早发现的甾体激素，由雌性动物卵巢分泌产生。另外，胎盘、肾上腺皮质和男性的睾丸也能产生少量雌激素，其生理作用为促进雌性动物性器官发育成熟和维持第二性征。雌激素与孕激素一起在性周期、妊娠、授乳等方面发挥作用。临床上主要用于雌激素缺乏症、性周期障碍、绝经症状、骨质疏松及乳腺癌、前列腺癌等，常与孕激素组成复方避孕药。

天然雌激素有雌二醇、雌酮和雌三醇，其中雌二醇生物活性最高，雌二醇、雌酮及雌三醇的生物强度活性比为 100:10:3。雌酮是从孕妇尿液中分离得到的第一个雌性激素，雌酮、雌二醇、雌三醇三者可以互相转化。

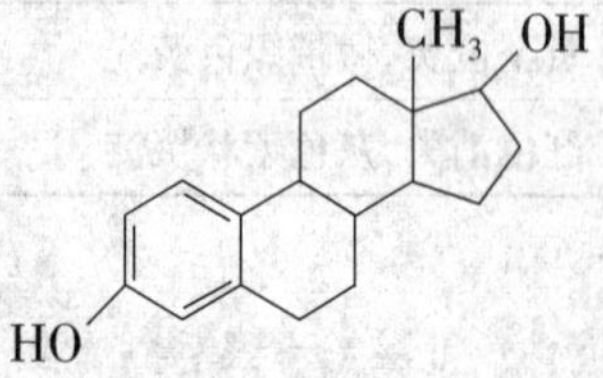

雌二醇 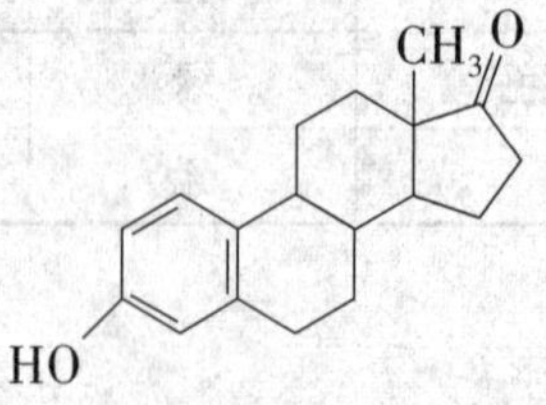   雌酮 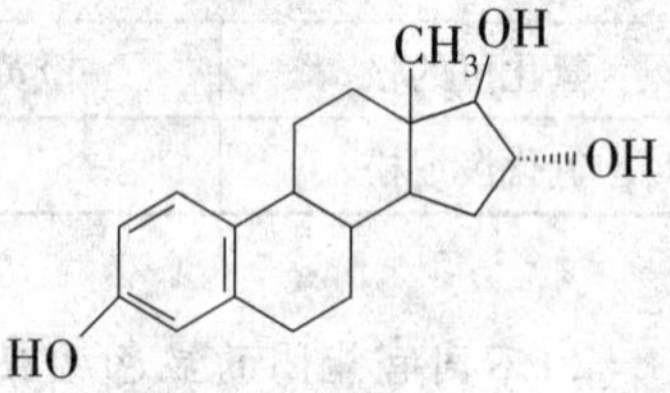   雌三醇

三者相互转化的方式如下：

雌二醇　Estradiol

化学名：雌甾-1,3,5(10)-三烯-3,17β-二醇。

本品为白色或类白色结晶性粉末；无臭；在丙酮中溶解，在乙醇中略溶，在水中不溶；熔点为175~180 ℃。

本品结构上有酚羟基，具还原性，见光易被氧化变质。

本品加三氯化铁呈草绿色，再加水稀释，则变为红色。

本品可从皮肤、黏膜、胃肠道等途径吸收，口服后在胃肠道被微生物降解，并且在肝脏中迅速代谢失活。在体内以硫酸酯钠盐或葡萄糖醛酸苷的形式，成为水溶性化合物从尿中排出。

本品肌肉注射给药起效迅速，但作用时间短。常制成霜剂或透皮贴剂通过皮肤吸收，也可做成栓剂用于阴道经黏膜吸收。临床上主要用于卵巢功能不全或雌激素不足所引起的各种症状，如子宫发育不全、功能性子宫出血、月经不调、原发性闭经及绝经期综合征等。

11.2.2 半合成及全合成雌激素

天然的雌激素在动物体内含量较少、来源有限,且口服无效,因此,需对其结构进行修饰以增强其稳定性。若在雌二醇的 17α-位引入乙炔基,即可制得炔雌醇,使空间位阻增加,从而阻碍肝脏中酶对药物的代谢,并抵御胃肠道中微生物的降解作用,则可口服,且活性是雌二醇的10~20倍。若将炔雌醇 3-羟基进一步醚化,转化为环戊醚后得到炔雌醚,不但保留了口服活性,还增强了代谢稳定性,为长效雌激素药物。

雌二醇的 3 位和 17β 位都有羟基,利用前药原理,用羧酸与其制成酯,虽然生物活性减弱,但在体内缓慢水解,释放出雌二醇,可以达到延长药效的作用。如苯甲酸雌二醇是 3-位酯、戊酸雌二醇是 17β-位酯。常见雌二醇衍生物的化学结构、物理性质及应用见表 11.2。

表 11.2 常见雌二醇衍生物

药 名	化学结构	物理性质及应用
炔雌醇（乙炔雌二醇）		本品为白色或类白色结晶性粉末,易溶于乙醇,不溶于水。临床上用于月经紊乱、功能性子宫出血、绝经综合征、子宫发育不全等病症的治疗
炔雌醚（炔雌醇-3-环戊醚）		本品为白色或类白色结晶或结晶性粉末,在乙醇、丙酮、乙酸乙酯和三氯甲烷中溶解,在水中几乎不溶。口服及注射长效雌激素;醚化产物的脂溶性增大,能在体内脂肪小球中贮存,慢慢降解后离解出 3-羟基化合物而起作用
尼尔雌醇（乙炔雌三醇环戊醚）		本品为白色或类白色结晶性粉末,略溶于乙醇,几乎不溶于水。临床上主要用于雌激素缺乏引起的绝经或更年期综合征
戊酸雌二醇		本品为白色结晶性粉末,在乙醇、丙酮和三氯甲烷中易溶,在甲醇中溶解,在植物油中微溶,在水中几乎不溶。具有雌二醇的药理作用,能促进和调节女性生殖器官和副性征的正常发育
苯甲酸雌二醇		本品为白色结晶性粉末,在丙酮中略溶,在乙醇和植物油中微溶,在水中不溶。能在植物油中溶解制成长效针剂,注射后在体内酯酶水解的作用下,缓慢水解释放出雌二醇发挥作用

通过对雌激素的构效关系的研究发现,甾核对于雌激素的活性是非必需的,3-位和17-位的含氧功能基才是雌激素的药效结构。经过合成和筛选,有 30 类以上,100 多种非甾体化合物显示出有雌激素活性,其中比较重要的药物己烯雌酚,其作用与雌二醇相似,但可以口服,价格也比雌二醇便宜。己烯雌酚虽非甾体化合物,但它的反式立体结构的两个官能团间的距离为 1.45 nm,与雌二醇相同。而顺式异构体中相应的距离为 0.72 nm,没有雌激素活性。

己烯雌酚　Diethylstilbestrol

反式己烯雌酚　　　　顺式己烯雌酚

化学名:(E)-4,4′-(1,2-二乙基-1,2-亚乙烯基)双苯酚。反式体有效,顺式体无效。

本品为无色结晶或白色结晶性粉末;几乎无臭;在甲醇中易溶,在乙醇、乙醚和脂肪油中溶解,在三氯甲烷中微溶,在水中几乎不溶;在稀氢氧化钠溶液中溶解;熔点为 169 ~ 172 ℃。

本品分子结构有酚羟基、烯键,具还原性,见光易氧化变质,亦能使酸性高锰酸钾溶液褪色,故应避光、密封贮存。

本品显弱酸性,易溶于氢氧化钠水溶液;且能与 $FeCl_3$ 反应,先显绿色,后缓缓变为黄色。

本品和硫酸作用显橙黄色,加水稀释后,颜色即消失。

本品为人工合成的非甾体雌激素,用于卵巢功能不全或雌激素不足引起的各种症状,临床主要用于补充体内雌激素不足、乳腺癌、前列腺癌不能手术治疗的晚期患者,产后泌乳、退(回)乳。

课 堂 思 考

　　一患者拿着一瓶己烯雌酚片到医院药物咨询处询问药师:该药还在有效期内,能否使用? 药师打开药瓶,取出药片,发现该药已经变黄,遂告诉患者该药已经变质,不能再用。请问:

①药师凭什么判断药物已经变质?

②该药容易变质吗? 为什么? 应如何贮存?

③药物在有效期内是否就一定可以继续使用?

11.2.3 抗雌激素

在避孕药的研究中发现,雌激素通过负反馈机制抑制丘脑下部的促性腺激素的释放,从而减少促卵泡激素的分泌,抑制卵泡的生长成熟。抗雌激素药物能阻断雌激素的负反馈,有促使排卵的作用,可用于不孕症的治疗。

在研究己烯雌酚类雌激素的过程中,发现了三苯乙烯类化合物氯米芬(Clomifene),它与雌激素受体有强而持久的结合力,但二者的结合体不能进入靶细胞核,不能与染色体适当结合产生雌激素效应,从而达到雌激素拮抗作用。这一发现激发了科学家们的研究兴趣,于是从其构效关系入手,寻找更具潜力和作用时间更长的化合物。他莫昔芬(Tamoxifen)与雌激素受体有强而持久的结合力,他莫昔芬因无严重不良反应而被广泛应用于不育症和乳腺癌的治疗。

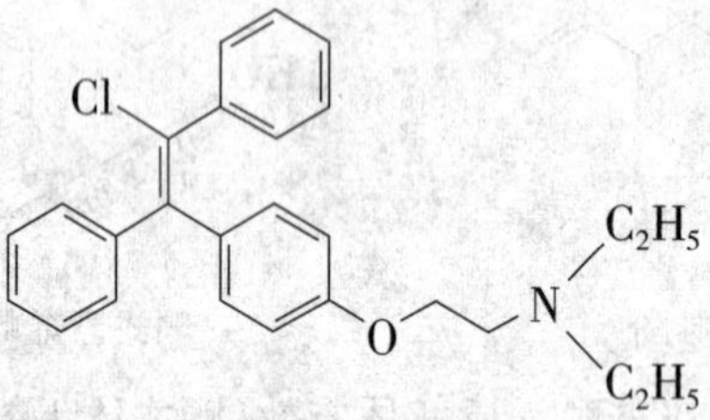

氯米芬 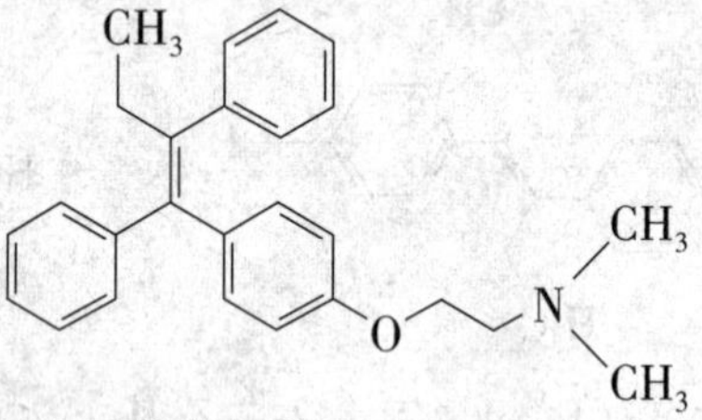　　　　　　　　　　　　　　他莫昔芬

氯米芬对卵巢的雌激素受体具有选择性亲和力,通过与受体竞争结合,阻断雌激素的负反馈,引起 LH 及 FSH 分泌,促进排卵,治疗不孕症的成功率为 20% ~ 80%。但是它对乳腺的雌激素受体只有很小的亲和力,因而治疗雌激素依赖性乳腺癌的效果不理想。他莫昔芬正好相反,它对卵巢雌激素受体的亲和力较小,对乳腺中的雌激素受体的亲和力较大。

雷洛昔芬(Raloxifene)是近期发现的抗雌激素类化合物。其化学结构与氯米芬有很大差异,但仍可归入三苯乙烯类化合物。它对卵巢、乳腺雌激素受体均为拮抗作用,而特别有意义的是它对骨雌激素受体产生激动作用,可用于骨质疏松的治疗。

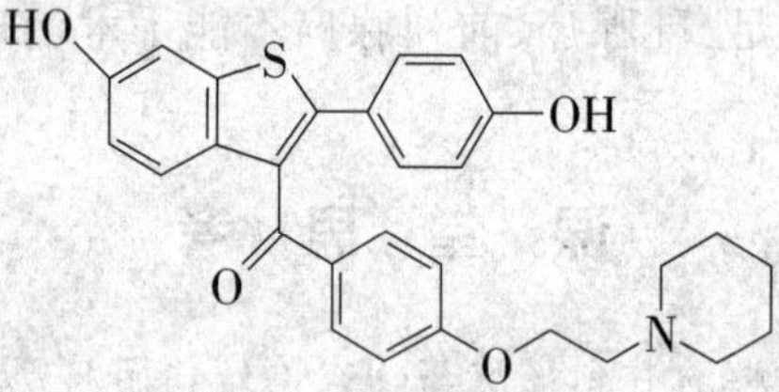

雷洛昔芬

枸橼酸他莫昔芬　Tamoxifen Citrate

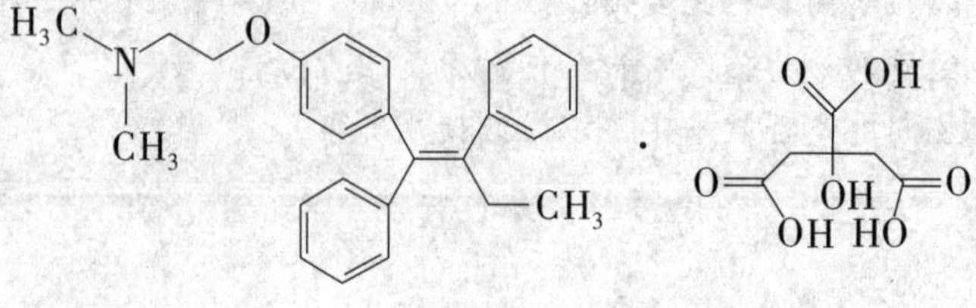

化学名：(Z)-N,N-二甲基-2-[4-(1,2-二苯基-1-丁烯基)苯氧基]-乙胺枸橼酸盐,又名三苯氧胺。

本品为白色或类白色结晶性粉末,易溶于冰醋酸,溶于甲醇,微溶于乙醇和丙酮,极微溶于三氯甲烷,几乎不溶于水;熔点为142～148 ℃,熔融时同时分解。

本品与醋酐-吡啶(1:5)混合,置水浴上加热,溶液颜色由黄色变为红色。

本品因结构上有烯键,具还原性,遇光不稳定,对紫外光敏感。

本品主要用于晚期乳腺癌和卵巢癌。

11.3　雄性激素和蛋白同化激素

11.3.1　雄性激素

雄性激素属雄甾烷类,由睾丸间质细胞合成和分泌,少量由肾上腺皮质、卵巢和胎盘分泌,具有雄性活性和蛋白同化活性。雄性激素是维持雄性生殖器官及第二性征发育的物质,可促进男性性器官的形成、发育、成熟,并对抗雌激素,抑制子宫内膜生长及卵巢垂体功能。临床用于男性性腺机能减退症、无睾症及隐睾症;妇科疾病,如月经过多、子宫肌瘤、子宫内膜异位症。

1931 年,科学家从 15 吨男性尿中提取出 15 mg 雄素酮(Androsterone);1935 年,科学家从公牛睾丸中分离出睾酮(Testosterone),活性为雄素酮的 6～10 倍。

雄素酮　　　　　　　　睾酮

天然雄性激素睾酮不稳定,易在消化道被破坏,故口服无效,注射给药作用时间短。为增加稳定性和延长作用时间,寻找口服有效且高效、低毒的药物,科学家对睾酮进行了一系列的结构改造:将 17β-羟基酯化,延长药效;将睾酮制成丙酸酯前药,17β-OH 成酯,使稳定性增加,吸收缓慢,作用时间延长,如丙酸睾酮,可做成油溶液用于肌肉注射,进入体内后渐水解出睾酮起作用;17α-位引入甲基,使其成为叔醇增加位阻,使 17β-羟基较难被代谢,稳定性增加,称为甲睾酮,可以口服。

丙酸睾酮　　　　　　　　苯乙酸睾酮

甲睾酮　Methyltestosterone

化学名:17α-甲基-17β-羟基雄甾-4-烯-3-酮,又名甲基睾丸素、甲基睾丸酮。

本品为白色或类白色结晶性粉末;无臭、无味;微有吸湿性;易溶于乙醇、丙酮和氯仿,微溶于植物油,不溶于水。

本品溶于硫酸-乙醇(2:1)溶液后,即显黄色,并带有黄绿色荧光,加水后变为淡琥珀色乳浊液;本品遇硫酸铁铵溶液呈橘红色,继而变为樱红色。

本品是睾酮的17α-甲基衍生物。由于17α-甲基的影响,降低了肝脏的氧化代谢速度。口服吸收快,生物利用度好,不易在肝脏内被破坏,现作为常用的口服雄激素。

本品能使体内雌激素水平下降,抑制异位子宫内膜组织生长,使其失活萎缩,为治疗子宫内膜异位症的首选药物,并能预防纤维性乳腺炎结节,可使肿块消失、软化。主要用于男性性腺功能减退症、无睾症及隐睾症,绝经妇女晚期乳腺癌。

11.3.2　蛋白同化激素

蛋白同化激素也叫同化激素,具有蛋白同化作用,能促进蛋白质合成和骨质形成,从而使肌肉发达、骨骼粗壮、体重增加;促使钙、磷元素在骨组织中沉积,加速骨钙化,促进组织新生和肉芽形成,使创伤和溃疡愈合以及降低血液胆固醇等生理作用。因为蛋白同化激素滥用情况较为突出,危害也很大,所以很多国家把蛋白同化激素作为兴奋剂目录中的重点品种,加强管制。

睾酮是天然的雄性激素,也是最常见的天然蛋白同化激素。睾酮曾作为同化激素用于临床,但其雄性激素作用强,不良反应大。若将雄性激素10位上的角甲基去掉,得到19-去甲基雄激素,由于19位失碳后雄激素活性降低,但同化激素活性仍被保留,是最早使用的同化激素类药物。如将17β-羟基再与苯丙酸酯化,便可得到苯丙酸诺龙。苯丙酸诺龙同化作用为丙酸睾丸素的12倍,作用持久,雄激素活性较小,既促进蛋白质合成又抑制氨基酸分解,并使钙磷沉积和促进骨组织生长等作用。

苯丙酸诺龙　Nandrolone Phenylpropionate

化学名:17β-羟基雄甾-4-烯-3-酮-3-苯丙酸酯。

本品为白色或类白色结晶性粉末;有特殊臭;在甲醇和乙醇中溶解,在植物油中略溶,在水中几乎不溶;熔点为93~99 ℃。

本品的甲醇溶液与盐酸氨基脲缩合,生成缩氨脲衍生物,熔点为182 ℃,熔融时同时分解。

本品为最早使用的同化激素,临床用于慢性消耗性疾病、严重灼伤、骨质疏松、骨折不易愈合、发育不良等。本品有男性化倾向及肝脏毒性副作用。

对苯丙酸诺龙的A环进行改造——2位引入取代基或者4位引入卤素,可以得到一些较好的蛋白同化激素,如羟甲烯龙(Oxymetholone),其蛋白同化作用是甲睾酮的3倍多,而雄激素作用只有甲睾酮的1/2;司坦唑醇(Stanozolol)的蛋白同化作用是甲睾酮的30倍。

羟甲烯龙   司坦唑醇

11.4　孕激素及抗孕激素

孕激素属孕甾烷类,又称"女性激素",是由卵巢的黄体细胞分泌的以孕酮(黄体酮)为主的一类激素。孕激素可促进子宫内膜腺体增长,为接纳受精卵做好准备,又有保胎作用,与雌激素一起共同维持性周期及保持怀孕等,临床主要用于预防先兆性流产、治疗子宫内膜异位症等妇科疾病。

抗孕激素是指与孕激素竞争受体并拮抗其活性的化合物,是终止早孕的重要药物。

11.4.1　孕激素

1903年,科学家发现,将受孕后的黄体移去会导致妊娠终止。1934年,从孕妇尿液中分离得到了黄体酮,它是由雌性动物卵泡排卵后形成的黄体所分泌,妊娠后改由胎盘分泌。黄体酮具有维持妊娠和正常月经的功能,同时还具有妊娠期间抑制排卵的作用,是天然的避孕药。

黄体酮口服易代谢失活,仅能注射给药,因此,获得可口服的长效孕激素,就成了结构改造的主要目的。在寻找口服雄激素过程中,在睾酮17α-位引入乙炔基得到的炔孕酮,雄性激素活性减弱,而口服后孕激素活性比黄体酮强15倍。将炔孕酮C_{19}甲基去掉得到炔诺酮,活性比炔孕酮更高。后来又合成了一系列睾酮类孕激素,如异炔诺酮、炔诺孕酮等。

炔孕酮   去掉C_{19}甲基   炔诺酮

　　黄体酮 C_6 位用甲基取代,得到 6α-甲基衍生物醋酸甲羟孕酮,活性是黄体酮的 20 倍。在此基础上进一步修饰,还可得到醋酸甲地孕酮和醋酸氯地孕酮,活性分别是黄体酮的 12 倍和 50 倍,都是常用的孕激素药物。

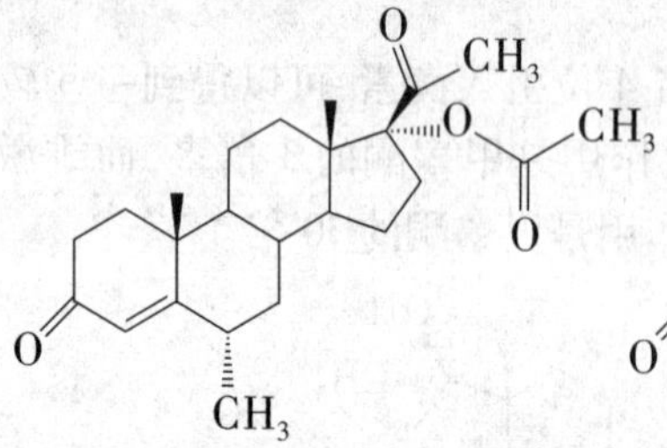

醋酸甲羟孕酮 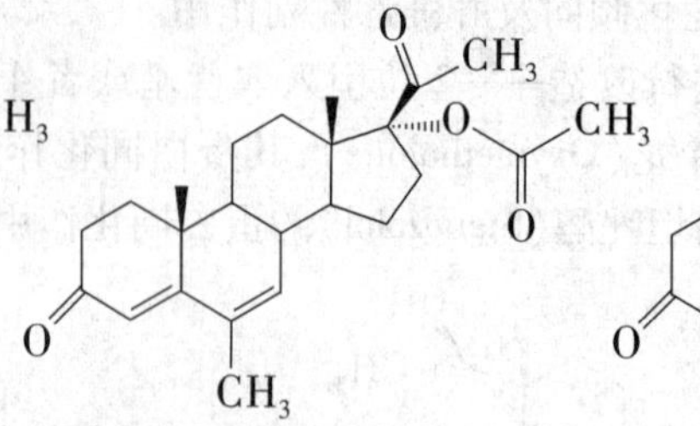　　　　　　　　醋酸甲地孕酮 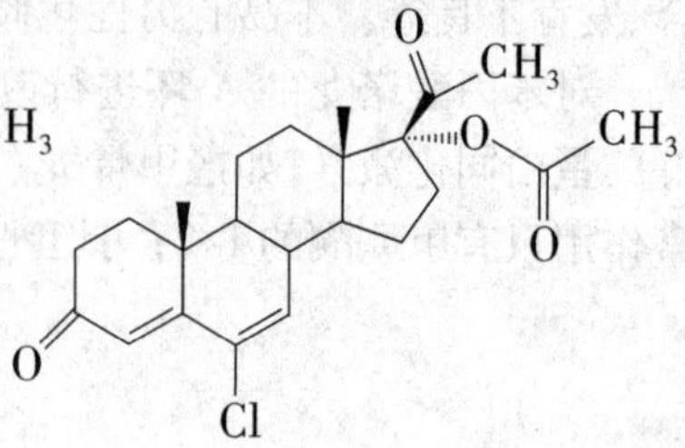　　　　　　　　醋酸氯地孕酮

（1）黄体酮

黄体酮　Progesterone

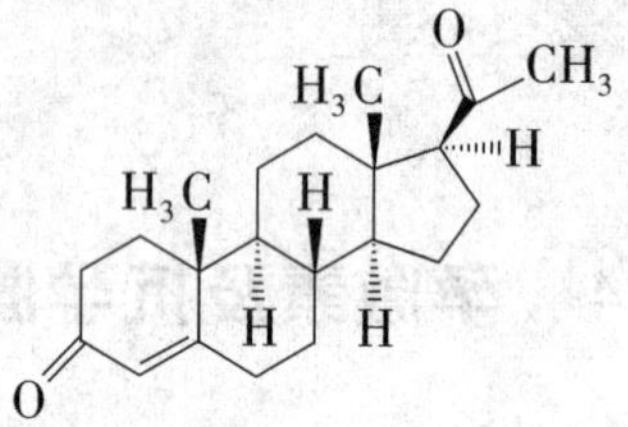

　　化学名:孕甾-4-烯-3,20-二酮,又名孕酮。

　　本品为白色或类白色结晶性粉末;无臭、无味;极易溶于三氯甲烷,溶于乙醇、乙醚和植物油,不溶于水。

　　本品含 17-甲基酮,与亚硝基铁氰化钠反应,显蓝紫色,为黄体酮特有的专属鉴别反应。其他常用的甾体药物均不显蓝紫色,而呈淡紫色或不显色。

　　本品为孕酮类孕激素,临床用于黄体机能不全引起的先兆性流产和习惯性流产、月经不调等症的治疗。与雌激素类药物合用可作避孕药。

　　本品口服无效,一般制备成油注射剂使用,并且需要在较短时间内重复注射。

（2）炔诺酮

炔诺酮　Norethindrone

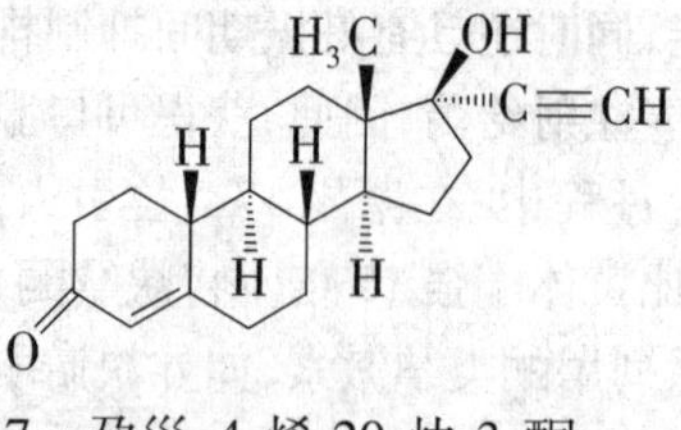

　　化学名:17β-羟基-19-去甲-17α-孕甾-4-烯-20-炔-3-酮。

　　本品为白色或类白色结晶性粉末;无臭;溶于三氯甲烷,微溶于乙醇,略溶于丙酮,不溶于水;熔点为 202 ~ 208 ℃。

　　本品具炔基,其乙醇溶液遇硝酸银试液,产生白色炔诺酮银盐沉淀。

炔诺酮是短效孕激素，口服后 0.5～4 h 内达到峰值，必须每日口服。能抑制垂体释放黄体生成素和卵泡刺激素，抑制排卵作用强于黄体酮，用于功能性子宫出血、痛经、妇女不育症、子宫内膜异位等适应症，但不用于先兆性流产，因为维持妊娠作用太弱；并与炔雌醇合用作为短效口服避孕药。

11.4.2 抗孕激素

抗孕激素可以拮抗孕激素与受体的作用，干扰受精卵的着床和妊娠，达到抗早孕的目的。抗孕激素类药物的选择性较好，副作用较小。目前主要用于抗早孕和乳腺癌的治疗。

1982 年法国 Roussel-Uclaf 公司推出第一个抗孕激素米非司酮作为抗早孕药物，促进了抗孕激素及抗皮质激素药的发展，是甾体药物研究历史上的一个里程碑。

米非司酮　Mifepristone

化学名:11β-[4-(N,N-二甲氨基)-1-苯基]-17β-羟基-17α-(1-丙炔基)-雌甾-4,9-二烯-3-酮。

本品为淡黄色结晶性粉末；无臭，无味；在甲醇和三氯甲烷中易溶，在乙醇和乙酸乙酯中溶解，在水中几乎不溶；熔点为 192～196 ℃。

米非司酮 11β 位引入一个体积大的二甲氨基苯基，增加了与孕激素受体的亲和力并提高了稳定性，是抗孕激素具有活性的主要原因；在 17α-位引入丙炔基而不是通常的乙炔，增加了其化学稳定性，也增加了其亲和力；$\Delta^{9,10}$ 双键的引入减弱了孕激素的活性，并且使整个甾体母核的共轭性增加。

本品为孕激素受体拮抗剂，注射无孕激素活性，与子宫内膜孕激素受体的亲和力比黄体酮高出 5 倍左右，作用于子宫，不影响垂体-下丘脑内分泌轴的分泌调节。

本品具有宫颈软化、增加子宫张力及宫内压作用。临床主要用于抗早孕，妊娠早期使用可诱发流产，与前列腺素类似物米索前列醇合用可显著增加早孕子宫自发收缩的频率和幅度，对早孕妇女可获得 90%～95% 的完全流产率；也可用于紧急避孕。

11.5 肾上腺皮质激素

肾上腺皮质激素是肾上腺皮质所分泌的甾体激素的总称,分为盐皮质激素和糖皮质激素两大类。盐皮质激素主要调节水、盐代谢;糖皮质激素在生理剂量时主要调节糖、蛋白质、脂肪代谢,在超生理剂量时,产生强大的抗炎、抗风湿、抗病毒、抗休克等药理作用。所以糖皮质激素在临床应用广泛,如治疗自身免疫性疾病、严重感染性疾病、休克、器官移植排斥反应及预防炎症后遗症等。

Addison's 病又称原发性慢性肾上腺皮质功能减退症,是由肾上腺皮质组织被破坏(至少破坏 95% 以上)引起的。早在 19 世纪中叶,人们已发现 Addison's 病与肾上腺皮质功能有关。1972 年,科学家用肾上腺提取物来治疗患者。后来,逐渐分离出了可的松、氢化可的松、皮质酮、醛固酮等化合物。其中皮质酮和醛固酮影响体内水、盐代谢,称为盐皮质激素;可的松和氢化可的松,调节糖、脂肪和蛋白质的生物合成和代谢,称为糖皮质激素。本节重点讨论糖皮质激素的有关内容。

11.5.1 天然肾上腺皮质激素

天然肾上腺皮质激素,以孕甾烷为基本母核,含有 4-烯-3,20-二酮-21-羟基功能基,通常同时具有 11 位羟基或羰基、17α-羟基的药物为糖皮质激素;11 位和 17 位仅有其一,或均没有含氧基团的是盐皮质激素。

可的松　　　　　　　　氢化可的松　　　　　　　皮质酮

11-脱氢皮质酮　　　　17-羟基-11-去氧皮质酮　　　醛甾酮

11.5.2　糖皮质激素

天然糖皮质激素具有化学稳定性较差、作用时间短的缺点；还有影响水、盐代谢，使钠离子从体内排出困难而发生水肿的副作用。因此，人们不断对其结构进行改造，得到一系列新的药物。

①氢化可的松分子中有 3 个羟基，但只有 C_{21} 位羟基易被酯化。C_{11} 位羟基因为 C_{13} 位及 C_{18} 位角甲基空间位阻，C_{17} 羟基因为侧链的空间位阻，均不能形成酯。将氢化可的松 C_{21} 位羟基与醋酐反应，得到前药醋酸氢化可的松，稳定性增加，作用时间延长。

醋酸氢化可的松　　　　　　　　　　　　氢化可的松的空间位阻

②将可的松和氢化可的松脱氢，在 C_{13} 位形成双键，分别得到泼尼松和泼尼松龙，提高了受体的亲和力，抗炎作用增加，而副作用降低。

泼尼松　　　　　　　　　　　　　泼尼松龙

③在氢化可的松合成过程中，发现 9α-氟化物作用最强，但盐皮质激素活性也大大增强。后来在使用氢化可的松的患者的尿液中发现了 16α-羟基代谢物，其糖皮质激素作用保留，盐皮质激素作用明显降低。1958 年，在此基础上合成得到了曲安西龙，盐皮质激素作用降低。将曲安西龙的 16α-羟基和 17α-羟基与丙酮缩合后得到曲安奈德，作用更强。

曲安西龙　　　　　　　　　　　　曲安奈德

④用甲基替换 16α-羟基，不仅减弱了侧链的降解，还进一步增强了抗炎的活性和降低了盐皮质激素作用。如引入 16α-甲基的地塞米松和 16β-甲基的倍他米松。倍他米松是地塞米松的差向异构体，抗炎作用较地塞米松强。现多用于活动性风湿病、类风湿性关节炎、红斑性

狼疮、严重支气管哮喘、严重皮炎、急性白血病等,也用于某些感染的综合治疗。

地塞米松   倍他米松

(1)醋酸地塞米松

醋酸地塞米松 Dexamethasone Acetate

化学名:16α-甲基-11β,17α,21-三羟基-9α-氟-孕甾-1,4-二烯-3,20-二酮-21-醋酸酯,又名醋酸氟美松。

本品为白色或类白色结晶或结晶性粉末;无臭,味微苦;在丙酮中易溶,在甲醇和无水乙醇中溶解,在乙醇和三氯甲烷中略溶,在乙醚中极微溶解,在水中不溶。

本品含17α-羟酮基,具有还原性,其甲酸溶液能与斐林试剂反应生成砖红色沉淀。

本品加甲醇溶解,与碱性酒石酸铜试液作用,生成红色沉淀。

本品为糖皮质激素类药,临床用于皮质功能减退的替代疗法及类风湿性关节炎、红斑狼疮、支气管哮喘、皮炎等过敏性疾病,溃疡性结肠炎、急性白血病、恶性淋巴瘤等。抗炎作用比可的松强30倍,糖代谢作用强20~25倍。对电解质代谢的副作用轻微,基本上不引起水钠潴留。

(2)醋酸氢化可的松

醋酸氢化可的松 Hydrocortisone Acetate

化学名:11β,17α,21-三羟基孕甾-4-烯-3,20-二酮-21-醋酸酯。

本品为白色或类白色结晶性粉末;无臭;在甲醇、乙醇和三氯甲烷中微溶,在水中不溶。

本品加硫酸-乙醇溶液溶解后,即显黄至棕黄色,并有绿色荧光。本品加乙醇溶解后,加临用新制的硫酸苯肼试液,在70 ℃加热15 min,溶液即显黄色。本品具有醋酸酯结构,能与乙醇制氢氧化钾、硫酸反应,产生醋酸乙酯的香气。

本品用于抢救危重病人,如中毒性感染、过敏性休克、严重的肾上腺皮质功能减退症、结缔组织病、严重的支气管哮喘等过敏性疾病,并可用于预防和治疗移植物急性排斥反应。

(3)曲安奈德

曲安奈德　Triamcinolone Acetonide

化学名:9α-氟-11β,21-二羟基-16α,17α-[(1-甲基亚乙基)双(氧)]-孕甾-1,4-二烯-3,20-二酮,又名曲安缩松。

本品为白色或类白色结晶性粉末;无臭;在丙酮中溶解,在三氯甲烷中略溶,在甲醇和乙醇中微溶,在水中极微溶解。

本品是长效的糖皮质激素药物,抗炎、抗过敏作用较强且持久,肌注后数小时内生效,经1～2日达最大效应,作用可维持2～3周。

本品主要用于风湿性、类风湿性关节炎、支气管哮喘、过敏性鼻炎、荨麻疹、急性扭伤、肩周炎、腱鞘炎、滑囊炎、慢性腰腿痛、各种皮肤病(如神经性皮炎、温疹、牛皮癣、疤痕疙瘩、肥厚性疤痕等)。

11.6　胰岛素及口服降血糖药

糖尿病是一种常见病,它是以血糖增高为特征的代谢紊乱性内分泌疾病,可出现多尿、多饮、多食、体重减少("三多一少")且出现疲乏和消瘦等症状,严重时可发生酮症酸中毒,并能诱发多种并发症。糖尿病目前不能根治,但可以良好地控制。如果在医师的指导下,正确运用好现在的三类基本疗法——饮食、运动、降糖药物而进行终生治疗,绝大多数患者可以像正常人一样生活和工作。

降血糖药通过减少机体对糖的摄取或加快糖代谢,使血糖下降。目前常用于降血糖的化学药物有:

①胰岛素类:胰岛素等。

②口服降糖药:

a.磺酰脲类,如甲苯磺丁脲、格列本脲等;

b.双胍类,如二甲双胍等;

c.α-葡萄糖苷酶抑制剂,如阿卡波糖等;

d.促进胰岛素分泌剂,如瑞格列奈等;

e.噻唑烷二酮类胰岛素增敏剂,如吡格列酮、罗格列酮等。

11.6.1　胰岛素

胰岛素是由胰脏 β-细胞分泌的一种肽类激素,在体内起调节糖代谢作用,是治疗糖尿病的有效药物。1921 年,加拿大学者 F. G. 班廷与 C. H. 贝斯特首先发现牛胰岛素。1926 年,科学家首次从动物胰脏中提取分离得到胰岛素结晶,1955 年阐明其全部氨基酸序列的一级结构,1965 年我国生化学家首次成功地人工合成胰岛素。

各种胰岛素制剂根据作用时间长短分为:①短效类:胰岛素、中性胰岛素等,皮下注射持续 5 ~ 8 h;②中效类:低鱼精蛋白锌胰岛素、珠蛋白锌胰岛素等,皮下注射持续 24 ~ 28 h;③长效类:鱼精蛋白锌胰岛素等,皮下注射持续 24 ~ 36 h。

胰岛素　Insulin

H—Gly—Ile—Val—Glu—Gln—Cys—Cys—Thr—Ser—Ile—Cys—Ser—

Leu—Tyr—Gln—Leu—Gln—Asn—Tyr—Cys—Asn—OH

H—Phe—Val—Asn—Gln—His—Leu—Cys—Gly—Ser—His—Leu—Val—

Glu—Ala—Leu—Tyr—Leu—Val—Cys—Gly—Glu—Arg—Gly—Phe—

Phe—Tyr—Thr—Pro—Lys—Ala—OH

本品为白色或类白色结晶性粉末;在水、乙醇、三氯甲烷和乙醚中几乎不溶;具酸碱两性,易溶于稀酸或稀碱溶液,在微酸性(pH = 2.5 ~ 3.5)环境中较稳定,在碱性溶液中易被破坏。

本品对热不稳定,中国药典规定,胰岛素原料要遮光、密闭,在 − 15 ℃以下保存。其注射液通常保存在冰箱中(5 ℃),但要防止冻结。

人胰岛素由 A、B 两个肽链组成。人胰岛素 A 链含 21 个氨基酸,B 链含 30 个氨基酸,共 16 种 51 个氨基酸。其中 A7(Cys)-B7(Cys)、A20(Cys)-B19(Cys)4 个半胱氨酸中的巯基形成两个二硫键,使 A、B 两链连接起来。

本品是蛋白质类药物,可被蛋白酶水解,因此易被消化液中的酶破坏,故口服无效,必须注射用药。

胰岛素主要用于胰岛素依赖型糖尿病、糖尿病妇女妊娠期与分娩期、糖尿病合并重度感染。有严重并发症以及非胰岛素依赖型糖尿病经口服降糖药足够剂量治疗一段时间后,血糖仍很高者也可用本品。

11.6.2　口服降血糖药

1) 磺酰脲类

20 世纪 50 年代开发的第一代磺酰脲类降血糖药以甲苯磺丁脲、氯磺丙脲为代表,但它们与受体的亲和力小,服药剂量大,作用时间过长,药物相互作用较多,存在严重而持久的低血糖反应。

第二代磺酰脲类降糖血药包括 20 世纪 70 年代上市的格列苯脲、格列吡嗪和格列喹酮等。与第一代酰脲类降血糖药相比较,第二代药物对受体亲和力高,脂溶性及细胞通透性提高,给药剂量减少,药物相互作用较少;但也引起体重增加,低血糖反应发生率仍较高。

(1) 甲苯磺丁脲

甲苯磺丁脲　Tolbutamide

化学名:1-丁基-3-(对甲苯基磺酰基)脲素,又名 D-860。

本品为白色结晶或结晶性粉末;无臭,无味;在丙酮和三氯甲烷中易溶,在乙醇中溶解,在水中几乎不溶,在氢氧化钠试液中易溶;熔点为 126～130 ℃。

本品具有磺酰脲结构,显酸性,可溶于氢氧化钠溶液。结构中脲部分不稳定,酸性溶液中受热易水解,生成甲苯磺酰胺。

本品主要是通过刺激胰岛素分泌,减少肝脏对胰岛素的清除,降低血糖,对正常人及糖尿病人均有降糖作用。本品降糖作用较弱但安全有效,用于治疗轻、中度Ⅱ型糖尿病。

(2) 格列本脲

格列本脲　Glibenclamide

化学名:N-[2-[4-[[[(环己氨基)羰基]氨基]磺酰基]苯基]乙基]-2-甲氧基-5-氯苯甲酰胺,又名优降糖。

本品为白色结晶性粉末;几乎无臭;在三氯甲烷中略溶,在甲醇和乙醇中微溶,在水和乙醚中不溶;熔点为 170～174 ℃。

本品具磺酰脲结构,干燥条件下贮存较稳定,对湿度比较敏感,易发生水解。

本品属于强效降糖药,其降糖作用是同等剂量甲苯磺丁脲的 200 倍,用于治疗中、重度Ⅱ型糖尿病。

2) 双胍类

双胍类降血糖药主要是增加葡萄糖的无氧降解和利用,增加骨骼肌和脂肪组织的葡萄糖氧化和代谢,减少对葡萄糖的吸收,抑制肝糖的产生和输出,降低血糖。有利于降低餐后血糖和控制空腹血糖。

盐酸二甲双胍　Metformin Hydrochloride

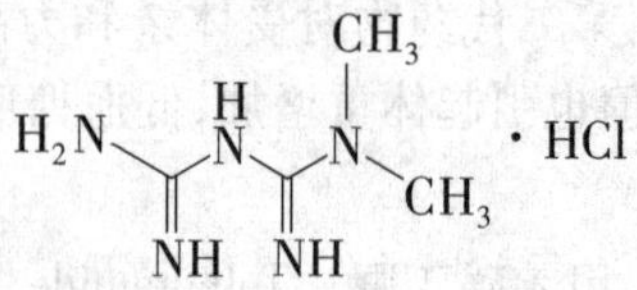

化学名:1,1-二甲基双胍盐酸盐。

本品为白色结晶或结晶性粉末;无臭;本品在水中易溶,在甲醇中溶解,在乙醇中微溶,在三氯甲烷和乙醚中不溶;熔点为220～225 ℃。

本品有二甲双胍结构,具有强碱性,其pK_a值为12.4。盐酸二甲双胍水溶液与10%的亚硝基铁氰化钠溶液、铁氰化钾试液、10%氢氧化钠溶液等体积混合,放置后溶液呈红色。

本品用于轻症糖尿病,或糖尿病伴有肥胖症者。

3)其他类

阿卡波糖:新型口服降血糖药物,在肠道内竞争性抑制葡萄糖苷酶,降低糖类的吸收,具有降低饭后高血糖和血浆胰岛素浓度的作用。

瑞格列奈:新型短效促胰岛素分泌降血糖药,能刺激胰腺释放胰岛素,使血糖水平快速降低,作用依赖于胰岛中有功能的β细胞。

吡格列酮:高选择性过氧化物酶体增殖因子激活的γ型受体激动剂,增加骨骼肌、肝脏、脂肪组织对胰岛素的敏感性,提高细胞对葡萄糖的利用而发挥降血糖作用。

罗格列酮:用于经饮食控制和锻炼治疗效果仍不满意的Ⅱ型糖尿病患者。

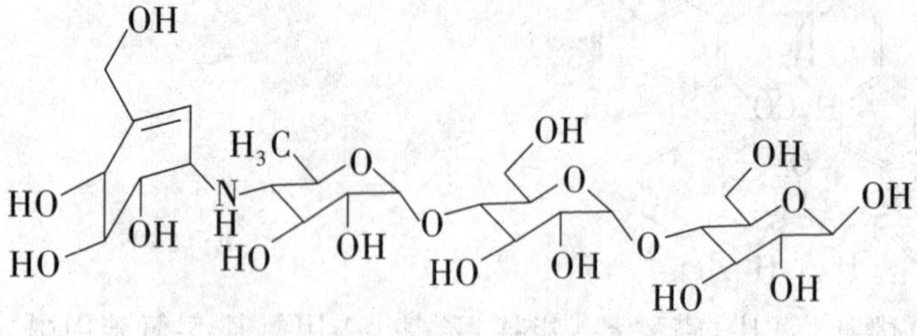

阿卡波糖

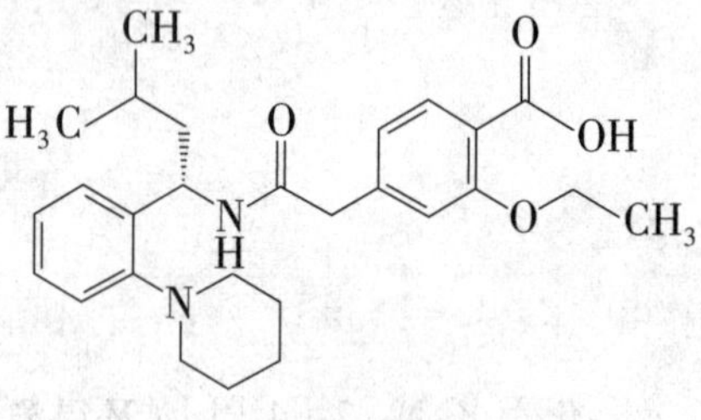

瑞格列奈

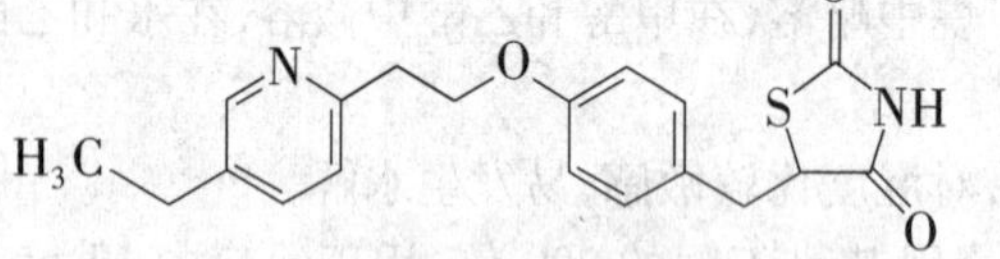

吡格列酮

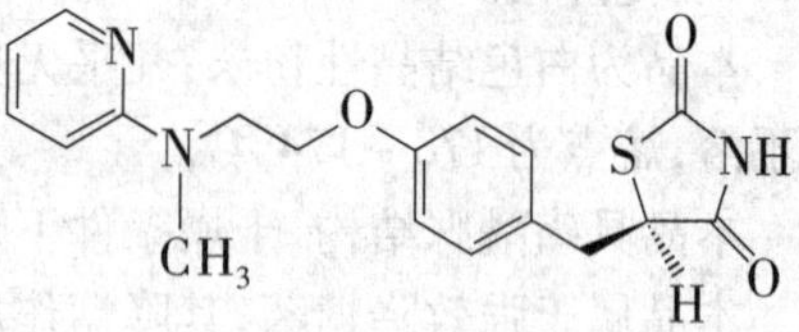

罗格列酮

本章习题

一、单项选择题

1.甾体激素药的基本结构是(　　　)。

    A.环戊烷并多氢菲　　　　　　　　B.丙二酰脲结构

    C.黄嘌呤结构　　　　　　　　　　D.异喹啉结构

2. C_{10}位所连接的角甲基编号为( )。
  A. 17   B. 18   C. 19   D. 20

3. 雌二醇的口服代用品是( )。
  A. 雌二醇   B. 己烯雌酚   C. 黄体酮   D. 甲睾酮

4. 为增加睾酮的稳定性,使之可以口服的结构改造方法不正确的是( )。
  A. 将17β-OH 酯化 B. 将17β-OH 氧化 C. 引入17α-甲基 D. 引入17α-乙炔基

5. 对米非司酮描述错误的是( )。
  A. 具有孕甾烷结构   B. 具有抗孕激素作用
  C. 具有抗皮质激素作用   D. 具有抗早孕用途,应与米索前列醇合用

6. 下列各类激素药物中,结构具有"A 环为苯环,C-3 位为酚羟基"特点的是( )。
  A. 雄激素类药物   B. 雌激素类药物
  C. 孕激素类药物   D. 肾上腺皮质激素类药物

7. 取代基位于甾环环平面上方,用实线"—"相连,为( )。
  A. α 构型   B. β 构型   C. γ 构型   D. ζ 构型

8. 黄体酮属于( )。
  A. 雌激素   B. 雄激素   C. 孕激素   D. 盐皮质激素

9. 己烯雌酚属于( )。
  A. 雌激素   B. 雄激素   C. 孕激素   D. 盐皮质激素

10. 具有抗炎、抗毒、抗免疫作用、抗休克作用的激素是( )。
  A. 雌激素   B. 雄激素
  C. 孕激素   D. 肾上腺皮质激素

11. 睾酮在17α-位增加一个甲基,其设计的主要考虑是( )。
  A. 可以口服   B. 蛋白同化作用增强
  C. 雄激素作用增强   D. 雄激素作用降低

12. 胰岛素注射剂应存放在( )。
  A. 冰箱冷冻室   B. 冰箱冷藏室
  C. 常温下   D. 阳光充足处

二、多项选择题

1. 与黄体酮叙述相符的是( )。
  A. 化学结构为孕甾烷类   B. 属于雌激素类
  C. 属孕激素,可用于月经不调 D. 可以口服
  E. C_{20}位有甲基酮结构,可与亚硝酸铁氰化钠反应生成蓝紫色复合物

2. 下列甾体类药物中具有 4-烯-3-酮结构的有( )。
  A. 雌二醇 B. 黄体酮 C. 甲睾酮 D. 苯丙酸诺龙 E. 醋酸可的松

3. 以孕甾烷为基本母核的药物有( )。
  A. 雄激素 B. 雌激素 C. 孕激素 D. 盐皮质激素 E. 糖皮质激素

4. 含 Δ^4-3-酮结构的药物有( )。
  A. 甲睾酮 B. 雌二醇 C. 黄体酮 D. 地塞米松 E. 炔诺酮

5. 天然雌激素有( )。

A. 雌酮　　　　　B. 黄体酮　　　　C. 炔诺酮　　　　D. 雌二醇　　　　E. 雌三醇

6. 醋酸地塞米松具有的性质有（　　　　　）。

    A. 能发生银镜反应　　　　　　　　　　　　　B. 能与羰基试剂显色

    C. 能与硝酸银产生白色沉淀　　　　　　　　D. 显有机氯的鉴别反应

    E. 能与四氮唑盐反应显色

7. 下列属于磺酰脲类降糖药物的有（　　　　　）。

    A. 甲苯磺丁脲　　B. 阿卡波糖　　C. 二甲双胍　　D. 胰岛素　　E. 格列苯脲

8. 下列药物中不属于雄激素与蛋白同化激素类的有（　　　　　）。

    A. 炔诺酮　　　B. 甲睾酮　　　C. 米非司酮　　D. 苯丙酸诺龙　　E. 曲安奈德

9. 甾体类药物按其结构特点可分为（　　　　　）。

    A. 性激素　　　　　　　　　B. 肾上腺皮质激素

    C. 雌甾烷　　　　　　　　　D. 孕甾烷

    E. 雄甾烷

10. 米非司酮的化学结构特点为（　　　　　）。

    A. 10,13 位均有角甲基　　　B. 17α-位含有丙炔基

    C. 11β-位有 4-二甲氨基苯基　　D. 11β-位有羟基

    E. A 环为 3-酮-4-烯

三、问答题

1. 甾体激素药物是如何命名的？

2. 命名下列药物。

3. 甾体激素药物是如何分类的？各有哪些结构特征？

4. 在雌二醇结构上引入炔基的目的是什么？

5. 如何用化学方法区别黄体酮和炔诺酮？

四、案例分析

某糖尿病患者需要长期使用胰岛素注射剂。他每次到医院门诊药房取药后不管天气是否炎热都喜欢将药物握在手中，走几百米路到家后将药物放在抽屉里。请问：

（1）该患者的做法对吗？为什么？

（2）如果你是药师，你将建议该患者如何运输和贮存胰岛素注射剂？

（3）胰岛素注射剂可以放在冰箱冷冻室吗？为什么？

第 12 章 抗肿瘤药物

📖【学习目标】

【学习目标】

1. 掌握环磷酰胺、氟尿嘧啶、巯嘌呤、甲氨蝶呤的化学结构、理化性质及用途。熟练应用该类药物的结构特点和性质,解决药物的生产、检验、运输、贮存的相关问题。

2. 熟悉抗肿瘤药物的分类、生物烷化剂和抗代谢抗肿瘤药的结构类型,熟悉常用生物烷化剂和抗代谢抗肿瘤药的结构特点。

3. 了解天然抗肿瘤药物和金属抗肿瘤药物及生物烷化剂、抗代谢抗肿瘤药的作用机理;学会认识药物的结构与疗效之间的关系。

肿瘤是机体在各种致癌因素作用下,局部组织的细胞异常增生而形成的新生物,常表现为局部肿块。肿瘤细胞具有异常的形态、代谢和功能,它生长旺盛,常呈持续性生长。医学家根据肿瘤对人体的危害程度将其分成两大类:良性肿瘤和恶性肿瘤。良性肿瘤包在荚膜内,增殖慢,不侵入周围组织,即不转移,对人体健康影响较小;恶性肿瘤增殖迅速,能侵入周围组织,潜在的危险性大。

来源于上皮组织的恶性肿瘤叫"癌",来源于间叶组织(包括结缔组织和肌肉)的恶性肿瘤叫"肉瘤"。通常所讲的"癌症"指的是所有的恶性肿瘤,包括"癌"与"肉瘤"。恶性肿瘤是一种严重威胁人类健康的常见病和多发病,恶性肿瘤的死亡率居所有疾病死亡率的第二位,仅次于心脑血管疾病。

肿瘤的治疗方法有手术治疗、放射治疗和药物治疗(化学治疗),在很大程度上以化学治疗为主。抗肿瘤药是指用于治疗恶性肿瘤的药物,又称抗癌药。按其作用原理和来源,可将抗癌药分为:①烷化剂;②抗代谢药物;③抗肿瘤抗生素;④抗肿瘤植物药有效成分及其衍生物。

12.1 烷化剂

烷化剂又称生物烷化剂,是一类使用最早的、也是非常重要的抗肿瘤药物。烷化剂的化学性质很活泼,在体内能形成缺电子活泼中间体或其他具有活泼亲电性基团的化合物,进而与肿瘤细胞的生物大分子(主要是脱氧核苷酸(DNA)、核糖核酸(RNA)和某些酶类)中含有富电子的基用(如氨基、巯基、羟基及磷酸基等)发生共价结合,使细胞的结构和生理功能发生变异,抑制细胞分裂,最终致肿瘤细胞死亡。

烷化剂属于细胞毒类药物,在抑制和毒害增生活跃的肿瘤细胞的同时,对其他增生较快的正常细胞,如骨髓细胞、肠上皮细胞、毛发细胞及生殖细胞等也会产生抑制作用,因而会产生许多严重的副作用,如恶心、呕吐、骨髓抑制、脱发等。目前使用的烷化剂类型较多,按照化学结构可将目前临床使用的烷化剂类抗肿瘤药物分为:①氮芥类;②亚乙基亚胺类;③亚硝基脲类;④甲磺酸酯类;⑤金属铂类配合物等。

12.1.1　氮芥类

氮芥类药物源于芥子气。芥子气又称硫芥(二氯二乙硫醚),为无色或淡黄色油状液体,具有大蒜或芥末的气味,性质稳定,是糜烂性毒剂。芥子气能直接损伤组织细胞,引起局部炎症,吸收后导致全身中毒。正常条件下,仅 0.2 毫克/升的浓度就可使人受到毒害,在神经性毒剂出现之前,它有"毒剂王"之称。第一次世界大战期间芥子气被德国作为军用毒气使用,后来发现其对淋巴癌有治疗作用,但由于对人的毒性太大,不可能作为药物使用,后来对其结构进行改造得到了氮芥类抗肿瘤药物。

$$\text{芥子气} \qquad \text{氮芥类一般通式}$$

载体部分　　烷基化部分

氮芥类化合物包括两部分,即烷基化部分双-(β-氯乙基)氨基和载体部分(R)。烷基化部分,又称氮芥基,是抗肿瘤活性的功能基;载体部分可以为脂肪基、芳香基、氨基酸、杂环和甾体等,虽不是直接发生烷化作用的部位,但载体部分的改变可以改善这类药物在体内的吸收、分布以及提高药物的稳定性、选择性和抗肿瘤活性等药代动力学性质。

当载体为脂肪烃时,氮芥类化合物称为脂肪氮芥,如盐酸氮芥。脂肪氮芥属于强烷化剂,对肿瘤细胞的杀伤力较大,抗瘤谱较广,但是选择性比较差,毒性比较大。其作用机理如下:脂肪氮芥的氮原子碱性比较强(供电子作用强),在生理条件下可使 β 位上氯原子离去,生成活性非常强的亚乙基亚铵离子,成为亲电性的强烷化剂,极易与肿瘤细胞的亲核中心发生烷化作用,毒害细胞,使其停止分裂。

(1)盐酸氮芥

盐酸氮芥　Chlormethine hydrochloride

化学名:N-甲基-N-(2-氯乙基)-2-氯乙胺盐酸盐。

盐酸氮芥为白色结晶性粉末;有引湿性与腐蚀性;在水中极易溶解,在乙醇中易溶;熔点为 108～111 ℃。本品在水溶液中很不稳定,在 pH≥7 的水溶液中发生水解而失活,盐酸氮芥注射剂的 pH 为 3.0～5.0。

　　盐酸氮芥是第一个在临床中使用的抗肿瘤药,选择性差,毒性很大。为了改变这一缺点,以其为先导化合物进行结构修饰,原理是通过减少氮原子上的电子云密度来降低氮芥的高度活泼性,达到降低其毒性的目的。但是毒性降低的同时也降低了抗肿瘤作用,只是耐受性好一些。在氮芥的氮原子上引入一个氧原子,得到氧化氮芥。氧原子的引入使氮原子上的电子云密度减少,形成亚乙基亚铵离子的可能性降低,从而使毒性和烷化能力都降低。或者用氨基酸、嘧啶、甾体激素等作载体,提高肿瘤组织的药物浓度,提高选择性等。

　　(2)环磷酰胺

环磷酰胺　Cyclophosphamide

　　化学名:P-[N,N-双-(β-氯乙基)]-1-氧-3-氮-2-磷杂环己烷-P-氧化物一水合物,又名癌得星、环磷氮芥。

　　本品为白色结晶或结晶性粉末;失去结晶水即液化;本品在乙醇中易溶,在水或丙酮中溶解;本品不经干燥,测得熔点为48.5~52.5℃。

　　本品水溶液不稳定,应遮光、密封(供口服用)或严封(供注射用),在30℃以下保存。

　　本品分子中氮芥基连在吸电子的磷酰基上,降低了氮原子的亲核性,在体外几乎无抗肿瘤活性;进入体内后,在正常组织中的代谢产物是无毒的4-羟基环磷酰胺和羧基化合物,在肿瘤组织中的代谢产物是丙烯醛、磷酰氮芥和去甲氮芥,三者都是较强的烷化剂,所以对正常组织影响小,毒性比其他氮芥药物小。

本品抗瘤谱广,临床主要用于恶性淋巴瘤,急性淋巴细胞白血病,多发性骨髓瘤、肺癌、神经母细胞瘤等,对乳腺癌、卵巢癌、鼻咽癌也有效。长期使用该药有膀胱毒性,会产生血尿,这可能与代谢产物丙烯醛有关。

知识链接

异环磷酰胺与环磷酰胺不同,它有一个氯乙基连接在噁唑磷酰胺环上,此结构的差异使其理化性质改变,如溶解度增加等,代谢活性亦增强。异环磷酰胺抗瘤谱较广,主要适用于软组织肿瘤、睾丸肿瘤、恶性淋巴瘤、肺癌、乳腺癌、卵巢癌、宫颈癌及儿童肿瘤。

12.1.2 亚乙基亚胺类

在研究氮芥类药物构效关系时发现,氮芥类药物尤其是脂肪氮芥在体外多无抗肿瘤作用,它必须在体内经酶活化转变为亚乙基亚胺活性中间体而发挥烷基化作用。因此,合成了一系列亚乙基亚胺类药物,该类药物用于临床的主要有塞替派(Thiotepa)和替派(Tepa)。临床用于白血病。

塞替派 Thiotepa

塞替派

化学名:1,1′,1″-硫次膦基三氮丙啶。

本品为白色鳞片状结晶或结晶性粉末;无臭或几乎无臭;在水、乙醇和三氯甲烷中易溶,在石油醚中略溶;熔点为52~57 ℃。

本品与无水碳酸钠混合后,炽灼至灰化,冷却,加水 10 mL 使其溶解,再加硝酸使成酸性,将溶液分成两等份:一份中加钼酸铵试液,加热,即生成黄色沉淀;另一份中加氯化钡试液,即生成白色沉淀。

塞替派含有体积较大的硫代磷酰基,其脂溶性大,对酸不稳定,不能口服,在胃肠道吸收较差,须通过静脉注射给药,进入体内后在肝中被肝 P450 酶系代谢生成替派(P→O)而发挥作用。因此,塞替派可认为是替派的前药,在临床上主要用于卵巢、乳腺癌、膀胱癌和消化道癌,是治疗膀胱癌的首选药物,可直接注入膀胱,疗效较好。

12.1.3　甲磺酸酯类

甲磺酸酯是较好的离去基团,能生成碳正离子与生物大分子发生亲核取代反应而进行烷基化,使肿瘤细胞死亡。在研究甲磺酸酯类药物时发现,具有 1～8 个次甲基的双甲磺酸酯具有抗肿瘤活性。其中活性最强的是含有 4 个次甲基的白消安。

白消安　Busulfan

化学名:1,4-丁二醇二甲磺酸酯,又称马利兰。

本品为白色结晶性粉末;几乎无臭;在丙酮中溶解,在水和乙醇中微溶;熔点为 114～118 ℃。

本品在碱性条件下不稳定,易水解失效,加热可加速水解。在热的氢氧化钠试液作用下可水解成丁二醇,再经脱水生成乙醚样特臭的四氢呋喃。

白消安是双功能烷化剂,具有很强的烷化性质,由于磺酸酯基是较好的离去基团,使 C—O 键断裂可和 DNA 中的鸟嘌呤结合而产生分子内交联,也可与蛋白质或氨基酸的—SH 反应,从而使肿瘤细胞死亡。在体内代谢生成甲磺酸,自尿液中排出,代谢速度较慢,反复用药可引起积蓄。临床上主要用于慢性粒细胞白血病,其治疗效果优于放射治疗,主要不良反应为消化道反应及骨髓抑制。

12.1.4　亚硝基脲类

亚硝基脲类均具有 β-氯乙基亚硝基脲结构,N-亚硝基的存在使该氮原子与邻近羰基之间的键变得不稳定,在生理 pH 下易发生分解,生成亲电性基团,与 DNA 发生烷基化作用,达到治疗作用。由于 β-氯乙基具有较强的亲脂性,因此易通过血脑屏障,故本类药物适用于脑瘤、转移性脑瘤及其他中枢神经系统肿瘤的治疗。用于临床的药物主要有卡莫司汀、洛莫司汀、司莫司汀等。

卡莫司汀　Carmustine

化学名:1,3-双(2-氯乙基)-1-亚硝基脲,又名卡氮芥。

本品为无色至微黄或微黄绿色的结晶或结晶性粉末;无臭;在甲醇和乙醇中溶解,在水中不溶;熔点为 30～32 ℃,熔融时同时分解。

本品加 0.5 mol/L 氢氧化钠溶液,置水浴上加热 5 min,并不断振摇使溶解,加酚酞指示剂 1 滴,用硝酸溶液滴加至无色,加 0.1 mol/L 硝酸银溶液 1 mL,可生成白色氯化银沉淀。

卡莫司汀临床主要用于脑瘤、转移性脑瘤、淋巴肉瘤、肺癌等,与其他抗肿瘤药物合用可增加疗效,其主要副作用为迟发性或累积性骨髓抑制。

12.1.5 金属铂配合物

1969 年首次报道了顺铂对动物肿瘤有强烈的抑制作用,这激发了人们对该类金属配合物抗肿瘤药物研究的兴趣。之后合成了大量的金属抗肿瘤药物,其中有金、铂等元素的配合物和络合物,尤其是铂的配合物引起了人们的极大关注。

顺铂是顺二氨二氯合铂的简称,缩写为 DDP 或 CDDP(Ⅱ),1979 年首次在美国上市,是第一个上市的铂类抗肿瘤药物,目前已被收录入中、美、英等国的药典。顺铂进入肿瘤细胞后,水解成水合物,进一步去质子化生成羟基化的络合离子,在体内与 DNA 的两个鸟嘌呤碱基络合成一个封闭的五元螯合环,扰乱 DNA 正常的双螺旋结构,使其丧失复制能力,导致肿瘤细胞死亡。

顺铂   Cisplatin

化学名:(Z)-二氨二氯铂,又名顺氯氨铂。

本品为亮黄色至橙黄色结晶性粉末;无臭;易溶于二甲基亚砜,略溶于二甲基甲酰胺,微溶于水,不溶于乙醇。

本品水溶液不稳定,可逐渐水解和转化为无活性的反式异构体,水解生成的水合物进一步生成有毒的低聚物。但在 0.9% 氯化钠液中,低聚物可迅速转化为顺铂,不会导致中毒。故顺铂注射液是用 0.9% 氯化钠溶液溶解并稀释制成每 1 mL 中约含顺铂 0.2 mg 的溶液。本品加硫酸后即显灰绿色。

本品用于膀胱癌、前列腺癌、肺癌、头颈部癌、乳腺癌、恶性淋巴癌和黑色素瘤等,为治疗睾丸癌和卵巢癌的一线药物,但伴有严重的肾毒性。顺铂不良反应主要为消化道反应、肾脏毒性、骨髓抑制、听神经毒性。为减小毒副反应,发展了第二代铂配合物,例如卡铂,奥沙利铂。

卡铂是 20 世纪 80 年代开发的第二代铂配合物,生化性质、抗肿瘤活性和抗瘤谱与顺铂类似,肾脏毒性、神经毒性较顺铂低,骨髓抑制相等或略高。但仍需静脉注射给药。

奥沙利铂是 1996 年上市的第三代新型铂类抗肿瘤药物,为草酸根合铂(Ⅱ)。其性质稳定,是第一个对结肠癌有效的铂类烷化剂,对大肠癌、非小细胞肺癌、卵巢癌等多种癌株有效,包括对顺铂、卡铂耐药的癌株都有显著的抑制作用。奥沙利铂是第一个上市的抗肿瘤手性铂类配合物,临床上用其(R,R)构型,对黑色素瘤、卵巢癌、胃癌、淋巴癌有效,有外周神经毒性及骨髓抑制。

卡铂   奥沙利铂

12.2 抗代谢药物

干扰正常代谢反应进行的物质称为抗代谢物,在体内通过抑制生物合成酶,或掺入生物大分子合成,形成伪大分子,干扰核酸的生物合成,使肿瘤细胞丧失功能而死亡。抗代谢药物是应用代谢拮抗原理设计的,在结构上与代谢物类似,一般是将正常代谢物的结构作微小改变,通过干扰 DNA 合成中所需的叶酸、嘌呤、嘧啶及嘧啶核苷的利用途径,抑制肿瘤细胞的生存和复制所必需的代谢途径,进而导致肿瘤细胞死亡。

由于正常细胞与肿瘤细胞之间生长分数的差别,理论上抗代谢药物能较好地杀死肿瘤细胞,而不影响一般正常细胞。但本类药物对肿瘤细胞的选择性差,对增殖较快的正常组织,如骨髓、消化道黏膜等也呈现一定的毒性。相对于烷化剂,本类药物抗瘤谱偏窄,目前临床上多用于白血病、绒毛上皮瘤,但对某些实体瘤也有效。由于抗代谢药物的作用点各异,一般无交叉耐药性。

常用的抗代谢药物有嘧啶类抗代谢物、嘌呤类抗代谢物及叶酸类抗代谢物。

12.2.1 嘧啶类抗代谢物

(1)氟尿嘧啶

氟尿嘧啶　Fluorouracil

化学名:5-氟-2,4(1H,3H)-嘧啶二酮。

本品为白色或类白色结晶或结晶性粉末;在水中略溶,在乙醇中微溶,在氯仿中几乎不溶;在稀盐酸和氢氧化钠溶液中溶解;熔点为 281~284 ℃,熔融时同时分解。

本品是胸腺嘧啶合成酶(TS)抑制剂。TS 被抑制使胸腺嘧啶脱氧核苷酸(TDRP)合成失败,从而抑制 DNA 的合成,导致肿瘤细胞死亡。氟尿嘧啶抗瘤谱比较广,对消化道癌和其他实体肿瘤有良好疗效,但毒副作用较大。

近年来,为了降低氟尿嘧啶的毒性,在它的基础上合成了大量的衍生物,如替加氟、双呋氟尿嘧啶等。这些衍生物作用特点和适应症与氟尿嘧啶相似,但毒性较低。卡莫氟,抗瘤谱广,治疗指数高,用于胃癌、结肠癌、直肠癌及乳腺癌,特别是结肠癌和直肠癌的疗效较高。去氧氟尿苷,为嘧啶核苷磷酸化酶作用,对肿瘤有选择性,主要用于胃癌、结肠直肠癌、乳腺癌。

| 替加氟 | 双呋氟尿嘧啶 | 卡莫氟 | 去氧氟尿苷 |

（2）盐酸阿糖胞苷

盐酸阿糖胞苷　Cytarabine Hydrochloride

化学名:1β-D-阿拉伯呋喃糖基-4-氨基-2(1H)-嘧啶酮盐酸盐。

本品为白色或类白色细小针状颗粒结晶或结晶性粉末;极易溶于水,略溶于乙醇,几乎不溶于三氯甲烷或乙醚;熔点为189～195 ℃,熔融时同时分解。

阿糖胞苷在体内转化为活性的三磷酸阿糖胞苷而发挥抗肿瘤作用。三磷酸阿糖胞苷通过抑制DNA多聚酶及少量掺入DNA,阻止DNA合成,抑制细胞生长。但由于阿糖胞苷在体内迅速被肝脏的胞嘧啶脱氨酶作用脱氨,生成无活性的代谢物尿嘧啶阿糖胞苷,因此需要静脉连续滴注给药,才能得到较好疗效。

本品临床用于急性粒细胞白血病。盐酸阿糖胞苷的口服吸收较差,为延长作用时间,将阿糖胞苷的氨基酰化,得到依诺他滨(Enocitabin)。另外,其合成过程中还可得到环状中间体环胞苷(Cyclocytidine)。依诺他滨和环胞苷这两个化合物在体内代谢转变为阿糖胞苷而起作用,作用时间长,副作用较少。

| 依诺他滨 | 环胞苷 |

12.2.2　嘌呤类抗代谢物

嘌呤类抗代谢物主要是次黄嘌呤和鸟嘌呤的衍生物。次黄嘌呤是腺嘌呤和鸟嘌呤生物合成的重要中间体,而腺嘌呤和鸟嘌呤是脱氧核糖核酸(DNA)和核糖核酸(RNA)的主要成分。最早应用于临床的是巯嘌呤,其结构与黄嘌呤相似,主要用于各种急性白血病,但其水溶性差。

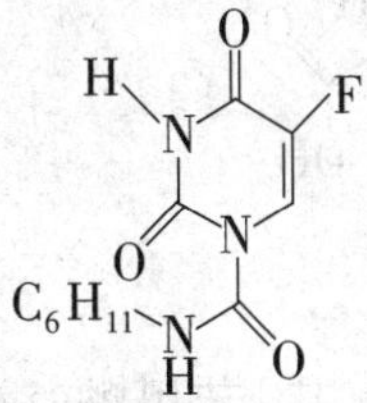

腺嘌呤 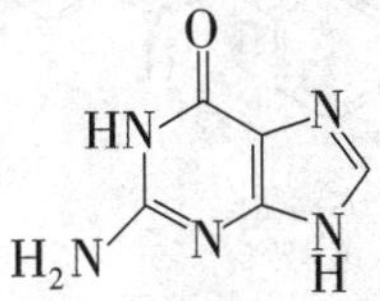　　　　鸟嘌呤 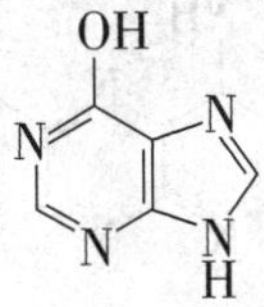　　　　次黄嘌呤 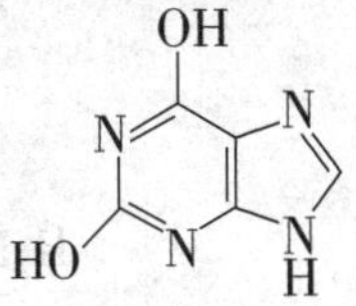　　　　黄嘌呤

巯嘌呤　Mercaptopurine

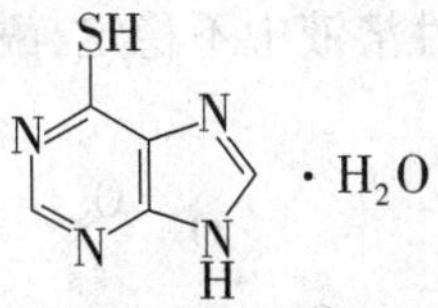

化学名:6-嘌呤巯醇一水合物。

本品为黄色结晶性粉末;无臭;在水和乙醇中极微溶解,在乙醚中几乎不溶;性质不稳定,遇光易变色。

本品加乙醇,微温使溶解,加1%醋酸铅溶液,即生成黄色沉淀。

本品化学结构与黄嘌呤类似,在体内转变为有活性的6-巯代次黄嘌呤核苷酸(硫代肌苷酸),抑制腺酰琥珀酸合成酶和肌苷酸脱氢酶,从而抑制DNA和RNA的合成,可用于各种急性白血病的治疗。

12.2.3　叶酸类抗代谢物

叶酸是核酸生物合成的代谢物,也是红细胞发育的重要因子。叶酸在小肠细胞内经二氢叶酸还原酶还原并甲基化,转变为甲基四氢叶酸,成为多种代谢过程中需要的辅酶,参与体内嘌呤和嘧啶核苷酸的合成及某些氨基酸的转化,为红细胞发育和成熟过程中必需的物质,可用于抗贫血药、孕妇预防畸胎。叶酸缺乏时白细胞减少,因此叶酸拮抗物能有效地缓解急性白血病。现已合成多种叶酸拮抗剂,用于临床的主要有甲氨蝶呤。

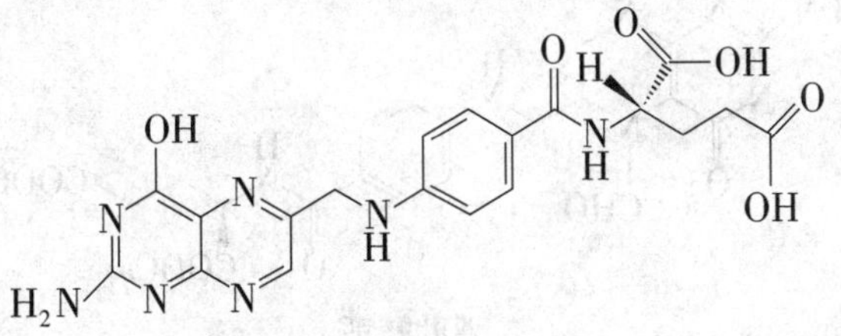

叶酸

甲氨蝶呤与二氢叶酸还原酶结合,使二氢叶酸还原为四氢叶酸受阻,从而影响辅酶F的生成,干扰胸腺嘧啶脱氧核苷酸和嘌呤核苷酸的合成,对DNA和RNA的合成均可抑制,阻碍肿瘤细胞的生长。

甲氨蝶呤　Methotrexate

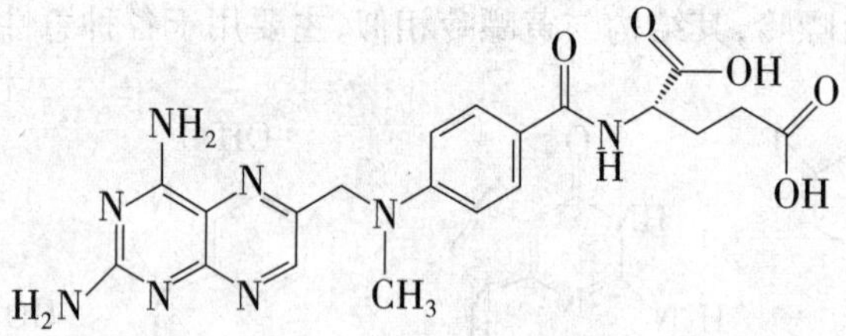

化学名:L-(+)-N-[4-[[(2,4-二氨基-6-蝶啶基)甲基]甲氨基]苯甲酰基]谷氨酸,简称 MTX。

本品为橙黄色结晶性粉末;几乎不溶于水、乙醇、乙醚和三氯甲烷;具酸、碱两性,可溶于稀盐酸,易溶于稀碱溶液。本品在强酸性溶液中不稳定,酰胺基易水解,生成蝶呤酸和谷氨酸而失去活性。

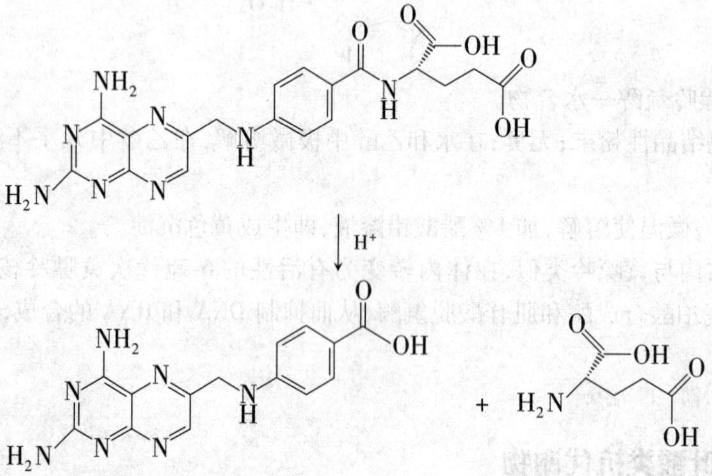

本品临床用于急性白血病、绒毛膜上皮癌和恶性葡萄胎,对头颈部肿瘤、乳腺癌、宫颈癌、消化道癌和恶性淋巴癌有效。

甲氨蝶呤大剂量引起中毒时,可用亚叶酸钙解救。亚叶酸钙可直接提供叶酸在体内的活化形式,具有"解救"过量的叶酸拮抗物在体内的毒性反应,限制甲氨蝶呤对正常细胞的损害程度,并逆转甲氨蝶呤对骨髓和胃肠黏膜反应。

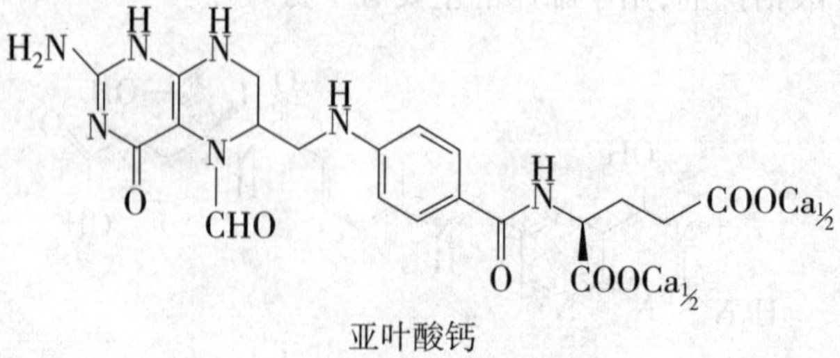

亚叶酸钙

12.3 抗肿瘤抗生素

抗肿瘤抗生素是由微生物产生的具有抗肿瘤活性的化学物质。目前已发现的多种抗肿瘤抗生素大多直接作用于 DNA 或嵌入 DNA 干扰模板。根据结构,抗肿瘤抗生素可分为①多肽类:放线菌素 D、博来霉素等;②蒽醌类:多柔比星、米托蒽醌等。

12.3.1 多肽类抗肿瘤抗生素

放线菌素是链霉菌属(Streptomyces)和小单孢菌属(Micromonospora)产生的一类含有发色基团的淡橙红色抗肿瘤抗生素。1940 年瓦克斯曼从土壤微生物中发现了第一个有抗菌活性的放线菌素类化合物,即放线菌素 D,又称更生霉素。由 L-苏氨酸(L-Thr)、D-缬氨酸(D-Val)、L-脯氨酸(L-Pro)、N-甲基甘氨酸(MeGly)、L-N-甲基缬氨酸(L-MeVal)组成的两个多肽酯环,与母核 3-氨基-1,8-二甲基-2-吩嗪酮-4,5-二甲酸通过羧基与多肽侧链相连。

放线菌素 D 含有吩嗪结构和两个多肽链,直接作用于 DNA,能与 DNA 结合形成复合体,阻碍 RNA 多聚酶的功能,抑制 RNA 的合成,从而阻碍蛋白质合成,抑制肿瘤生长。放线菌素 D 临床用于肾母细胞癌、恶性淋巴癌、绒毛膜上皮癌等,主要有骨髓抑制、胃肠反应较重、局部刺激较大等副作用。

博来霉素(Bleomycin)又称争光霉素,属于多肽类抗肿瘤抗生素,直接作用于肿瘤细胞的 DNA,使 DNA 链断裂最终导致肿瘤细胞死亡。博来霉素属细胞周期非特异性药物,主要作用于 G2 期,也作用于 M 期。

博来霉素与一些金属离子,如亚铁、铜离子络合,形成博来霉素-金属复合物,导致过氧化物或羟基自由基的产生,从而引起 DNA 链断裂,干扰 DNA 和 RNA 的生物合成。对鳞状上皮细胞癌、宫颈癌和脑癌都有效,与放射治疗合并应用可提高疗效。

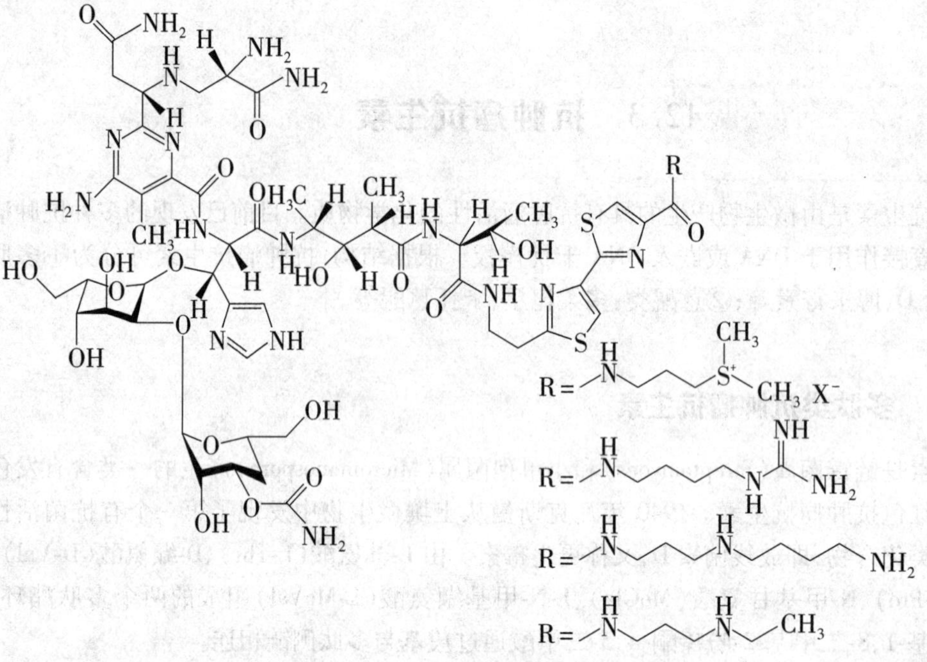

R=—NH—CH₂CH₂CH₂—S⁺(CH₃)₂ X⁻ 博来霉素 A₂

R=—NH—CH₂CH₂CH₂CH₂—NH—C(=NH)—NH₂ 博来霉素 B₂

R=—NH—CH₂CH₂CH₂—NH—CH₂CH₂CH₂CH₂—NH₂ 博来霉素 A₅

R=—NH—CH₂CH₂CH₂—NH—CH₃ 博来霉素

12.3.2 蒽醌类抗生素

本类药物是 20 世纪 70 年代发展起来的抗肿瘤抗生素,主要代表药有阿霉素(Doxorubicin)、米托蒽醌和柔红霉素(Daunorubicin)等。

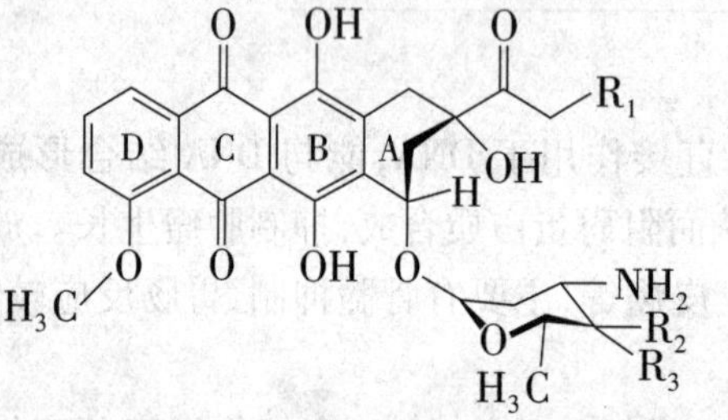

R₁ = R₃ = —OH R₂ = —H   多柔比星

R₁ = R₂ = —H   R₃ = —OH   柔红霉素

R₁ = R₂ = —OH R₃ = —H   表柔比星

多柔比星为广谱的抗肿瘤药物,主要治疗乳腺癌、甲状腺癌、肺癌、卵巢癌、肉瘤等实体瘤,但对心脏毒性大;柔红霉素用于白血病治疗,也有心脏毒性;表柔比星也用于白血病治疗。

米托蒽醌(Mitoxantrone)含有蒽醌环、1,4-苯二酚的结构,是全合成的蒽醌类抗肿瘤药,易溶于水,是酸碱两性化合物。米托蒽醌用于治疗晚期乳腺癌、非霍奇金病淋巴癌和成人急性非淋巴细胞白血病复发。它的抗肿瘤作用是多柔比星的 5 倍,心脏毒性较小。

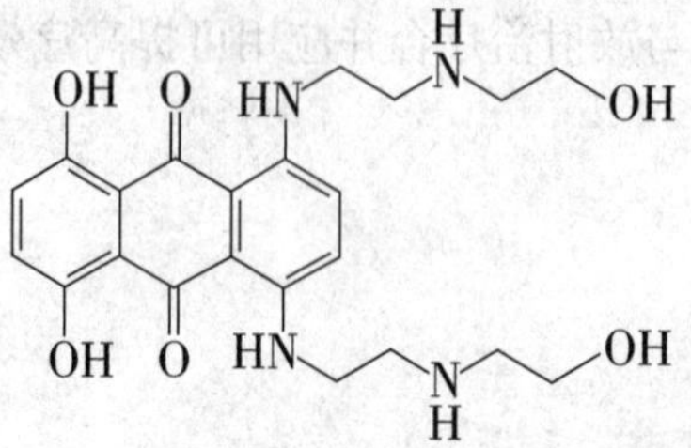

米托蒽醌

12.4 抗肿瘤植物药有效成分及其衍生物

从植物中寻找抗肿瘤药物,在国内外已成为抗癌药物研究的重要组成部分,属于天然药物化学的内容。这些药物结构复杂,天然来源有限,虽然表现出良好的抗肿瘤活性,但是毒副作用大,因此,在天然药有效成分上进行结构修饰,得到了一些疗效更好的半合成衍生物。近年来这些药物发展较快,已成为抗肿瘤药物研究的一个重要组成部分。

1) 喜树碱类

喜树碱是 1966 年从中国珙桐科喜树中分离得到的一类抗肿瘤生物碱类药物。该类药物抑制哺乳类动物细胞核的拓扑异构酶Ⅰ,影响 DNA 的转录和复制,导致细胞死亡。

喜树碱难溶于水,口服吸收差,在体内很不稳定,内酯环容易水解产生低活性、有毒的开环酸性化合物。尽管在动物实验中喜树碱的研究结果十分可喜,但它在临床中的严重毒副作用却令人失望,尤其是对泌尿系统的毒性,易导致尿频、尿痛、血尿等。

10-羟基喜树碱毒性比喜树碱低,抗癌活性比较高,很少能引起尿道及肾脏毒性,用于消化道肿瘤、肝癌、膀胱癌和白血病等的治疗。

拓扑替康(Topotecan)为喜树碱的半合成衍生物,水溶性较好,对消化系统肿瘤,如胃癌、结肠癌、直肠癌有效。

R_1=—H	R_2=—H	喜树碱
R_1=—OH	R_2=—H	羟基喜树碱
R_1=—OH	R_2=—CH$_2$N(CH$_3$)$_2$	拓扑替康

2) 长春碱类

长春碱是从夹竹桃科植物长春花中分离得到的生物碱,是长春碱类药物的代表。长春碱类药物与微管蛋白结合,阻止微管蛋白双聚体聚合成微管,干扰蛋白质生物合成。

R_1=—CH$_3$	R_2=—OCH$_3$	R_3=—COCH$_3$	长春碱
R_1=—CHO	R_2=—OCH$_3$	R_3=—COCH$_3$	长春新碱
R_1=—CH$_3$	R_2=—NH$_2$	R_3=—H	长春地辛

长春碱(VLB)主要对淋巴瘤、绒毛膜上皮癌及睾丸肿瘤有效;将长春碱的二氢吲哚核的 N—CH₃ 以 N—CHO 取代,得到长春新碱(VCR),用于急性及慢性白血病等。对长春碱进行结构改造,可合成长春地辛(VDS)和长春瑞滨(NRB)。长春地辛用于急性淋巴细胞白血病及慢性粒细胞性白血病,毒性小、显著疗效;长春瑞滨,近年上市,对非小细胞肺癌疗效好、毒性较低。

3) 鬼臼毒素类

$R = —CH_3$ 　依托泊苷

$R =$ 　替尼泊苷

鬼臼毒素

鬼臼毒素(Podophyllotoxin)是从盾叶鬼臼、美洲鬼臼中分离得到的生物碱。鬼臼毒素是一种古老的民间药物,主要用于治疗痛风、止泻,但毒性之大已不能用于临床,它的半合成衍生物依托泊苷(Etoposide)、替尼泊苷(Teniposide)用于临床。其中,依托泊苷对单核细胞白血病有效,特别是对小细胞肺癌有显著疗效;替尼泊苷具有较高的脂溶性,主要用于治疗小细胞癌、急性淋巴细胞白血病、神经母细胞瘤和淋巴瘤。

4) 紫杉烷类

紫杉烷类的代表药物是紫杉醇(Paclitaxel),是从美国西海岸的红豆杉的树皮中和树叶中提取的生物碱,为具有紫杉烯环的二萜类化合物,临床主要用于卵巢癌、乳腺癌及非小细胞肺癌的治疗。

$R_1 =$ 　$R_2 =$ 　紫杉醇

$R_1 =$ 　$R_2 = —H$ 　多西紫杉醇

紫杉醇是最热门的抗肿瘤药物之一,1994 年在中国上市。其缺点是水溶性差、植物中含量低,且红豆杉生长缓慢,树皮剥去后不能再生,因此其来源受到限制。用表面活化剂环氧化蓖麻油助溶,结构改造集中在改善水溶性,作用机制是诱导和促使微管蛋白聚合成微管,同时抑制所形成的微管解聚,从而抑制细胞的分裂和增殖,导致细胞死亡。

本章习题

一、单项选择题

1. 环磷酰胺做成一水合物的原因是(　　)。
   A. 易于溶解　　　　　　　　　　B. 不易分解
   C. 可成白色结晶　　　　　　　　D. 提高生物利用度

2. 下列药物中不属于烷化剂类抗肿瘤药物的是(　　)。
   A. 环磷酰胺　　　B. 塞替派　　　C. 氟尿嘧啶　　　D. 白消安

3. 下列药物中,不是前药的是(　　)。
   A. 紫杉醇　　　　B. 贝诺酯　　　C. 环磷酰胺　　　D. 异环磷酰胺

4. 下列药物不属于抗肿瘤植物药有效成分的是(　　)。
   A. 长春碱　　　　B. 鬼臼毒素　　　C. 白消安　　　D. 紫杉醇

5. 白消安属哪一类抗癌药?(　　)
   A. 抗生素　　　　B. 烷化剂　　　C. 金属络合物　　　D. 抗代谢类

6. 环磷酰胺的商品名为(　　)。
   A. 乐疾宁　　　　B. 癌得星　　　C. 氮甲　　　　D. 白血宁

7. 下列药物属于抗代谢抗肿瘤药物的是(　　)。
   A. 塞替派　　　　B. 环磷酰胺　　　C. 巯嘌呤　　　D. 氮甲

8. 环磷酰胺在肿瘤组织中生成的具有烷化作用的代谢产物是(　　)。
   A. 4-羟基环磷酰胺　　　　　　　B. 4-酮基环磷酰胺
   C. 醛基磷酰胺　　　　　　　　　D. 磷酰氮芥、丙烯醛、去甲氮芥

9. 下列药物属于烷化剂的是(　　)。
   A. 氟尿嘧啶　　　B. 巯嘌呤　　　C. 甲氨蝶呤　　　D. 塞替派

10. 氟脲嘧啶是(　　)。
    A. 喹啉衍生物　　B. 吲哚衍生物　　C. 嘧啶衍生物　　D. 吡啶衍生物

11. 抗肿瘤药氟脲嘧啶属于(　　)。
    A. 氮芥类抗肿瘤药物　　　　　　B. 烷化剂
    C. 抗代谢抗肿瘤药物　　　　　　D. 抗生素类抗肿瘤药物

12. 具有抗肿瘤作用的抗生素为(　　)。
    A. 氯霉素　　　　B. 青霉素钠　　　C. 红霉素　　　D. 博来霉素

13. 下列药物在稀盐酸和氢氧化钠溶液中均能溶解的是(　　)。
    A. 顺铂　　　　B. 卡莫司汀　　　C. 氟尿嘧啶　　　D. 阿糖胞苷

二、多项选择题

1. 下列描述与环磷酰胺性质不相符的有(　　)。
   A. 水溶液稳定　　　　　　　　　B. 失去结晶水即液化
   C. 对热不稳定　　　　　　　　　D. 淡黄色结晶或结晶性粉末
   E. 水解产物显氯化物和磷酸盐的反应

2. 下列药物不是白色结晶性粉末的有(　　　　)。
　　A. 顺铂　　　　B. 巯嘌呤　　　C. 氟尿嘧啶　　D. 白消安　　　　E. 盐酸阿糖胞苷

3. 下列药物属于抗肿瘤植物药有效成分及其衍生物的有(　　　　)。
　　A. 多柔比星　　B. 长春新碱　　C. 紫杉醇　　　D. 羟喜树碱　　　E. 氟尿嘧啶

4. 下列药物中含有硫元素的有(　　　　)。
　　A. 顺铂　　　　B. 巯嘌呤　　　C. 塞替派　　　D. 氟尿嘧啶　　　E. 环磷酰胺

5. 下列描述与卡莫司汀性质相符的有(　　　　)。
　　A. 脂溶性高　　　　　B. 在水中不溶　　　　　C. 对酸碱不稳定
　　D. 临床可用于治脑瘤　E. 临床用其反式异构体

三、问答题

1. 写出环磷酰胺、氟尿嘧啶的化学结构,并说明它们分别属于哪一类型的抗肿瘤药物。

2. 为什么环磷酰胺比其他氮芥类药物毒性小?

3. 什么是烷化剂? 写出一个药物结构举例说明。

4. 环磷酰胺是否可以制成水溶液注射剂? 为什么?

第 13 章　维生素

【学习目标】

1. 掌握维生素的分类;维生素 A、维生素 D_3、维生素 E、维生素 K_3 的名称、理化性质及临床用途。

2. 熟悉维生素 B_1、维生素 B_2、维生素 B_6 和维生素 C 的理化性质及临床用途。

3. 了解维生素的概念、来源、结构特点及维生素 D_3 的理化性质。

在人类疾病谱中有人们熟悉的脚气病、佝偻病、夜盲症、癞皮病等,这些疾病都跟人体所需的一类微量物质有关,即维生素。维生素大量存在于自然界中,是维持人类机体正常代谢机能所必需的一类微量活性物质,主要用于机体的能量转移和代谢调节,参与多种类型的代谢反应。维生素不是细胞的组成部分,在人体内不能合成或合成量很少,它们主要来源于食物,是人类食物中必需的六大营养素之一。

根据溶解性差异,20 世纪 70 年代中期的国际会议把确认的 13 种维生素分成两大类:脂溶性维生素和水溶性维生素。脂溶性维生素包括维生素 A、维生素 D、维生素 E、维生素 K 等,水溶性维生素包括维生素 B 类(维生素 B_1、维生素 B_2、维生素 B_6、维生素 B_{12} 等)、维生素 C、烟酸、烟酰胺、肌醇、叶酸等。

不同种类的维生素,化学结构各异,理化性质和生理功能各不相同。维生素作为药物,一方面主要用于各种维生素缺乏症的防治;另一方面可以与许多药物联合使用,以增强药物的作用或降低药物的副作用。但过量服用维生素,不但无益,有时还可能引起中毒,应加以注意。

13.1　脂溶性维生素

脂溶性维生素在食物中与脂类共存,并随脂类一同被吸收进入机体内。脂溶性维生素在机体内排泄较慢,若摄取过多则可引起蓄积中毒。

13.1.1　维生素 A

1913 年 Mccollum 等学者发现,维生素 A 广泛存在于动物的肝、奶、蛋黄等脂溶性食物中,能显著改善动物的生长。1931 年 Karrer 从鱼肝油中分离提纯得到了维生素 A_1,又名视黄醇,并确定了其化学结构。后来又从淡水鱼的肝脏中分离出了另一种维生素,并将其命名为维生素 A_2。

维生素 A_1 主要存在于哺乳动物和海水鱼的肝脏中。维生素 A_2 主要存在于淡水鱼中,生物活性为维生素 A_1 的30% ~ 40%。动物的肝、奶、肉类及蛋黄中含有丰富的维生素 A,植物中仅含有胡萝卜素、玉米黄素等维生素 A 原。药典收载的维生素 A 为维生素 A_1 的醋酸酯,可维持弱光中人的视觉,缺乏时出现夜盲症;可诱导控制上皮组织的分化和生长的作用,缺乏时上皮组织表面干燥、变厚、屏障性能降低,出现干眼症、牙周溢脓等;也可参与类固醇的合成,是骨骼生长、维持睾丸和卵巢的功能、胚胎发育必需的活性物质;还具有抗氧化作用。

维生素 A_1(视黄醇)   维生素 A_2(3-去氢视黄醇)

植物中存在一些黄色色素,如 α-胡萝卜素、β-胡萝卜素、γ-胡萝卜素,在体内可转化成一分子或两分子视黄醛,可还原为维生素 A。据研究,在人类营养中约 2/3 的维生素 A 来自β-胡萝卜素,经小肠中的 15,15′-加氧酶作用转化为视黄醇。

2Vitamin A_1

β-胡萝卜素

维生素 A 酸   Vitamin A acid

化学名:3,7-二甲基-9-(2,6,6-三甲基-1-环己-1-烯基)-2,4,6,8-壬四烯酸,也称维甲酸。

本品为黄色针状结晶体;易溶于氯仿、二氯甲烷,溶于甲醇、乙醇、植物油及脂肪;遇光、热不稳定,在空气中易吸潮,应密封、避光冷藏保存。

本品临床上主要用于痤疮、扁平苔藓、黏膜白斑、脂溢性皮炎等。本品的异构体 13-顺式维甲酸(异维甲酸)用于严重痤疮,停药后一般不复发。

我国采用维甲酸在临床上治疗早幼粒细胞白血病取得良好效果,是目前诱导急性早幼粒细胞白血病的首选药物。

维生素 A 醋酸酯   Vitamin A Acetate

化学名:全反式-3,7-二甲基-9-(2,6,6-三甲基-1-环己-1-烯基)-2,4,6,8-壬四烯-1-醇醋酸酯。

本品为淡黄色油状物或结晶与油的混合物;易溶于乙醇、氯仿、乙醚、脂肪和油,不溶于水。本品为酯类化合物,其化学稳定性比维生素 A 高,在酸或碱的催化下,易发生水解,水解后生成维生素 A。

本品易被空气氧化,紫外线、加热或有金属离子可催化氧化反应。因此,为提高稳定性,常制成油溶性制剂,贮存于铝制容器,充氮气密封置阴凉干燥处保存,也可以溶于含有维生素 E 的油中,或加入稳定剂(抗氧化剂等)。

本品临床用于维生素 A 缺乏症,如角膜软化病、干眼病、夜盲症等的防治。

13.1.2　维生素 D 类

早在1800年人们就已经知道儿童佝偻病与日光照射相关。1922年,Mccollum 发现在热鱼肝油中通入氧气有抗佝偻病作用,并进一步发现了在鱼肝油中存在对热稳定且不会被皂化的甾体部分,这种物质后来被命名为维生素 D。维生素 D 是一类抗佝偻病维生素的总称,种类很多,目前已知的有十多种,其中最重要是维生素 D_2 和维生素 D_3。它们于1930年和1932年分别由两位科学家 Askewd 和 Windaus 分离得到,并确定了化学结构。

维生素 D 主要存在于鱼肝油、肝脏、蛋黄和乳汁中。人体皮肤内含有维生素 D_3 的前体7-脱氢胆甾醇,7-脱氢胆甾体经日光或紫外线照射后可转化为维生素 D_3,这种方式是人体获得维生素 D 的主要途径。通常人体通过皮肤合成的维生素 D_3 基本能满足机体的需要。植物和酵母中含有维生素 D_2 的前体,经日光或紫外线照射可转变为维生素 D_2。

维生素 D 能促进小肠黏膜、肾小管对钙磷的吸收,能促进骨代谢,维持血钙、血磷的平衡,临床上常用维生素 D 防治佝偻病、骨软化症及老年性骨质疏松症等。但过量使用可导致维生素 D 中毒:引起呕吐、食欲减退,血液中钙磷水平升高,严重的导致钙离子吸收过多,使神经系统和心、肝、肺和肾等出现症状,停用后可逐渐复原。

维生素 D_2 和维生素 D_3 的结构十分相似,差别是维生素 D_2 比维生素 D_3 多一个 C_{22} 烯和 C_{28} 甲基。

(1)维生素 D_2

维生素 D_2　Vitamin D_2

化学名:9,10-开环麦角甾-5,7,10(19),22-四烯-3β-醇,又名麦角骨化醇。

本品为无色针状结晶或白色结晶性粉末;无臭;在三氯甲烷中极易溶解,在乙醇、丙酮和乙醚中易溶,在植物油中略溶,在水中不溶。

本品含多个不饱和双键,遇光或置于空气中易被氧化而变质;遇酸或氧化剂均能发生氧化而变质。故制备时紫外线照射时间不宜太长,贮存时应遮光、充氮、密封在冷处保存。

本品加三氯甲烷溶解后,加醋酐与硫酸,振摇,初显黄色,渐变红色,迅即变为紫色,最后呈绿色。

本品可促进人体对钙和磷的吸收,并帮助骨骼钙化,临床上主要用于预防和治疗佝偻病、骨质软化病。

（2）维生素 D_3

维生素 D_3　Vitamin D_3

化学名:9,10-开环胆甾-5,7,10(19)-三烯-3β-醇,又名胆骨化醇。

本品为无色针状结晶或白色结晶性粉末;无臭;在乙醇、丙酮、三氯甲烷和乙醚中极易溶解,在植物油中略溶,在水中不溶。

本品加三氯甲烷溶解后,加醋酐与硫酸,振摇,初显黄色,渐变红色,迅即变为紫色、蓝绿色,最后变为绿色。

本品在化学结构上与维生素 D_2 比较,因侧链上无双键,稳定性高于维生素 D_2,但在空气中或遇光均易变质。故贮存时应遮光、密封、充氮于冷处保存。

本品用途与维生素 D_2 相同,临床上主要用于调节体内钙、磷的代谢。

维生素 D_3 本身在体内并无活性,必须转化为骨化三醇才有活性。

维生素 D_3　　　　　骨化二醇　　　　　骨化三醇

人体内可由胆固醇转变成7-脱氢胆固醇,并贮存于皮下,在日光或紫外线的照射下,后者B环裂开转变为维生素 D_3,故7-脱氢胆固醇为维生素 D_3 原。多晒太阳是预防维生素 D 缺乏的主要方法之一。

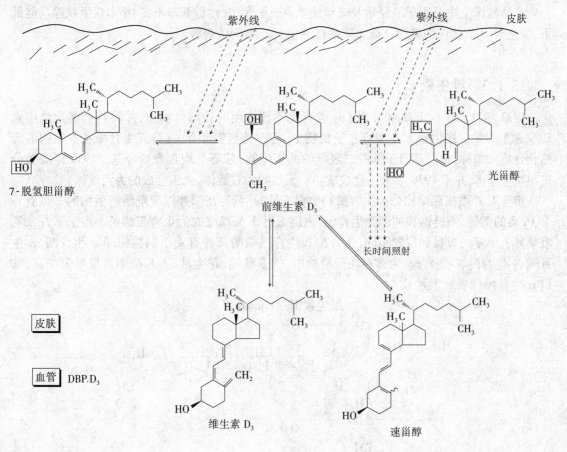

维生素 D₃ 血浆结合蛋白（DBP）

（3）骨化三醇

骨化三醇　Rocalirol

本品在体内可由维生素 D₃ 经过两步氧化代谢得到,即第一步是在肝内质网上被维生素 D 25-羟化酶氧化成 25-羟维生素 D₃;第二步则是在肾线粒体中被维生素 D 的 1α-羟化酶催化生成骨化三醇。

骨化三醇被称为活性的维生素 D₃,被认为是一种激素,维生素 D₃ 则是激素原。

骨化三醇与靶器官,如肠、骨、肾和甲状旁腺中特异性和高亲和力的胞浆受体蛋白结合,转运到细胞核中,诱导钙结合蛋白的合成,促进 Ca^{2+}-ATP 酶的活性,进而促进钙离子的吸收。

同时可控制肾对磷的重吸收,从而维持血浆中磷的水平。

　　本品临床上主要用于绝经后及老年性骨质疏松症、肾性骨营养不良、手术后甲状腺功能低下、维生素 D 依赖性佝偻病及低血磷性抗维生素 D 型佝偻病等。

13.1.3　维生素 E

　　1922 年,Evans 和 Bishop 发现了一类有抗不育作用的脂溶性物质,并将其命名为维生素 E,又称生育酚。维生素 E 主要存在于植物中,是一类与生育有关、具有生育酚基本结构的天然化合物的总称,它们都属于苯并二氢吡喃的衍生物,苯环上均含有酚羟基。1936 年成功分离出维生素 E,并于 1938 年人工合成成功。天然的为右旋体,人工合成的为消旋体。

　　维生素 E 类按照结构分为生育酚和生育三烯酚两类:在苯并二氢吡喃衍生物的 2 位有一个 16 碳的侧链,侧链饱和的即为生育酚,侧链上有 3 个双键的为生育三烯酚。由于苯并二氢吡喃环上甲基的数目和位置不同,生育酚和生育三烯酚又各有 4 个同类物即 α-生育酚、β-生育酚、γ-生育酚、δ-生育酚,大多存在于植物中,以麦胚油、花生油、玉米油中含量最为丰富,常以 α-生育酚代表维生素 E。

维生素 E　Vitamin E

合成型

天然型

化学名:(±)-2,5,7,8-四甲基-2-(4,8,12-三甲基-十三烷基)-6-苯并二氢吡喃醇醋酸酯。

　　本品为微黄色至黄色或黄绿色澄清的黏稠液体;几乎无臭;遇光色渐变深;天然型放置会固化,25 ℃左右融化;在无水乙醇、丙酮、乙醚和植物油中易溶,在水中不溶。

　　本品为 α-生育酚酯类化合物,性质比 α-生育酚稳定,较不易被氧化。但在 KOH 条件下,本品可发生水解生成游离 α-生育酚,再与三氯化铁作用,生成对生育醌和 Fe^{2+},Fe^{2+} 与 2,2'-联吡啶作用生成血红色的配合物。

生育醌

本品与动物的生育功能有关,具有抗不育、抗衰老、抗氧化作用,对生物膜有保护、稳定及调控作用。

本品临床用于习惯性流产、不孕症及更年期障碍、进行性肌营养不良、间歇性跛行及动脉粥样硬化等的防治。长期过量服用可产生眩晕、视力模糊等毒副作用,并可导致血小板聚集及血栓形成。

13.1.4 维生素 K

维生素 K 是一类具有凝血作用、结构类似的维生素的总称。目前已经发现的共有 7 种,即维生素 K_1—K_7。维生素 K_1—K_4 属于 2-甲基-1,4-萘醌类衍生物;维生素 K_5—K_7 则属于萘胺类衍生物。维生素 K_1、维生素 K_2 广泛存在于绿色植物中,维生素 K_3、维生素 K_4 为化学合成品。其中,维生素 K_3 活性最强。

维生素 K 能加速血液凝固,是通过促进肝脏合成凝血酶原所必需的因子。防治因维生素 K 缺乏所致的缺血症,如新生儿出血、长期口服抗生素导致的出血症等。通常情况下人体不缺乏维生素 K。

维生素 K₃   Vitamin K₃

化学名:2-甲基-1,4-二氧-1,2,3,4-四氢-萘-2-磺酸钠盐三水合物。

本品为白色结晶或结晶性粉末;几乎无臭;易溶于水,有吸湿性,微溶于乙醇,几乎不溶于乙醚和苯等有机溶剂;水溶液对石蕊试纸呈中性。

本品水溶液遇光和热,可部分发生异构化,产物为 2-甲基-1,4-萘氢醌-3-磺酸钠和 2-甲基-1,4-萘氢醌,活性降低。为防止这一反应的发生,可保持溶液 pH 为 2～5,并加入稳定剂亚硫酸氢钠。

本品水溶液与甲萘醌和亚硫酸氢钠间存在动态平衡,遇氧气、氢氧化钠或稀盐酸,将析出黄色甲萘醌沉淀。光和热也可促进药物的分解,因此本品水溶液不适宜在水中长存。

本品临床上主要用于凝血酶原过低症、维生素 K 缺乏症及新生儿出血症的防治。

13.2　水溶性维生素

水溶性维生素通常是指溶于水而不溶于油脂的维生素,主要包括维生素 B 族和维生素 C 两类。部分水溶性维生素可以微溶于有机溶剂。

13.2.1　B 族维生素

B 族维生素包括很多化学结构及生理功能不同的一类物质。之所以把它们归为同一族,是因为它们最初从同一来源,如肝、酵母、米糠中分离得到,在食物中也有相似的分布情况。

B 族维生素包括维生素 B_1(硫胺)、维生素 B_2(核黄素)、维生素 B_3(烟酸)、维生素 B_4(6-氨基嘌呤)、维生素 B_5(泛酸)、维生素 B_6(吡多辛)、维生素 B_7(生物素)、维生素 B_{12}(氰钴胺)、B_c(叶酸)等。

1)维生素 B_1

早在 1880 年,俄国科学家鲁宁就发现米糠、麦麸和酵母中含有与人体糖代谢有密切关系的物质。1896 年荷兰的爱杰克曼进一步证明此物质的存在,并将其命名为维生素 B$_1$,直到 1926 年才从米糠中分离到纯品,1935 年确定其化学结构,1936 年威廉斯进行人工合成。

1952 年发现硫胺与大蒜中的挥发性物质大蒜素反应得优硫胺,由水溶性变成脂溶性,仍具有维生素 B$_1$ 作用,优硫胺与维生素 B$_1$ 相比,只是 S 与 C$_2$ 之间的键打开了,其他结构并未触动,优硫胺易透过生物膜,在肠壁吸收更快,血液和组织中硫胺浓度较高,较维生素 B$_1$ 作用更持久。

由此启发人们合成了硫胺的二硫衍生物,如呋喃硫胺(Fursultiamine)、辛硫胺(Octotiamine)、双脂硫胺和二磷硫胺,这些衍生物在体内均变为硫胺而起作用。

硫胺(维生素 B$_1$)   优硫胺

呋喃硫胺   辛硫胺

双脂硫胺   二磷硫胺

维生素 B$_1$ Vitamin B$_1$

化学名:氯化 4-甲基-3-[(2-甲基-4-氨基-5-嘧啶基)甲基]-5-(2-羟基乙基)噻唑嗡盐酸盐,又称盐酸硫胺。

本品来源于米糠、麦麸、酵母等,也可以由人工合成。本品为白色结晶或结晶性粉末;有微弱的特臭,味苦。干燥的维生素 B_1 在空气中迅速吸收约 4% 的水分;在水中易溶,在乙醇中微溶,在乙醚中不溶。

维生素 B_1 的水溶液遇酸较稳定,遇碳酸氢钠或亚硫酸氢钠均可发生分解。在空气中被氧化或在碱性溶液中被铁氰化钾氧化,均可生成具有荧光的硫色素(硫胺荧),即失去效用。遇光或与铜、铁、锰等金属离子接触,均能加速氧化作用。硫色素溶于异丁醇中,呈蓝色荧光,加酸使成酸性,荧光消失,碱化后荧光又显现。

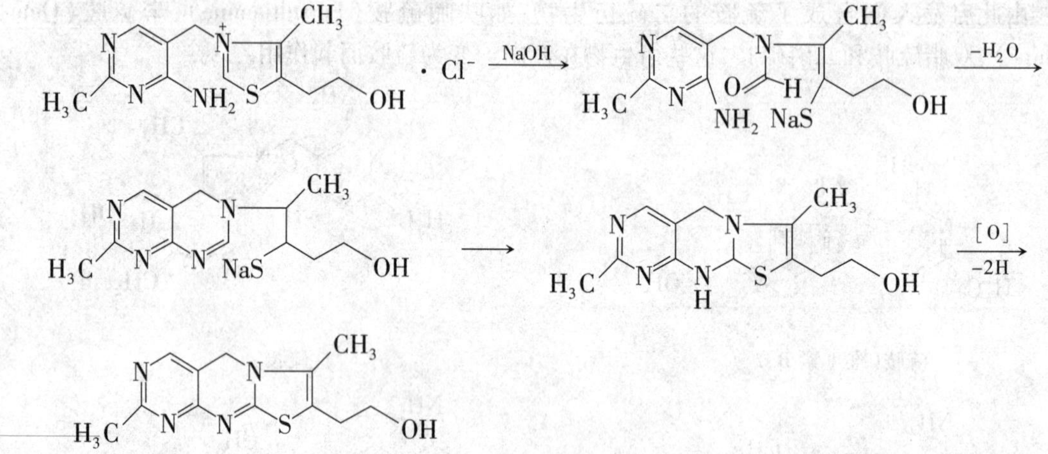

硫色素

在氢氧化钠存在下,由维生素 B_1 得到 2-羟基-4-噻唑啉后自动开环,并生成相应的巯基和甲酰胺衍生物。在空气中进一步迅速自动氧化,转化为二硫化合物。

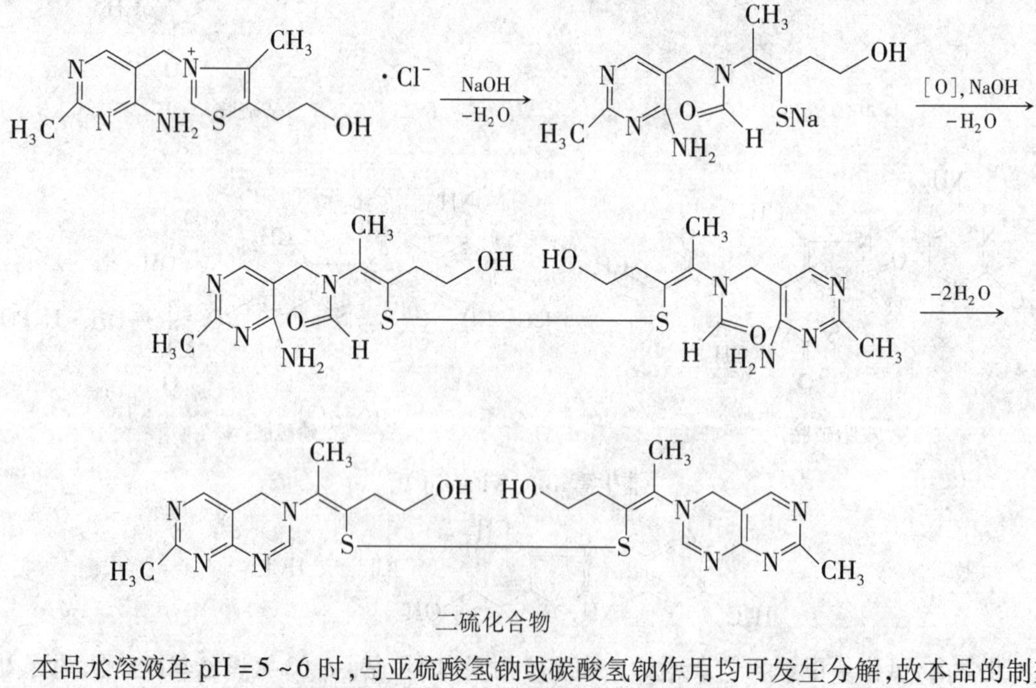

二硫化合物

本品水溶液在 pH = 5~6 时,与亚硫酸氢钠或碳酸氢钠作用均可发生分解,故本品的制剂不能用亚硫酸氢钠成碳酸氢钠作稳定剂。

2) 维生素 B₂

维生素 B_2，又称核黄素，是一种与机体氧化、还原过程有关的物质，主要有传递氢原子或电子的功能。维生素 B_2 分布较广，酵母、青菜、蛋、乳、肝脏中含量较多，现可用生物发酵或化学合成方法制取。

核黄素在体内经磷酸化转化为黄素单核苷酸（FMN）和黄素腺嘌呤二核苷酸（FAD）才有生物活性。缺乏维生素 B_2 可引起唇炎、舌炎、脸部皮脂溢、结膜炎、怕光等。

维生素 B₂　Vitamin B₂

化学名:7,8-二甲基-10[(2S,3S,4R)-2,3,4,5-四羟基戊基]-3,10-二氢苯并蝶啶-2,4-二酮，又名核黄素。

本品为橙黄色结晶性粉末；微臭，味微苦；不溶于乙醇、水、三氯甲烷和乙醚，溶于稀氢氧化钠溶液；熔点为 280 ℃，熔融时同时分解。

本品在干燥时性质稳定，但其水溶液遇光极易分解，分解速度随温度和 pH 升高而加速。在碱性溶液中，维生素 B_2 分解为感光黄素（光化黄），在酸性或中性溶液中则分解为光化色素（蓝色荧光素）；此外，在酸性或碱性溶液中还可生成微量的核黄素-10-乙酸。

感光黄素　　　　　光化色素　　　　　核黄素-10-乙酸

本品主要用于维生素 B_2 缺乏所致的唇炎、脂溢性皮炎、结膜炎等。

3) 维生素 B₆

维生素 B_6 缺乏可致眼、鼻与口腔周围皮肤脂溢性发炎，引起色氨酸代谢失调，尿中黄尿酸排出增高，个别还有神经精神症状，如易激动、忧郁和人格改变等。

维生素 B_6 广泛存在于肝、鱼类、肉类、谷物、蔬菜等动植物中，是具有辅酶作用的一类维生素。维生素 B_6 包括吡多辛（Pyridoxine）、吡多醛（Pyridoxal）、吡多胺（Pyridoxamine），最早分离出来的是吡多辛，因此将其作为维生素 B_6 代表，临床用其盐酸盐制剂，主要治疗妊娠呕吐、放射性呕吐、异烟肼中毒、脂溢性皮炎及粗糙病等。

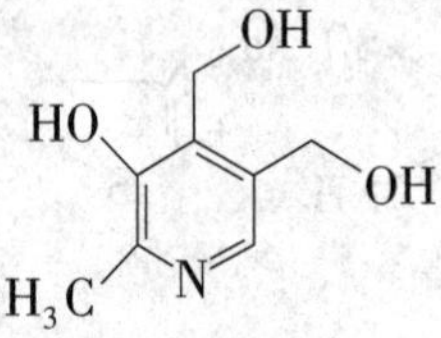

吡多辛 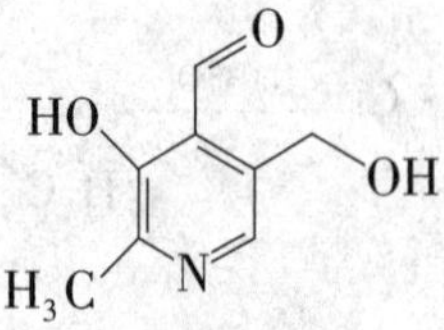　　　　　　　　　　　吡多醛 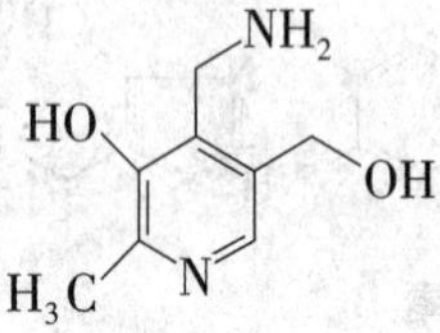　　　　　　　　　　　吡多胺

吡多辛与吡多醛、吡多胺在体内可以相互转化。

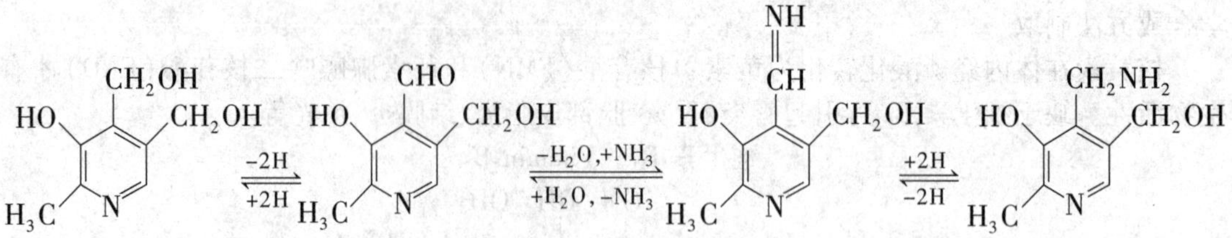

吡多辛　　　　　　　　吡多醛　　　　　　　　　　　　　　　　　　　　　吡多胺

维生素 B₆　　Vitamin B₆

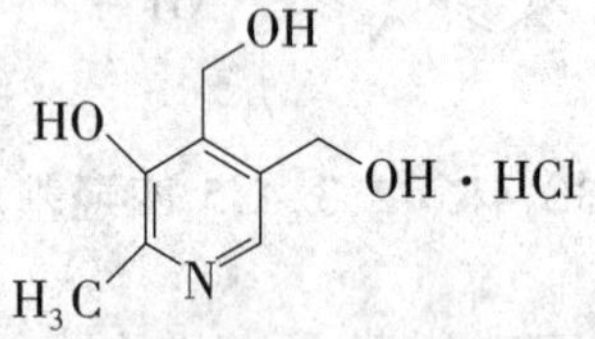

化学名:6-甲基-5-羟基-3,4-吡啶二甲醇盐酸盐,又名盐酸吡多辛。

本品为白色或类白色结晶或结晶性粉末;无臭,味酸苦;遇光渐变质;在水中易溶,在乙醇中微溶,在三氯甲烷和乙醚中不溶。

本品在干燥条件下对光和空气较稳定,但由于分子中含有 3 个羟基,其水溶液遇空气可被氧化变色,随 pH 升高,氧化速度加快,在中性或碱性溶液中遇光则分解。

本品结构中的烯醇羟基可与三氯化铁作用呈红色。此外,本品能与2,6-二氯对苯醌氯亚胺作用生成蓝色化合物,数分钟后变为红色。

本品用于妊娠呕吐、放射病或抗癌药所致的呕吐、异烟肼中毒、脂溢性皮炎等。

4)其他 B 族维生素

维生素 B₃(Vitamin B₃)又称烟酸,具有促进细胞新陈代谢的作用,其结构改造产物烟酰胺(Nicotinamide)也可促进细胞新陈代谢。临床上多用于防治粗糙病。维生素 B₃ 还有扩展血管和降低血脂的作用,而烟酰胺并无此类作用。

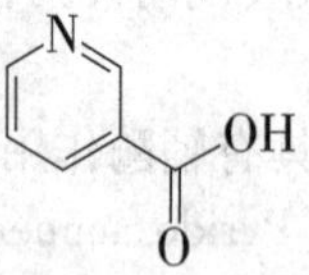

烟酸 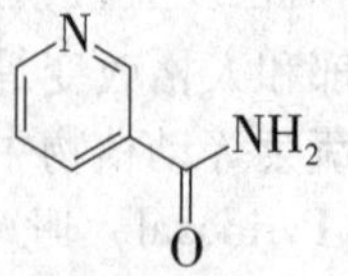　　　　　　　　烟酰胺 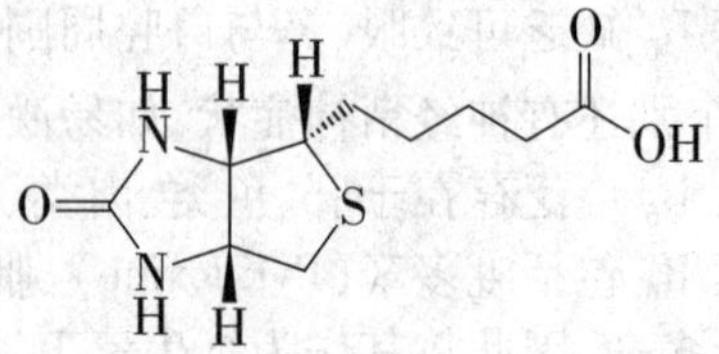　　　　　　　　　　　　　生物素

维生素 B₁₂又名氰钴胺,是由苯并咪唑核苷酸与考啉环系形成的钴内络盐。维生素 B₁₂主要存在于肝、蛋、乳及细菌发酵液中,因其在脂质及糖代谢中起重要作用,并能促进骨髓造血功

能,故临床可用于恶性贫血、巨幼红细胞性贫血及坐骨神经痛、三叉神经痛、神经炎等。

维生素 B$_{12}$

纯净的维生素 B$_{12}$ 为暗红色针状结晶或结晶性粉末,其分子结构中含有 4 个氢化吡咯环,钴原子与 4 个吡咯环上的氮原子络合,吡咯环上取代基多为甲基、乙酰氨基或丙酰氨基;核苷酸部分是由苯并咪唑 3 位上的 N 原子以苷的形式与核糖相连,后者又与磷酸结合成酯。

维生素 B$_4$ 又称 6-氨基嘌呤或腺嘌呤,具有刺激白细胞增生的作用,可用于各种原因引起的白细胞减少症。

维生素 B$_5$ 是泛酸的钙盐,用其右旋体,左旋体无效,故称右旋泛酸钙。维生素 B$_5$ 为辅酶 A 的组成成分,对蛋白质、脂肪和糖类的代谢起着重要的作用,可用于维生素 B 缺乏引起的疾病及周围神经炎,现多作为营养辅助药。

维生素 B$_c$ 又名叶酸或维生素 M,1941 年 Williams 从菠菜中提取出纯品,1948 年 Waller 等确定其结构,并进行全合成。维生素 B$_c$ 是蝶啶衍生物,主要参与体内氨基酸及核酸的合成,与维生素 B$_{12}$ 一起促进红细胞的生成。

维生素 B$_4$ 维生素 B$_5$ 维生素 B$_c$

13.2.2 　维生素 C

维生素 C 广泛存在于新鲜水果及绿叶蔬菜中,番茄、橘子、鲜枣、山楂、刺梨及辣椒等均含有丰富的维生素 C,也可以由生物发酵或化学合成获得。在大多数动物体内可自行合成维生素 C,而灵长类、豚鼠不能,它们只能从食物中摄取。

1932 年科学家分离出维生素 C 纯结晶,其具有烯二醇结构,显酸性。1933 年确定其结构并合成。

维生素 C　Vitamin C

化学名:L-(+)-苏糖型-2,3,4,5,6-五羟基-2-己烯酸-4-内酯,又名 L-抗坏血酸。

本品为白色结晶或结晶性粉末;无臭,味酸;水溶液显酸性反应;在水中易溶,在乙醇中略溶,在三氯甲烷和乙醚中不溶;熔点为 190～192 ℃,熔融时同时分解。

本品在干燥条件下较稳定,但遇光及湿气,久置色渐变微黄,故应避光、密封保存。

本品是含 6 个碳原子的多羟基化合物;两个手性碳原子,四个光学异构体。其中,L-(+)-抗坏血酸的活性最高;D-(-)-异抗坏血酸的活性仅为 L-(+)-抗坏血酸的 1/20;D-(-)-抗坏血酸和 L-(+)-异抗坏血酸几乎无效。

| L-(+)-抗坏血酸 | D-(-)- 抗坏血酸 | D-(-)-异抗坏血酸 | L-(+)-异抗坏血酸 |

本品分子中含有连二烯醇结构,由于两个烯醇羟基极易游离,释放出 H^+,水溶液显酸性。在水溶液中可发生互变异构,主要以烯醇式存在。两种酮式异构体中,2-氧代物较 3-氧代物稳定,能分离出来,3-氧代物极不稳定,易变成烯醇式结构。

| 2-氧代物 | 烯醇式 | 3-氧代物 |

本品分子中含有连二烯醇结构,具有较强的还原性。其水溶液易被空气中的氧气氧化,生成去氢抗坏血酸。可被硝酸银、氯化铁、碱性酒石酸铜、碘、碘酸盐及 2,6-二氯靛酚所氧化生成

去氢抗坏血酸。而去氢维生素 C 比维生素 C 更易被水解,生成2,3-二酮古洛糖酸,并可进一步被氧化为苏阿糖酸和草酸而失去活性。

去氢维生素 C   2,3-二酮古洛糖酸   苏阿糖酸   草酸

在氢碘酸、硫化氢等还原剂的作用下,去氢维生素 C 又可逆转为维生素 C,二者可以相互转化。

本品被氧化为去氢抗坏血酸后,分子中的共轭体系被破坏,在无氧条件下就容易发生脱水和水解反应,在酸性介质中受质子催化,反应速度比在碱性介质中快,进而脱羧生成呋喃甲醛,呋喃甲醛易于聚合而呈现黄色斑点。

本品水溶液,加入硝酸银试剂可发生银镜反应,产生黑色的银沉淀。另外,还可使二氯靛酚试液褪色。

本品在空气、光线、温度等的影响下,氧化生成去氢维生素 C,在一定条件下发生脱水、水解和脱羧反应而生成糠醛,以致聚合呈色。为了避免维生素 C 的分解变质,在制备片剂的过程中,通常采用干法制粒;当制备注射液时,则应使用二氧化碳饱和的注射用水,pH 严格控制在 5.0 ~ 7.0 之间,并加入金属配合剂 EDTA-2Na 和焦亚硫酸钠等作为稳定剂,此外,还需通入

二氧化碳或氮气等惰性气体置换安瓿液面上的空气。

糖醛

本品可防治坏血病,预防冠心病,大量注射本品可用于治疗克山病。维生素 C 也适用于尿的酸化、各种贫血和许多其他疾病。过量服用后突然停用,也会患维生素 C 缺乏症,需要几周后才能重建立平衡。

本章习题

一、单项选择题

1. 能用于油溶性药物抗氧剂的维生素是(　　　)。

　　A. 维生素 A　　　　　B. 维生素 B　　　　　C. 维生素 C　　　　　D. 维生素 E

2. 可用于抗佝偻病的维生素是(　　　)。

　　A. 维生素 A　　　　　B. 维生素 B　　　　　C. 维生素 C　　　　　D. 维生素 D

3. 下列维生素又称抗坏血酸的是(　　　)。

　　A. 维生素 A　　　　　B. 维生素 B　　　　　C. 维生素 C　　　　　D. 维生素 D

4. 下列维生素中,具有结构 的是(　　　)。

　　A. 维生素 K_3　　　　　B. 维生素 C　　　　　C. 烟酸　　　　　D. 维生素 E

5. 下列维生素中,结构式为 的是(　　　)。

　　A. 维生素 A　　　　　B. 维生素 B_1　　　　　C. 维生素 E　　　　　D. 维生素 B_6

6. 下列维生素中,结构式为 $\cdot 3H_2O$ 的是(　　　)。

　　A. 维生素 K_1　　　　　B. 维生素 K_3　　　　　C. 维生素 E　　　　　D. 维生素 B_1

二、多项选择题

1. 属于水溶性维生素的有(　　　)。

　　A. 维生素 A　　B. 维生素 D　　C. 维生素 E　　D. 维生素 K　　E. 维生素 C

2. 属于脂溶性维生素的有(　　　　)。

　　A. 维生素 A　　B. 维生素 D　　　C. 维生素 E　　　D. 维生素 K　　　E. 维生素 C

3. 水溶液不稳定,易被空气中的氧氧化的维生素有(　　　　)。

　　A. 维生素 B_1　　B. 维生素 K_3　　C. 维生素 B_6　　　D. 维生素 C　　　E. 烟酸

4. 维生素 C 的结构中含有连烯二醇结构,因此具有(　　　　)。

　　A. 酸性　　　　B. 碱性　　　　　C. 氧化性　　　　D. 还原性　　　　E. 不溶于水

5. 维生素 B_2 具有(　　　　)。

　　A. 旋光性　　　B. 酸碱两性　　C. 还原性　　　　D. 水溶液显荧光性　　E. 氧化性

6. 贮存时应遮光、密封的维生素有(　　　　)。

　　A. 维生素 A　　B. 维生素 K_3　　C. 维生素 B_1　　　D. 维生素 C　　　E. 维生素 E

三、问答题

1. 维生素 C 在制备成制剂时需要采取哪些措施,以防其发生变质?

2. 为什么维生素 E 可以作为一种有效的抗氧化剂?

3. 可作为抗氧剂使用的维生素有哪些?

4. 分析维生素 C 的结构,说明其不稳定的原因。

5. 简述维生素 B 的种类及临床应用。

6. 为什么要将维生素 A 和维生素 E 制成酯类化合物?

7. 某患者因病长期服用钙剂和人造补血药,同时又服用了维生素 E。请问该患者能达到延缓衰老的目的吗?

药物化学实验实训部分

实训 1　药物的化学性质

一、实训目的

1. 理解几种典型药物的主要理化性质及在定性鉴别中的应用；

2. 熟悉几种典型药物(解热镇痛药、镇痛药)的理化性质及药物鉴别的方法与基本操作。

二、实训器材

1. 仪器　试管、白瓷板、乳钵、恒温水浴锅、酒精灯、胶头滴管、漏斗、烧杯、量杯等。

2. 药品　盐酸普鲁卡因、盐酸利多卡因、苯巴比妥(钠)、阿司匹林、对乙酰氨基酚。

3. 试剂　稀盐酸、盐酸、稀硝酸、稀硫酸、硫酸、0.1 mol/L 亚硝酸钠、碱性 β-萘酚试液、10% 氢氧化钠、氨水、三硝基苯酚试液、碳酸钠试液、硫酸铜试液、硝酸银试液、三氯化铁试液、氯仿、甲醛、亚硝酸钠固体。

三、实训内容与操作步骤

(1) 盐酸普鲁卡因

①取本品约 20 mg,加稀盐酸 1 mL,振摇使之溶解,再加 0.1 mol/L 亚硝酸钠 2 滴,摇匀,加碱性 β-萘酚试液 2~3 滴,即析出红色或猩红色沉淀。

②取本品约 0.1 g,加蒸馏水 2 mL 使之溶解,加 10% 氢氧化钠 1 mL,即生成白色沉淀;加热出现油状物;继续加热,产生蒸汽(二乙氨基乙醇),可使润湿的红色石蕊试纸变蓝;热至油状物消失后,放冷,小心缓慢滴加盐酸试液,即析出白色沉淀,再加盐酸,沉淀又溶解。

③取本品约 10 mg,加蒸馏水 1 mL 使之溶解,加稀硝酸 1 mL,摇匀,滴加硝酸银试液,即析出白色凝胶状沉淀。分离沉淀,加入适量氨试液,沉淀溶解,再加硝酸试液,沉淀复现。

注意:供试品若为盐酸普鲁卡因注射液,①、③法可直接取注射液进行;②法须将注射液浓缩后再进行。

(2) 盐酸利多卡因

供试液配制:取本品约 0.2 g,加蒸馏水 20 mL 溶解后,分别进行下列操作:

①取供试液 10 mL,加三硝基苯酚(苦味酸)试液 10 mL,即生成利多卡因苦味酸沉淀。

②取供试液 2 mL,加碳酸钠试液 1 mL,硫酸铜试液 4~5 滴,即显蓝紫色;加氯仿 2 mL,振摇静置分层,氯仿层显黄色。

③取供试液 5 mL,加稀硝酸 1 mL,摇匀,滴加硝酸银试液,即析出白色凝胶状沉淀。分离沉淀,加入适量氨试液,沉淀溶解,再加硝酸试液,沉淀复现。

（3）苯巴比妥（钠）

①取本品约 50 mg，加 10% 氢氧化钠溶液 2 mL，煮沸约半分钟，即产生氨气，可使润湿的红色石蕊试纸变蓝。

②取本品约 50 mg，加碳酸钠试液约 10 滴，加蒸馏水 2 mL，振摇片刻，过滤。取滤液（或上清液）滴加硝酸银试液，即产生白色沉淀，振摇，沉淀溶解；继续滴加硝酸银试液，边加边振摇，至沉淀不再溶解，再滴加氨水数滴，沉淀又溶解。

③取本品约 50 mg 置试管中，加甲醛试液 1 mL，煮沸放冷，沿管壁缓缓加入硫酸约 10 滴，使成二液层（切勿振摇），置水浴中加热，接界面即显玫瑰红色。

④取本品约 10 mg，置白瓷板或干燥试管中，加硫酸 2 滴，加亚硝酸钠约 5 mg，混合，即显橙黄色，继为橙红色。

注意：供试品若为苯巴比妥片，用乳钵研磨后取片粉适量（约相当于苯巴比妥 0.2 g），加无水乙醇 15 mL 充分振摇，过滤，将滤液置水浴上蒸干后，取残渣进行上述实验。

（4）阿司匹林

①取本品约 50 mg，加蒸馏水 2 mL，煮沸放冷，加入三氯化铁试液 1 滴，即显紫堇色。另取本品 50 mg，加蒸馏水 2 mL，不经加热，加入三氯化铁试液 1 滴，观察现象，以作对照。

②取本品约 0.2 g，加碳酸钠试液 2～3 mL，煮沸 2 min，放冷，滴加过量的稀硫酸，即析出白色沉淀，并产生乙酸特臭。

注意：供试品若为阿司匹林片，可用乳钵研磨后取片粉少许（约相当于阿司匹林 0.1 g），加蒸馏水 5 mL，分为两份再按上述①中方法进行实验；另取片粉适量（相当于阿司匹林 0.3 g），加碳酸钠试液 5 mL，振摇后放置 5min，过滤，取滤液再按上述②中"煮沸 2 min……"方法进行实验。

（5）对乙酰氨基酚

①取本品约 10 mg，加蒸馏水 1 mL，振摇使之溶解，加三氯化铁试液 1～2 滴，即显蓝紫色。

②取本品约 0.1 g，加稀盐酸 5 mL，置水浴中加热 40min，放冷；取出 0.5 mL，滴加 0.1 mol/L 亚硝酸钠溶液 5 滴，摇匀，加蒸馏水 3 mL，加碱性 β-萘酚试液 2 mL，振摇，即显红色。

注意：供试品若为对乙酰氨基酚片，乳钵研磨后取片粉（约相当于对乙酰氨基酚 0.5 g），用 15 mL 乙醇分 3 次研磨使对乙酰氨基酚溶出，过滤，合并滤液，经水浴蒸干，取残渣进行上述实验。

四、注意事项

①做盐酸普鲁卡因试验②时，在加盐酸酸化过程中，应小心缓慢加入，如果滴加过快，会因为盐酸过量，直接生成对氨基苯甲酸的盐酸盐而观察不到沉淀现象。

②苯巴比妥与 10% 氢氧化钠溶液共热时，易发生爆沸，操作中应特别注意加热部位及振摇，禁止将试管口朝向操作人员进行加热。

③三氯化铁的显色反应很灵敏，但反应适宜 pH 为 4～6，在强酸性溶液中所得配位化合物易分解。

④进行对乙酰氨基酚的重氮化-偶合反应，必须先将本品在沸水浴中水解完全。水解时不可直火加热，以防因局部温度过高，而促使本品被氧化或局部炭化，影响反应的结果。

⑤在重氮化-偶合反应中，为了避免亚硝酸和重氮盐分解，须在低温下进行。实验过程中必须保持酸性，盐酸的量要多于药物的 3 倍，主要目的是促使亚硝酸钠转为亚硝酸以进行重氮

化反应;还可加快重氮化反应速度;增加重氮盐稳定性并防止副反应的发生。

五、思考题

1. 在苯巴比妥与硝酸银的反应中,加碳酸钠试液的作用是什么? 若加量过多有什么影响?

2. 为什么滴加硝酸银试液时,开始生成的白色沉淀经振摇后又消失? 若再多加入硝酸银试液,沉淀却不消失?

3. 进行阿司匹林鉴别实验①时,煮沸的目的是什么?

4. 可否利用重氮化-偶合反应区别阿司匹林和对乙酰氨基酚? 为什么?

实训 2　药物的定性鉴别

一、实训目的

1. 理解几种常用典型药物的理化性质对药物鉴别的影响;

2. 熟悉几种典型药物(磺胺类抗菌药、抗生素、维生素)的理化性质及药物鉴别的方法与基本操作。

二、实训器材

1. 仪器　试管、白瓷板、乳钵、恒温水浴锅、酒精灯、胶头滴管、漏斗、烧杯、量杯等。

2. 药品　青霉素钠(钾)、硫酸链霉素、红霉素、磺胺嘧啶(SD)、维生素 B_1、维生素 C。

3. 试剂　盐酸、稀盐酸、硫酸、0.1% 的 8-羟基喹啉、氢氧化钠试液、次溴酸钠试液、0.1 mol/L的亚硝酸钠试液、碱性 β-萘酚试液、2.5% 碘酊、二氯化汞试液、碘试液、碘化钾试液、硫酸铜试液、铁氰化钾、硝酸银试液、二氯靛酚钠试液、正丁醇、氯仿、丙酮。

三、实训内容与操作步骤

(1) 青霉素钠(钾)

取本品约 0.1 g,加 5 mL 水溶解,再加 2~3 滴稀盐酸,即有白色沉淀产生。

(2) 硫酸链霉素

取本品约 0.5 mg,加 5 mL 水溶解后,再加 2.5 mL 的氢氧化钠试液及 0.1% 的 8-羟基喹啉的乙醇溶液 1 mL,直火加热,放至室温,加次溴酸钠试液 3~4 滴,即显橙红色。

(3) 红霉素

取本品约 5 mg,加 2 mL 硫酸,轻轻振摇,即显红色。

取本品约 3 mg,加 2 mL 丙酮溶解后,加盐酸 2 mL,即显橙黄色,渐变为紫红色,再加氯仿 2 mL,氯仿层应显紫色。

(4) 磺胺甲基异噁唑(SMZ)、磺胺嘧啶(SD)

取两支试管,分别加约 150 mg 的 SMZ、SD,再各加 1 mL 稀盐酸,振摇使之溶解,然后加 0.1 mol/L的亚硝酸钠试液数滴。混合均匀,再滴加碱性 β-萘酚试液数滴,即产生红色沉淀。

取两支试管,分别加约 0.1 g 的 SMZ、SD,加 3 mL 水,摇匀,再逐滴滴加 1% 氢氧化钠至溶解,过滤,取滤液加 1 滴硫酸铜试液,即生成特殊颜色的铜盐沉淀。

取约 0.1 g 的 SD,加稀盐酸使之溶解后,加 4~5 滴 2.5% 碘酊,即产生棕褐色沉淀。

(5) 维生素 B_1

①取本品约 5 mg,加 2.5 mL 的氢氧化钠试液使之溶解,加 0.5 mL 的铁氰化钾试液及 5 mL正丁醇,充分振摇后,旋转使分层,上层即显强烈的蓝色荧光;滴加稀盐酸呈酸性,荧光即

消失;再滴加 10% 氢氧化钠试液,使之呈碱性,又出现蓝色荧光。

②取本品约 20 mg,加 1 mL 水溶解,加 2 滴氯化汞试液,产生白色沉淀。

③取本品约 30 mg,加适量水溶解后,分装于两支试管中,一支试管加碘试液两滴,产生有色沉淀;另一支试管加碘化汞钾试液两滴,产生有色沉淀。

(6)维生素 C

取本品约 0.2 g,加 10 mL 水溶解后,分别做如下实验:

①取上述溶液 5 mL,加硝酸银试液数滴,即产生黑色沉淀。

②取上述溶液 5 mL,加二氯靛酚钠试液 2~3 滴,试液的颜色即消失。

四、注意事项

药物如为注射剂(液)可直接使用,如为片剂,应去除包衣后,用乳钵研细,取适量细粉使用。

五、思考题

1. 青霉素钠(钾)的水溶液遇酸产生沉淀的原因是什么?

2. 根据结构解释磺胺类药物发生重氮化-偶合反应的原因。

3. 如何区别维生素 B_1 及维生素 C?

实训 3 药物的稳定性观察

一、实验目的

1. 理解外界因素对药物的水解及氧化等变质反应的影响;

2. 掌握几种典型药物稳定性测定的基本操作与保持稳定性所采取的措施。

二、实训器材

1. 仪器 试管、恒温水浴锅、酒精灯、胶头滴管、烧杯、量杯。

2. 药品 盐酸普鲁卡因、青霉素钠(钾)、苯巴比妥钠。

3. 试剂 盐酸、10% NaOH、3% H_2O_2、石蕊试纸。

三、基本操作

(1)盐酸普鲁卡因

取 2 支试管,分别加入盐酸普鲁卡因约 0.1 g,再各加入水 3 mL 使其溶解,在其中一支试管中加入 10% NaOH 试液 1 mL,另一支试管中加入水 1 mL;然后在两支试管口分别放置一条湿的红色石蕊试纸,同时在沸水浴中加热,记录所观察到的现象。

(2)青霉素钠(钾)

取 2 支试管,分别加入青霉素钠或青霉素钾 0.1 g,各加水 5 mL 使其溶解,观察溶液是否浑浊。一支试管中加 2~3 滴盐酸,另一支试管放置 2 h,记录所观察到的现象。

(3)苯巴比妥钠

取试管 2 支,分别加入苯巴比妥钠约 0.1 g,一支试管中加入 5 mL 水使其溶解,观察溶液是否浑浊,放置 2 h 后再记录观察到的现象。在另一支试管中加入 10% NaOH 试液 5 mL,然后在试管口放置一条湿的红色石蕊试纸,在水浴中加热,记录试纸的颜色变化及所产生的气体。

四、思考题

1. 在盐酸普鲁卡因的水解实验中,加入碱后有何现象产生,说明原因。

2. 试述影响药物水解及氧化变质的因素。为防止上述变质反应发生应分别采取什么措施？

实训 4 未知药物的定性鉴别

一、实训目的

1. 熟悉已学过的部分典型药物的主要理化性质；

2. 能利用已学知识，在已知范围内确定药物的基本方法和程序；

3. 培养药品检验工作的实践操作能力。

二、实训器材

1. 仪器 试管、水浴锅、烧杯、胶头滴管。

2. 药品 盐酸普鲁卡因、苯巴比妥（钠）、地西泮、盐酸哌替啶、盐酸异丙肾上腺素、盐酸麻黄碱、磺胺醋酰钠、维生素 B_1、维生素 B_6、对氨基水杨酸钠、盐酸吗啡（以上药品全部使用注射剂，并去除所有标签）。

三、实训设计

预习以上各种药物，根据其主要理化性质设计其鉴别方法，并通过所设计方法鉴别出各种药品。

四、思考题

1. 未知药物进行定性鉴别时要注意哪些问题？

2. 总结未知药物定性鉴别的步骤。

实训 5 阿司匹林的合成

一、实训目的

1. 掌握酯化反应和重结晶的原理及基本操作；

2. 熟悉搅拌机的安装及使用方法。

二、实训原理

阿司匹林为白色针状或板状结晶；熔点为 135～140 ℃；易溶于乙醇，可溶于氯仿、乙醚，微溶于水。阿司匹林为解热镇痛药，用于伤风、感冒、头痛、发烧、神经痛、关节痛及风湿病等。近年来，又证明它具有抑制血小板凝聚的作用，其治疗范围又进一步扩大到预防血栓形成、治疗心血管疾患。阿司匹林化学名为2-乙酰氧基苯甲酸，化学结构式为：

$$\begin{array}{c} OCOCH_3 \\ COOH \end{array}$$

合成路线如下：

$$\begin{array}{c} OH \\ COOH \end{array} + (CH_3CO)_2O \xrightarrow{H_2SO_4} \begin{array}{c} OCOCH_3 \\ COOH \end{array} + CH_3COOH$$

三、实训器材

1. 仪器 锥形瓶、量筒、布氏漏斗、抽滤瓶、搅拌机、恒温水浴锅。

2. 药品 水杨酸(CP)、乙酸酐(CP)、98%浓硫酸(CP)、无水乙醇(CP)。

四、实训步骤

(1) 酯化

在装有搅拌棒及球形冷凝器的 100 mL 三颈瓶中,依次加入水杨酸 10 g,醋酐 14 mL,浓硫酸 5 滴。开动搅拌机,置水浴加热,待浴温升至 70 ℃时,维持在此温度反应 30 min。停止搅拌,稍冷,将反应液倾入 150 mL 冷水中,继续搅拌,至阿司匹林全部析出。抽滤,用少量稀乙醇洗涤,压干,得粗品。

(2) 精制

将所得粗品置于附有球形冷凝器的 100 mL 圆底烧瓶中,加入 30 mL 乙醇,于水浴上加热至阿司匹林全部溶解,稍冷,加入活性炭回流脱色 10 min,趁热抽滤。将滤液慢慢倾入 75 mL 热水中,自然冷却至室温,析出白色结晶。待结晶析出完全后,抽滤,用少量稀乙醇洗涤,压干,置红外灯下干燥(干燥时温度不超过 60 ℃为宜),测熔点,计算收率。

(3) 水杨酸限量检查

取阿司匹林 0.1 g,加 1 mL 乙醇溶解后,加冷水适量,制成 50 mL 溶液。立即加入 1mL 新配制的稀硫酸铁铵溶液,摇匀;30 秒内显色,与对照液比较,不得更深(0.1%)。

对照液的制备:精密称取水杨酸 0.1 g,加少量水溶解后,加入 1 mL 冰醋酸,摇匀;加冷水适量,制成 1 000 mL 溶液,摇匀。精密吸取 1 mL,加入 1 mL 乙醇、48 mL 水及 1 mL 新配制的稀硫酸铁铵溶液,摇匀。

稀硫酸铁铵溶液的制备:取盐酸(1 mol/L)1 mL,硫酸铁铵指示液 2 mL,加冷水适量,制成 1 000 mL 溶液,摇匀。

四、思考题

1. 向反应液中加入少量浓硫酸的目的是什么?是否可以不加?为什么?

2. 本反应可能发生哪些副反应,产生哪些副产物?

3. 精制阿司匹林时,选择溶媒依据的是什么原理?为何滤液要自然冷却?

参考文献

［1］国家药典委员会.中华人民共和国药典［M］.北京:中国医药科技出版社,2015.

［2］尤启冬.药物化学［M］.7 版.北京:人民卫生出版社,2011.

［3］葛淑兰,惠春.药物化学［M］.2 版.北京:人民卫生出版社,2013.

［4］李志裕.药物化学［M］.南京:东南大学出版社,2006.

［5］彭司勋.药物化学进展2［M］.北京:化学工业出版社,2003.

［6］闻韧.药物合成反应［M］.3 版.北京:化学工业出版社,2007.

［7］白东鲁,陈凯先.高等药物化学［M］.北京:化学工业出版社,2011.

［8］张彦文.药物化学［M］.北京:高等教育出版社,2006.

［9］叶发青.药物化学［M］.杭州:浙江大学出版社,2012.

［10］王润玲.药物化学［M］.3 版.北京:中国医药科技出版社,2012.

［11］张雪梅.药物化学［M］.北京:化学工业出版社,2015.

［12］张家栓.常用药物手册［M］.4 版.北京:人民卫生出版社,2010.

［13］刘文娟.药物化学［M］.3 版.北京:中国医药科技出版社,2017.

［14］周成合.基础药物化学［M］.北京:科学出版社,2014.

［15］杨友田,於学良.药物化学［M］.北京:化学工业出版社,2013.